地域包括ケア時代のニーズを読む！

看護管理のベースとなる統計データの読み方

入門

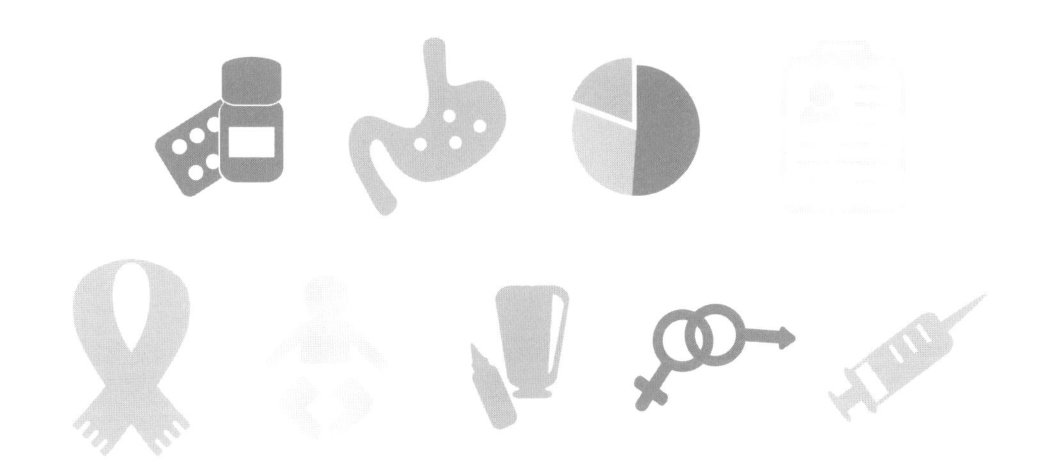

編集 森山幹夫

日本看護協会出版会

発刊の辞

この本は、看護職、なかでも日々現場でマネジメントに携わる主任・師長などの看護管理者の方に、看護管理のベースとなる統計データの読み方の基本をわかりやすく学んでいただけることを目的として編んだ、初学者向け入門書である。統計データというとむずかしく思われがちであるが、本書は見やすいグラフと簡潔なコメントで無理なく学べる内容構成となっている。

本当のことを知ることは、人生の基本である。命と健康がかかっている医療の現場ではなおさらである。時代のニーズを読み、分析し判断・実行していくうえでは「事実」を知ることが重要である。事実にはいろいろな把握手段があるが、「数値化された事実」であるデータは大きな役割をもつ。看護職にとっては、看護を支え、明日を拓く根拠となる。本書は幅広い統計データを扱うことで、患者や生活者の真の状況、看護と看護を取り巻くさまざまな事柄・状況の過去・現在・未来の姿を明らかにしようとしている。過去のデータから現在に至る経過を数値化し、あるいはグラフによってわかりやすく視覚化することで、日々接するデータの意味を改めて知り、地域包括ケア時代に求められているニーズを読み明日の看護を考える手立てとしていただければ幸いである。

読者の利用の便を最優先に考え、使いやすく見やすい本を目指しているが、分量の都合上、割愛した部分もあることはご容赦願いたい。データは入手できる最新のものを掲載したが、編集途中にも次々と更新されるので、間に合わなかったものもある。1、2年の違いをみるのではなく、長い傾向を思考するのが大事なので心配はない。

この本は、読者諸賢のご指導とご鞭撻（べんたつ）を得て今後とも改善していくので、これからもご厚誼（こうぎ）を賜れば幸いである。データは出典を明記しているので詳細を学ぶのに便利なほか、日本看護協会出版会から年度版で発行されている『看護関係統計資料集』をも参考にされたい。

内容構成ではデータごとに簡単にポイントを記しているが、これは理解を助けるために私なりの視点で書いたものであり、各項冒頭の解説で述べた要点や理解を助けるアドバイスと併せて参考にしていただければ幸いである。制度の詳細については、同出版会の『看護管理学習テキスト　第2版　第7巻』『診療報酬・介護報酬のしくみと考え方　第2版』や医学書院の『看護関係法令（系統看護学講座専門基礎分野）』などを参照されたい。

なお本書は看護管理に携わる方のほか、リーダークラス、スタッフである看護職の方、さらに看護基礎教育の教員・学生の方にも広く役立つものとなっている。ご活用いただければ幸いである。

本書を出版するに当たり格段以上のご尽力を賜った日本看護協会出版会編集部の岸千東さんに心から感謝の言葉を述べる。

2015年　秋桜花の咲く頃

東京医科大学医学部看護学科教授　森山幹夫

Contents

統計の各データを読む　グラフ&ポイント編

Part Ⅰ｜看護の基礎

Part Ⅱ｜医療の基礎

Part Ⅲ｜人口の基礎と人々の暮らし

Part Ⅳ｜保健衛生の基礎

Part Ⅴ｜保健指導

Part Ⅵ｜介護

Part Ⅶ｜福祉

Part Ⅷ｜労働

Part Ⅸ｜国際看護

Part X | 看護と医療の費用負担と年金の受給

＊本書 p.5～19 の解説は月刊誌「看護」2015 年 6 月臨時増刊号の記事に加筆・修正を行い編集したものです。

地域包括ケア時代の看護ニーズを読む

解説編

解説
I

看護職にとっての統計データとは

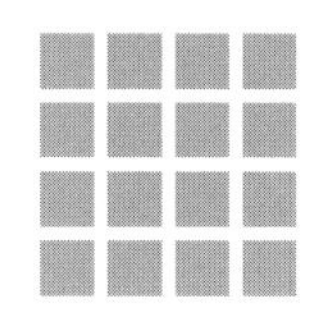

1. 看護を支え明日を拓く根拠

1) 真実に迫ることの重要性

本当のことを知るのは、人生の基本である。命と健康がかかっている医療の現場ではなおさらであり、患者の真の状況、疾病の本態を知ることは、医療者として最初に行わなければならないことである。看護職や医師は、さまざまな努力を重ね看護学や医学を発展させてきた。患者という個に限らず、看護職全体や医療を取り巻く諸情勢、社会について本当はどうなっているのかを知るのは、自分が進むべき道を考える基本である。

学問の基本は、「事実」を知ることとそれはなぜかという疑問を持ち真理を探求することである。これが「根拠」と呼ばれるものである。根拠に基づく看護が唱えられて久しい。看護は看護学の社会的適用であるから学問が基本になる。第一に、正確な事実の把握である。事実にはいろいろな把握手段があるが、数値化された事実は大きな役割を持つ。まず「データ」があり、データを価値分析した「情報」がある。データを使いこなし情報にまで高めることが、看護の基本である。つまり「データを集めデータを使いこなす」ことが大事である。

例えば、街中を歩いていると、なんとなく昔よりお年寄りが多くなったような気がするという感覚を持ったとする。感覚が正しいか否かをデータで調べると、高齢化率が7%(1970年)から27%(2015年)に上昇したということがわかり、感覚の働きが正しいと安心する。「感覚」から「科学」に進む、その手段が「データ」である。

「統計」とは、集団の傾向や性質を数量的に明らかにすること、またはその数値(データ)のことをいう。この書では、統計データを扱うことで、看護と看護を取り巻く事柄の現在・過去・未来の姿を明らかにしようとしている。そして過去のデータから現在に至る経過を数値化し、あるいはグラフによって視覚化することで、明日の看護がどうなるかを考える手立てにしていただければ幸いである。

2) データ把握の基本

データを把握することは、看護や医療に限らず国の実情を把握する基本である。伊能忠敬を出すまでもなく、我が国では戦前から測量や国勢調査により正しい国民の姿をとらえ、国土地理院の前身である陸軍参謀本部陸地測量部が国土の姿をとらえてきた。今日もその流れは続いている。正しい姿とデータそして情報は政策の基盤であるだけでなく、主権者たる国民が自分のことを知るという基本的権利かもしれない。そのために、現在は統計法をはじめとする各種法律に基づき、場合によっては政策立案目的で国に関するさまざまなデータを強制的に収集している。現在の日本を知り、明日の日本をつくるためである。

3) 看護や医療のデータは誰が集めるのか

看護や医療の分野でも厚生労働省大臣官房統計情報部が中心となって、看護や医療、衛生のデータを集めている。もちろん介護や医療費のデータなどのように、それぞれ専門の組織でも集めているものがある。

医療や保健の分野は、すべての国民に関係するだけにデータの宝庫である。プライバシーに一番関わるものであり取り扱いには慎重を期しているが、個人情報保護法の改正により匿名化されたデータをビッグデータとして活用できるようになるので、看護学や医学の発展はもとより、保健医療福祉制度やシステムの構築と改善にも大きな役割を果たすことであろう。情報処理機器とソフトの改革で、数年前にビッグデータという概念が出てきた時は画期的であると思ったが、匿名の個々のデータを集めることで大局的趨勢(すうせい)がわかる別のデータになるという事実は、データ活用の新しい可能性を広げた。

厚生労働省や都道府県、市区町村では、保健医療福祉のデータを収集・解析し政策評価と立案に生かしているが、病院や診療所など医療の第一線でも同様であろう。個々の医療機関が経営分析と将来構想の企画立案にデータを役立てている。特に地域医療構想の時代にあっては、客観的データはなおさら必要である。

4) データを見る際のポイント

さて、政策立案に使う場合に限らず、データを見る時の基本を考えてみたい。もちろん虚心坦懐(きょしんたんかい)に先入観を排して見ることは大事である。ただ、漫然と見るのではなく、目的意識をもって、このデータは自分にとってどういう意味があるのかを考えながら見るのである。そして、このデータはいかなる意図をもって、つまり何を言いたいために集められたのか、その意図は実現したのかということを考え、吟味することも大事である。場合によっては特定の意図を実現するために操作改編されていないか、データとその解釈、そこから得られる情報は曲解されていないかなどの吟味が必要なこともある。

データの集積である統計値は情報の塊(かたまり)である。情報の基本は収集である。収集とは広く集めることであるが、違う場所にあるデータを重ね合わせることも１つの手段である。重ねるとまた別の情報が見えてくる。一方でデータは多ければよいというものではない。膨大なデータを集めるだけ集めても使いこなせないことが多い。多過ぎるが故にどれを見ていいのかわからなくなることもある。木を見て森を見ずということわざがある。細かいところにこだわって大局を見失うたとえであるが、木も多過ぎると本当に森が見えなくなる。

5) データの鮮度と正確度

データは新しければ良いであろうが、収集・加工するのに時間がかかる。データにおいては鮮度と充実度・正確度は往々にして相容(あいい)れない。正確を期すのは大事なことであるが正確を追究するには時間と労力がより必要であり、欲しい時期にデータが情報として獲得できないこともある。データにも旬があり、鮮度と正確度との兼ね合いバランスをとって、ある程度の誤差は許容していただき、速度に重点を置いて値を明らかにすることが求められる場合がある。推計値とか、概算値とか、速報値とかいう言葉に出合うとそういう場合だったのかと思ってほしい。例えば、元旦の新聞には前年中の日本の出生数と死亡数が掲載されている。厚生労働省の人口動態統計によるものである。しかし考えてみると、いかに情報化社会とはいえ、元旦の午前零時に締め切られた日本中の出生届の集計が、朝刊に間に合うはずがない。これは年間の出生数を出すに当たって推計手法を用いているのである。前年の10月までの確定値に11月と12月の前々年の実数を基に傾向を吟味して推計値を出し、それを加えて前年の人口動態値とし、元旦の朝刊に間に合うように公表する。マスコミはそれを報道しているのである。速報値に類するものであろう。6月になると人口動態統計の正確な値が確定値として発表されるが、速報値との誤差は0コンマ以下の%であり、速報値と言えどもかなりの信頼性があるのだということがわかる。これだと、国民各位が年の初めに日本の正確な姿を知るのに支障はない。年初に最新の日本の状況を知り、新たな気持ちで新年に向き合うことになる。

＜働く看護職の数＞

なお、看護職は現在何人が働いているかを知りたいときに、厚生労働省の「2013年末は157万人」というデータを使うことが多い。しかし、それは2年前のデータであり、現状と数万人単位で異なっている。筆者は、現在の数値を求められると165万人と答えている。辞める人を差し引いても年間4万人程度増加しているので、2年後の2015年はその数値になる。±1万の誤差であろう。これも簡便な推計値である。

さらに、働く看護職が2年ごとに保健所経由で都道府県知事に提出する業務従事者届であるが、その集計値が働く看護職の正確な数を表しているかというと、そうではない。数%の割合で届を出さない者がいるのである。また、2年ごとであるために中間年のデータがない。そこで、業務従事者届の総数に病院報告や衛生行政報告などの諸データを加味して、より実態に近い数値を出している。看護職の数は、看護職の働く実態という医療の根幹に関わるものであり、国家の関心事である。だから、保健師助産師看護師法でも届出を法定化しているのである。政府が実情を知ることにより、看護師の養成数は適切か、離職を防ぐ方策をもっと強化すべきではないかなどの政策に結びついてきている。ただ、数値から直ちに政策に結びつくのではなく、分析や政策判断などの段階を経て政策が実施されることは言うまでもない。

6) 看護に関するデータを活用し明日の看護を拓く

このように看護に関するデータをきちんと把握し使いこなすことは、個々の看護職から政府全体に至るまで、国民医療の確保と向上にとって重要なことである。データは使いこなしてこそ価値がある。データを入手するまでには記入し届出をした多くの人々の努力があり、それを医療政策のために使うのは民主主義国家の基本である。さまざまな角度から看護と看護の将来を明らかにしようと試み、本書を著した。本書のデータを明日の看護を拓くために活用していただければ幸いである。

2. 統計値・推計値から予測する2025年の暮らしと看護への期待

今の日本は、少子化、高齢化、人口減少など課題が多い。それがいっそう進展するであろう2025年の暮らしを想定すると、悲観的になるかもしれない。しかし、確実に来る2025年について「大変だ、大変だ」というだけではなく、統計値・推計値等を用いてその姿をできるだけ正確に捉えてみよう。看護の役割とニーズが自ずとみえてくるのである。

① 人口構成はどのように変化するのか

▶関連データ：032、033、034、040ほか

▼日本の人口の推移（2012年推計値）

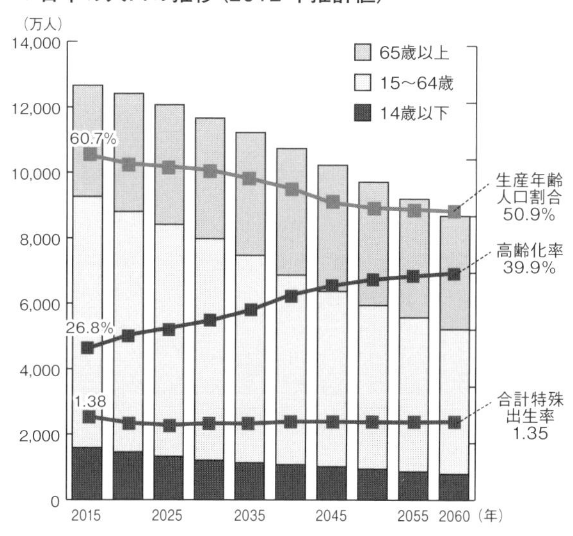

［資料］国立社会保障・人口問題研究所「日本の将来推計人口（平成24年1月推計）：出生中位・死亡中位推計」（各年10月1日現在人口）、厚生労働省「人口動態統計」

国立社会保障・人口問題研究所の2012年の予想では、将来、日本では高齢者が増えるだけでなく出生率が下がる。したがって人口構成は高齢化する。2015年は戦後の団塊世代が65歳以上の高齢者になり終えるとき、10年後の2025年は75歳以上の後期高齢者になり終えるときである。2025年の高齢化率は30%、後期高齢者率は18%と推計される。これからは介護などの問題がより重くなる。人口も減少しているので、日本の総人口は今の1億2700万人から50年後には1億人を割り込み、100年後には半分程度になると言われている。しかし、数が問題ではなく1人ひとりが充実した輝く人生を送ることが大事なのである。人生を支援する看護の役割はこれからも大きくなる。

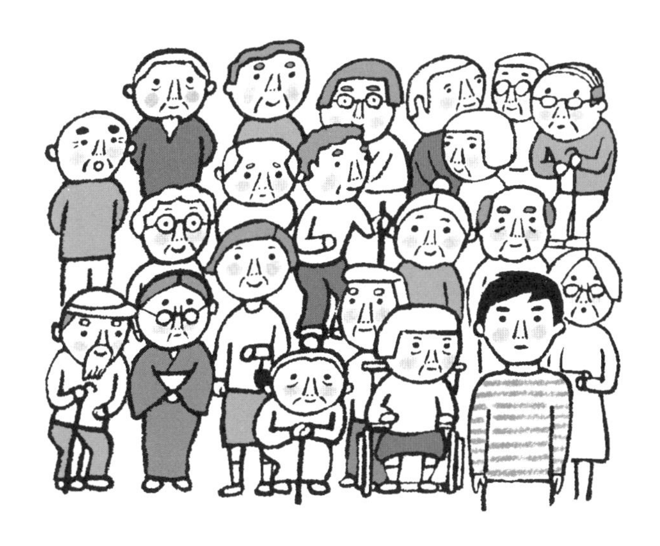

高齢者の生活状況はどうなるか

▶関連データ：026、056、090ほか

高齢化が進むと、高齢者世帯も増加し、特に大都市では急速に高齢者単身世帯が増加する。女性は長生きであるために高齢単身女性世帯が増える。当然に大都市部での介護の問題が顕在化する。例えば、厚生労働省の国立社会保障・人口問題研究所による2次医療圏ごとの推計では、大都市部での高齢者数の急激な増加が著しい。千葉県の千葉市圏域では2025年は高齢者数が1.4倍に、後期高齢者数は2.3倍になるのである。東京でも各圏域で高齢者数は1.2倍程度に、後期高齢者数は1.6倍程度になるが、多摩ニュータウンを抱えている南多摩圏域では1.9倍となる。過疎地では人口自体が減少するから高齢者数自体はそんなに増えないが割合は高くなる。

一方で高齢者である住人がいなくなった空家が増加し、住む家がない若い世帯とのミスマッチが問題となる。高齢者のすみかとして医療施設や福祉施設は幾分は増えるであろうが、年をとったら施設に行くというのでは地域包括ケアの精神からいかがなものかと思われる。よって住宅型のサービスが増えていくであろう。サービス付き高齢者向け住宅などが増えるとともに、さらに新しいタイプの住まいができるかもしれない。

▼1人暮らし高齢者数の推移

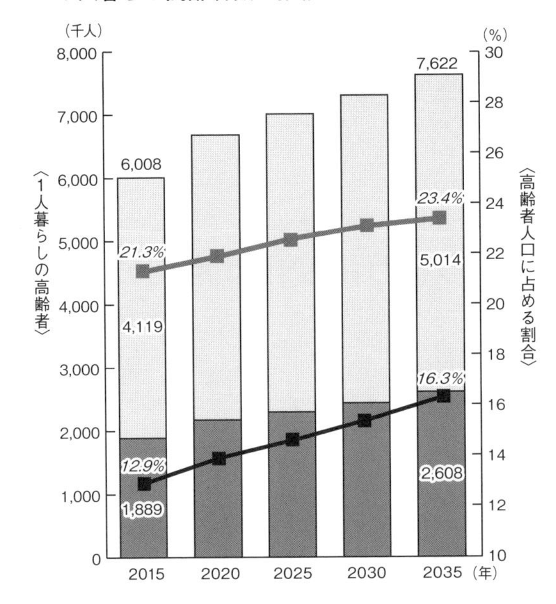

[資料]国立社会保障・人口問題研究所「日本の世帯数の将来推計(2013年1月推計)」「日本の将来推計人口(2012年1月推計)」

注：1)「1人暮らし」とは、上記の調査・推計における「単独世帯」のことを指す。
2)棒グラフ上の数値は65歳以上の1人暮らし高齢者の男女計
3)四捨五入のため合計は必ずしも一致しない。

▼総住宅数、空家数および空家率の推移

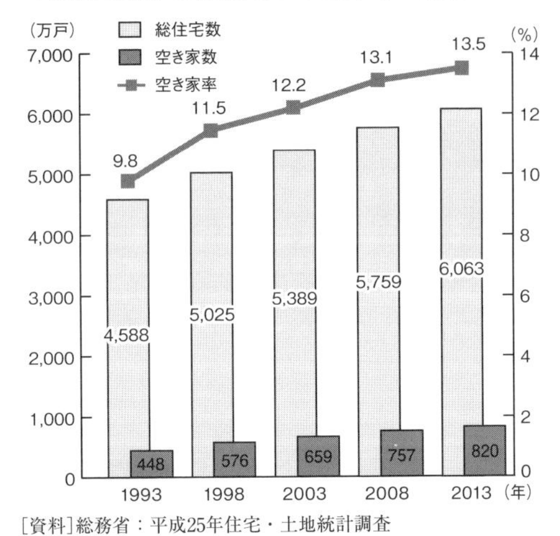

[資料]総務省：平成25年住宅・土地統計調査

▼都道府県別75歳以上人口千人当たりの療養病床数、介護保険施設等定員数の合計

都道府県	数	都道府県	数	都道府県	数	都道府県	数	都道府県	数	都道府県	数
全国平均	108.5	熊本県	123.6	高知県	115.0	香川県	108.8	島根県	103.4	栃木県	93.8
沖縄県	138.0	宮崎県	118.9	長崎県	114.8	愛媛県	108.3	奈良県	102.5	京都府	93.6
福岡県	137.0	佐賀県	118.8	埼玉県	113.0	静岡県	108.0	愛知県	100.6	岐阜県	92.3
山口県	130.1	北海道	118.3	鳥取県	113.0	福井県	107.4	新潟県	100.0	宮城県	91.5
石川県	128.3	神奈川県	118.0	富山県	112.5	茨城県	106.9	山形県	97.4	東京都	90.8
徳島県	125.2	群馬県	117.8	和歌山県	111.0	兵庫県	106.7	岩手県	95.7	福島県	89.9
鹿児島県	124.4	大阪府	117.0	青森県	109.6	千葉県	104.1	山梨県	94.9	秋田県	89.8
大分県	124.1	広島県	115.0	岡山県	109.1	三重県	103.8	長野県	94.4	滋賀県	87.7

[資料]厚生労働省が2015年3月に発出した地域医療構想策定ガイドライン別紙表5を編集

注：療養病床や介護保険施設など高齢者が生活する施設の定員が75歳以上人口千人当たり何床あるかを2013年値で都道府県別に算出したものである。療養病床、介護老人福祉施設、介護老人保健施設、有料老人ホーム、サービス付き高齢者住宅の状況である。

最期をどこで迎えるか

▶関連データ：044、095ほか

昔は圧倒的に自宅であった死に場所が、病院など医療機関に移ってきたことは戦後の流れであろうか。地域包括ケアシステムの普及により自宅で最期を迎えたいという希望がかなうようになるのであろうか。

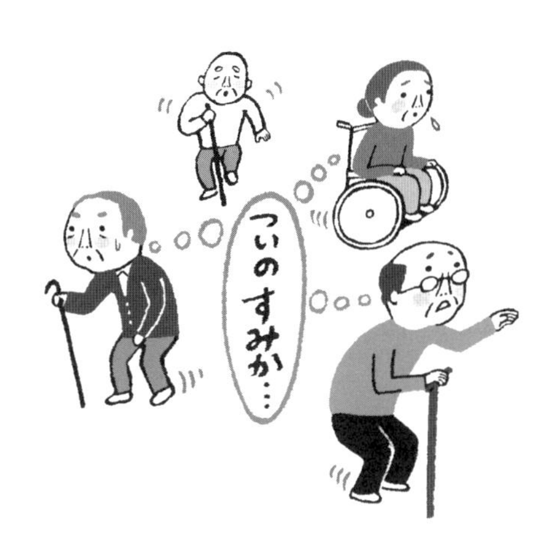

▼死亡場所別にみた死亡数

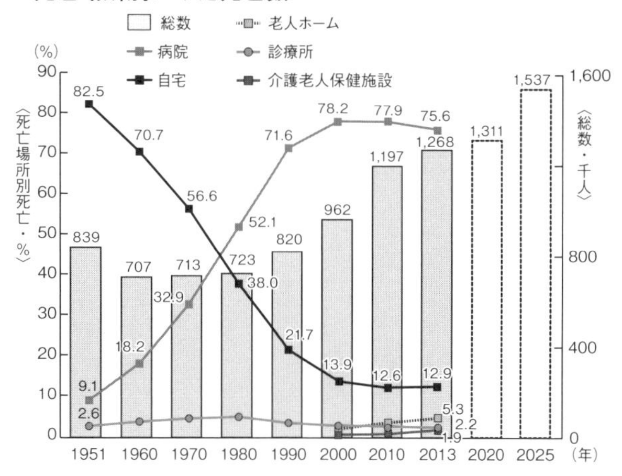

［資料］厚生労働省：平成25年人口動態、2020年・2025年は「日本の将来推計人口(2012年1月推計)」の出生中位・死亡中位仮定による推計結果

介護の人材は足りるのか

▶関連データ：096ほか

介護の現場では、もっと人手が欲しいと言われる。超高齢社会を迎えて介護職が30万人不足すると厚生労働省は推計する。足りないから養成すればよい、というものではないであろう。今でも年間10万人が介護福祉士資格を取得している。いくら養成しても処遇がよくなければ早く退職する。外国からの労働に頼れば解決するというものではない。国内には失業者が、登録されているだけで228万人いる。なぜミスマッチが起こっているのか考えたい。

▼介護人材需給推計（暫定値）の検証結果（全体像）

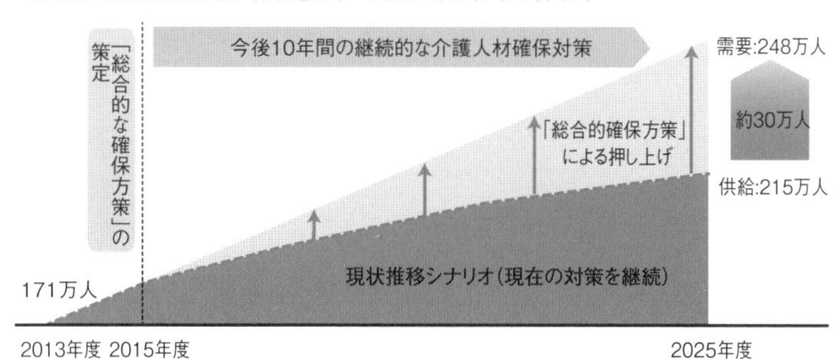

［資料］第4回社会保障審議会福祉部会福祉人材確保専門委員会資料

注：「医療・介護に係る長期推計（2012年3月）」における2025年の介護職員の需要数は237万人～249万人（社会保障・税一体改革におけるサービス提供体制改革を前提とした改革シナリオによる。現状をそのまま将来に当てはめた現状投影シナリオによると218万～229万人。推計値に幅があるのは、非常勤比率の変動を見込んでいることによるもの。同推計および上記の推計結果のいずれの数値にも通所リハビリテーションの介護職員数は含んでいない）。

❺ 認知症は国家最大の課題ではないか

▶関連データ：コラム⑧

認知症の人が2025年には1.6倍に、2060年には2.5倍に増える⁉ 2025年には認知症の本人730万人、その配偶者と介護をする子どもを合わせると2,000万人が認知症に悩むことになる。人口の1/6である。2050年には3,000万人で1/3となるはずである。

▼認知症の高齢者人口の将来推計

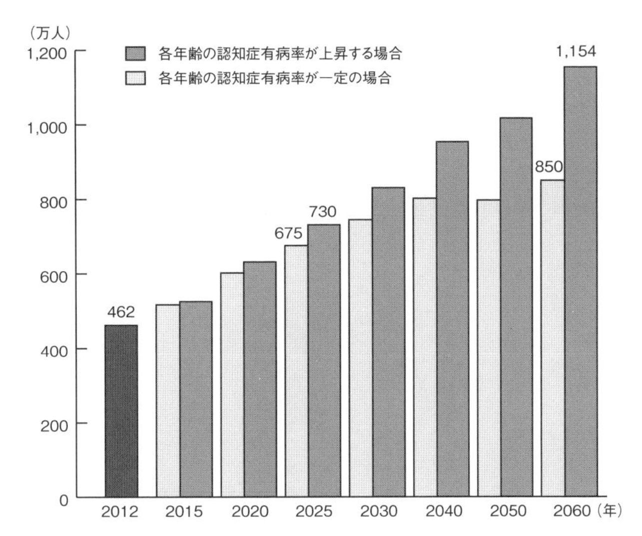

[資料]日本における認知症の高齢者人口の将来推計に関する研究(平成26年度厚生労働科学研究費補助金特別研究事業 九州大学 二宮教授)による速報値

❻ 看護の人材は足りるのか

▶関連データ：001ほか

超高齢社会を迎えて看護職員も50万人不足すると言われるが、今でも70万人いる潜在看護職員の存在をどう考えるかが鍵である。足りないからといって養成を増やしても、処遇がよくなければすぐに辞めてしまう。ここは日本看護協会の提言のように、処遇をよくして長く勤められる職場の構築が最大の課題である。WLBが大事である。

▼看護職員50万人が不足

2011年 看護職員 約150万人 → (いずれも働いている人で考える) 医療・介護サービス提供の改革 / 質の向上に向けたマンパワー増 → 2025年 看護職員 約200万人

[資料]日本経済再生本部産業競争力会議実行実現点検会合(第7回)配布資料

❼ 看護教育の大学化は進むのか

▶関連データ：007ほか

看護系大学・学部が増えている。つまり、看護教育の大学化が進んでいる。戦後にでき始めた看護系大学もここ四半世紀で20倍以上に急増し日本の大学の3分の1は看護学を教えるまでになった。これからも増加は続き300は優に超え500近くになると筆者は予測する。理由は国民の期待である。

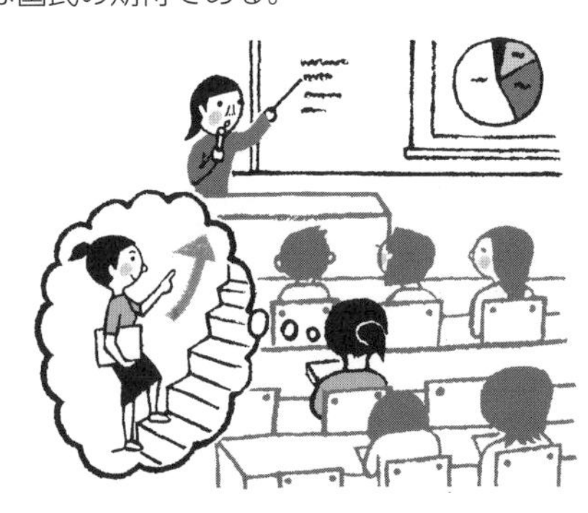

▼看護系大学学校数・入学者数の推移

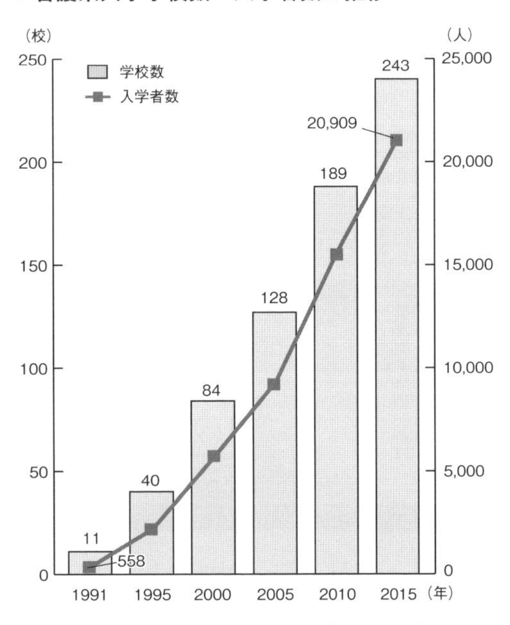

注：文部科学省の数値を基に筆者が計算。国立看護大、防衛医科大を含む。

病院病床はどのように変化するか

▶関連データ：024、027ほか

医療法改正により病床機能報告制度が、また2015年4月からは地域医療構想の策定作業が始まった。2025年を見すえて、重篤な人には手厚い医療が提供できる効率的な体制を確保することをめざした改革である。

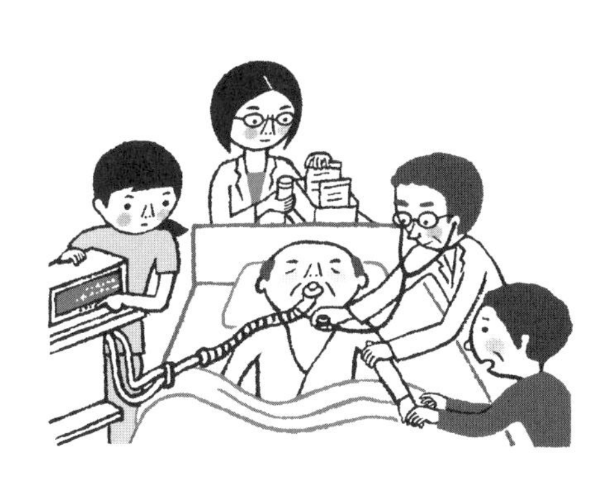

▼病院病床の種類別変化（病床数／平均在院日数）

2012年	
【一般病床】	109万床／19～20日程度

2025年	
【高度急性期】	18万床／15～16日程度
【一般急性期】	35万床／9日程度
【亜急性期等】	26万床／60日程度
【地域一般病床】	24万床／19～20日程度

［資料］厚生労働省保険局医療課：平成26年度診療報酬について　平成26年1月22日

社会保障費はどのように増大するか

▶関連データ：コラム⑦、144、154ほか

超高齢社会を迎えて年金・医療・介護など社会保障に要する費用が増えている。2000年以降は医療費の伸びが鈍化しているようにみえるが、福祉の中の介護保険が相当に肩代わりしているためである。将来的には介護費用と医療費用の伸びが大きくなり、国民の経済的負担は大きくなるであろう。この負担を消費税などで補おうとしている。よい医療や介護にはそれなりのお金がかかる。安心のためにはそれなりの支出が必要である。

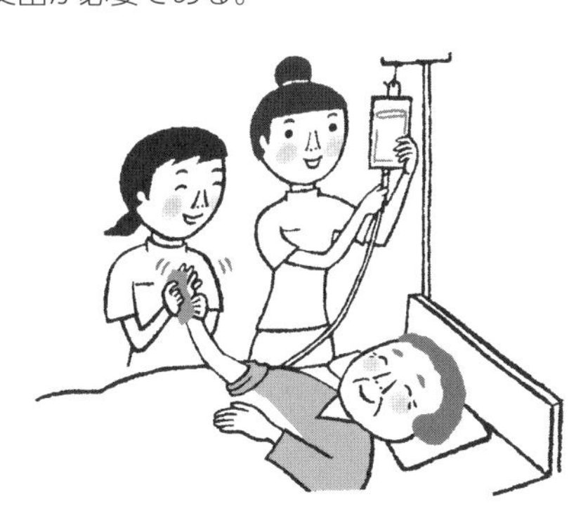

▼社会保障に要する費用の推移

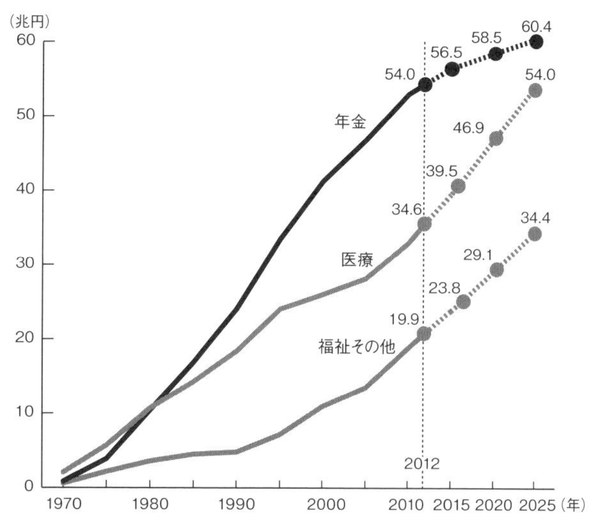

［資料］平成24年度社会保障費用統計、2015年以降は厚生労働省「社会保障に係る費用の将来推計の改定について（平成24年3月）」による

⑩ 一般会計はどのように変化するか

▶関連データ：158

2015年度の国家予算一般会計は総額96兆円という規模もさることながら、公債金すなわち国債による収入が多い。社会保障費の確保と国債に頼らない財政の2つの課題を解決すべく、2020年にはプライマリーバランスをとろうとしている。つまり歳入の◔と歳出の◔を等しくするのである。国家予算については、長期的には2023年までの試算しかないが、その時点で国家予算規模は140兆円程度で、社会保障支出は41兆円(29.3%)程度であろう。社会保障は国税からの41兆円と保険料等からの総額150兆円程度になると予測する。

支え方の変化

2012年 騎馬戦型 → 2050年 肩車型

65歳以上世代

現役世代

ただし、高齢者も社会で活躍しているのであり、支えられるだけではない。

▼国の一般会計（歳入・歳出）

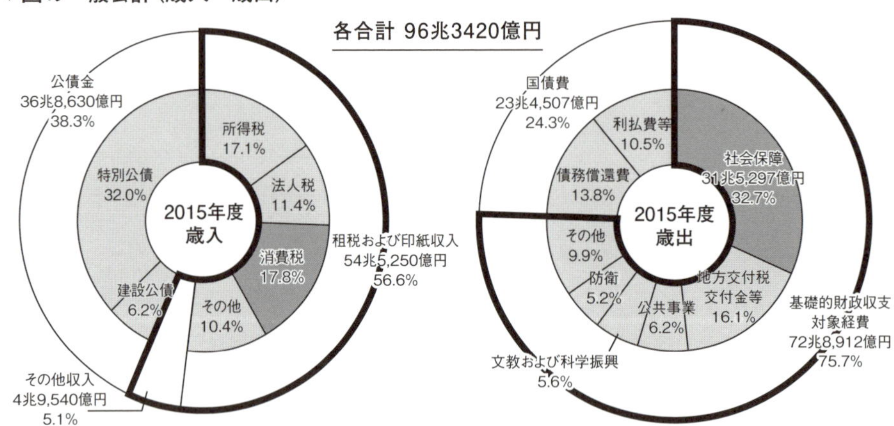

［資料］財務省：平成27年度予算

▼国の一般会計歳出の姿の変化予想

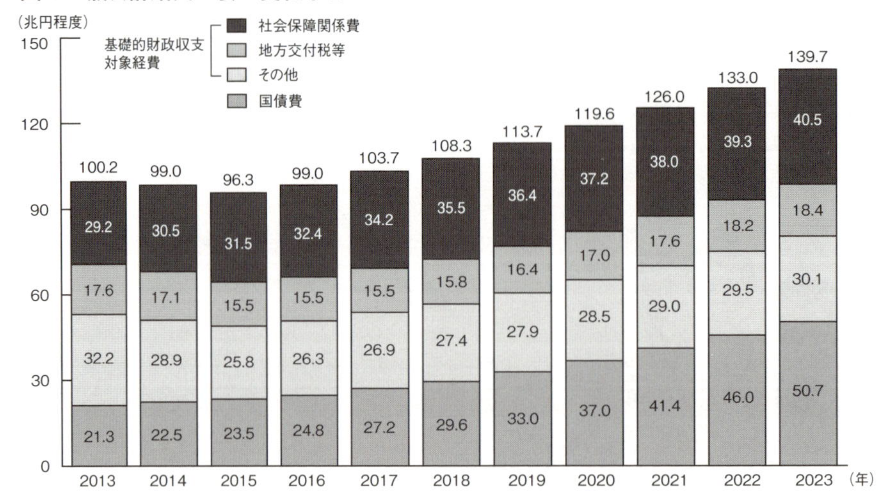

［資料］内閣府；中長期の経済財政に関する試算（平成27年2月12日経済財政諮問会議提出）
注：国の一般会計の姿のうち、2013年度は決算に、2014年度は補正予算に、2015年度は当初予算による。

⑪ 介護の費用は今後も増大するか

▶関連データ：092、094、コラム⑦ほか

超高齢社会になり人々が長生きすると、要介護度が重度化し、介護保険の総費用も増加していくであろう。この傾向は変わらないかもしれないが、看護や保健指導の強化で介護予防が進めば事態は変わるかもしれない。健康寿命と平均寿命のかい離をいかに縮めるかにかかっている。

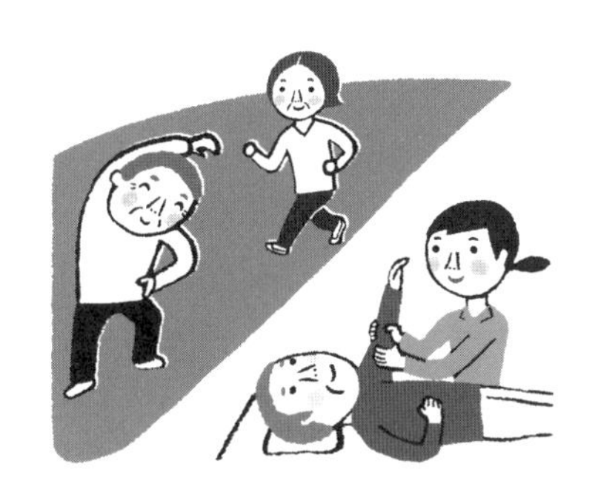

▼要支援・要介護度別認定者数の推移

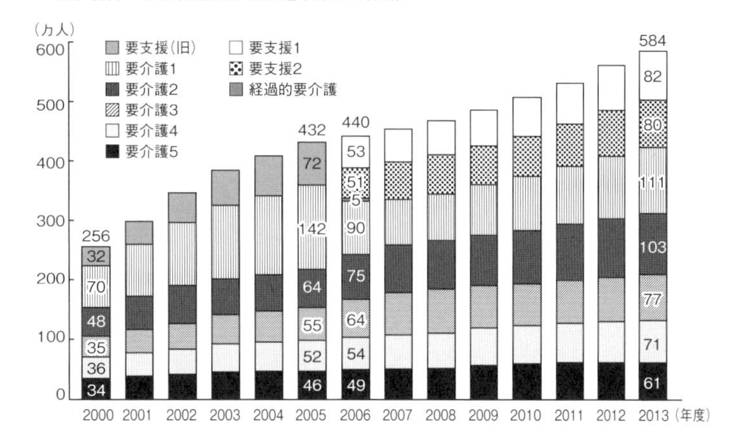

［資料］厚生労働省：平成25年度介護保険事業状況報告(年報)

注：東日本大震災の影響により、2010年度の数値には福島県内5町1村の数値は含まれていない。

▼第1号被保険者1人当たり給付費の推移

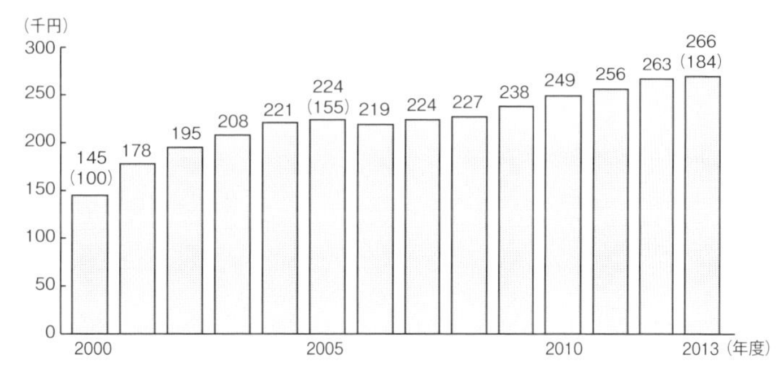

［資料］厚生労働省：平成25年度介護保険事業状況報告(年報)

注：1)(　)は2000年度を100とした場合の指数。
2)各年度の給付費累計(高額介護サービス費、高額医療合算介護サービス費、特定入所者介護サービス費を含む)を各年度末の第1号被保険者数で除している。
3)東日本大震災の影響により、2010年度の数値には福島県内5町1村の数値は含まれていない。

11の項目について予測した結果について、読者はどう感じただろうか。国民が「明るい未来」を迎えるためには、医療・介護に携わる専門職の支援が欠かせない。特に人々の看護職への期待は大きいものがある。さまざまな事情はあるものの、困難な中でも改善できることに果敢に挑戦していく、そんな姿勢が看護職に求められているのかもしれない。

国民は期待しています。

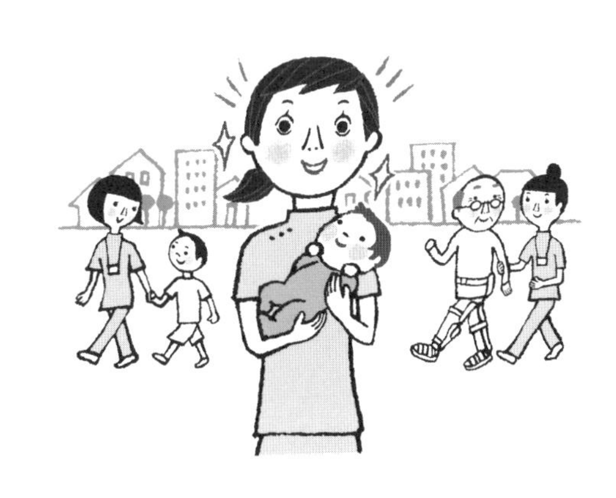

解説
Ⅱ

データで読む地域包括ケアシステムの背景と看護の役割・ニーズ

1．地域包括ケアシステムを取り巻く状況とは

国は、2025(平成37)年を目途に、高齢者が重度な要介護状態となっても住み慣れた地域で自分らしい暮らしを人生の最後まで続けることができるよう、住まい・医療・介護・予防・生活支援が一体的に提供される地域包括ケアシステムの構築を実現していくことを目標にしている(図)。

このように大事な地域包括ケアを進めるに当たって、日本の保健医療福祉が置かれている状況を、統計データ等とともに再認識しておこう。

<人口の高齢化・少子化・核家族化>

地域包括ケアシステムの理由づけとなる人口の高齢化がある。人々が病気やけがを克服して長生きすることだけでなく、いろいろな要素がからみあって、日本の総人口に占める65歳以上の高齢者の割合は27%と高くなっている。人々が病気やけがを克服して長生きすることは絶対的に素晴らしいことで、その結果として高齢者の割合が高くなったのなら甘受すべき結果であろう。ただ、2015年は戦後ベビーブームの時に生まれた団塊の世代が高齢者になり終える年である。彼らは2025年には後期高齢者になり、その割合が18%になるという日本独自の急激な変化がある。

さらに、少子化が進んでいる。生まれてくる子どもの数が減っているのだから、受験競争が緩和される面はともかく、将来の年金をどう支えるか、日本の経済活力をどうするかという大問題がある。読者もお気づきのように実は高齢化と少子化は表裏一体なのである。

そして、日本社会の成熟化に伴い核家族化が進むなど家族形態が変わってきている。これらの結果として高齢者の単身世帯が増え、公的な介護ニーズの増大につながり、大都会では数年後には深刻な問題になると考えられているのだ。地域、地域と合唱しても、これまで人生の大部分を職域で暮らしていた人々が、定年になって初めて「地域で面倒を見てください」と言った時にスムースに溶け込めるかどうかも心配だ。

また、少子化の進展は将来の高齢者介護・福祉で働く人材の減少にもつながる。厚生労働省の推計では2025年までに看護職員が50万人、介護は30万人の現場の人手不足が発生する見込みだ。介護・福祉はどうなるのだろうかと国民が心配しないように、しっかりした対応をとり、不安を解消しなければならない。

<本来あるべき姿をめざしたもの>

このように、人口構成だけから見ても変化が大きいのに、いまだ日本の経済は低迷している。1990年に日本経済のバブルが崩壊し、国家予算を税金だけではまかないきれなく

【図】地域包括ケアシステムの姿

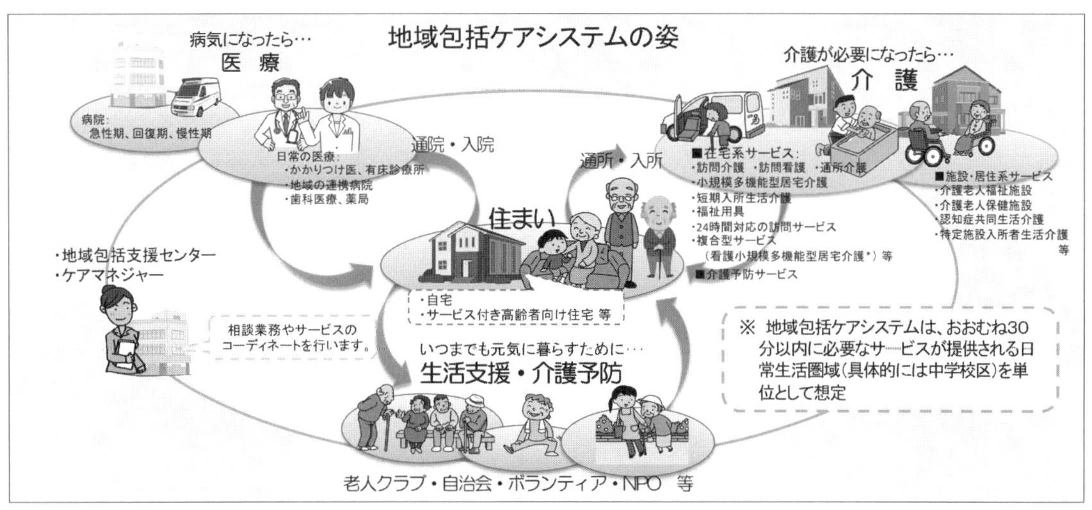

〈出典〉厚生労働省資料より　＊編集部により修正

なり、国債という借金までするようになった。あろうことか、借金の原因は膨大になった社会保障費であり借金を解消するには消費税だけで社会保障をまかなわねばならないという極論まで出てくる始末である。意図的なミスリードであろう。消費税は全額を社会保障に使うが、社会保障は消費税だけでは到底まかなえない。介護需要の増大と財政危機の時期が重なったのは、高齢者福祉や医療など社会保障にとって悲劇であった。

この時期に地域包括ケアの考え方が出てきたのは、財政面からの対策ととられかねないことを危惧（きぐ）する。住み慣れた地域で生活を続けることをめざす当然の概念なのに、施設でのサービスが高額であるから自宅や地域に帰っていただくという安直なものと思われないかが懸念される。地域包括ケアが「社会保障国民会議」や「社会保障と税の一体改革」の中で注目され出したために、財源節約の理論と捉えられることは保健医療福祉のもう１つの悲劇であろう。地域や在宅での生活を本当に支えるのであれば、利用者が分散しているのは提供者側にとって非効率であり、福祉施設で効率化されたケアを提供するよりもはるかに費用がかかることを理解してほしい。財政・経済的理由で地域包括ケアを進めると誤解している方もいらっしゃるが、逆であることは自明の理である。

2. 地域包括ケアシステムにおける看護の役割は大きい

地域包括ケアシステムは、輝く人生を送ることを支援するという看護の目的と軌（き）を一（いつ）にする。人生を広く支援する看護にとって力強い味方であろう。地域包括ケアシステムを利用して人々が年をとっても住み慣れた場所で暮らし続け、人生を全うするために、看護は具体的にどのような役割を果たすのだろうか。

看護という仕事とは、別の仕事が新たに加わるわけではなく、もともと地域包括ケアの構成要素たる看護はじめ各サービスが各々その機能を果たせばよいと考える。地域包括ケアシステム構築のためには、看護の任務は、自分自身の学問、知識、技能を高めて最高の看護を提供するというこれまでの基本と同一である。看護に求められているのは第一にその点なのだ。

第二として、隣の領域のサービスへ利用者を橋渡しするための円滑な連携能力が求められる。チーム医療で各医療職種が連携する機運が高まっているが、医療以外の福祉など他の分野との連携にも求められている。特に地域看護専門看護師などの役割は大きいだろう。各病院には地域連携室などが設置されている。看護に隣接する分野から周辺の分野や利用者を取り巻くサービスの体系について、必要に応じて看護職は理解を深め、場合によっては利用者と家族に説明する力も求められる。

増大する保健医療福祉ニーズを食い止めるキーワードは保健である。保健教育により地域住民の健康意識を高めれば、病気にならず、しかも介護を予防して人生の最期の瞬間まで元気に生をエンジョイすることができるはずだ。最近は健康寿命概念が普及したが、保健教育や介護予防を積極的に進めることは、その延伸につながる。そのため、保健教育はこれからさらに重要になってくる。壮年期以降にあわてて保健教育を受けても手遅れであり、幼児期・学童期からきちんと保健教育を進めることが必要で、学校教育における保健の重要性はますます高まるだろう。教育でも看護職の積極的な取り組みが望まれる。地域包括ケアシステムの広がりの中で、人と人生の全体を見渡せる看護の役割はいっそう高まっていくので、住民は大いに期待している。

厚生労働省では大臣の主導で、「『保健医療 2035』策定懇談会」を開催し、省内外の若手人材を集めて、20 年後の 2035 年を見すえた保健医療政策において優先して取り組むべき課題について集中的な議論を行い提言書を出した。中でも地域包括ケアや看護の発展につながるような施策の展開が述べられている。

最後になったが、看護で一番大切なのは人材である。現在の看護職員の年間養成数は 6 万人弱。2014 年の合計特殊出生率は 1.42 とはいえ、長期的には 1.26 で推移すると予測されている。年間出生数が約 100 万人と減少する少子化時代に、今のように女性中心で 6 万人の養成数を維持するには、将来の女子 50 万人の 10 人に 1 人は看護職でなければならなくなる。

一方で介護福祉士も年間 10 万人を養成している。これがいつまでも可能だろうか？ 少子化を乗り切るためにも、看護職が離職しない魅力ある職場づくりと、男性も看護を担う男女共同参画社会が必要であることは論を俟たない。

看護といえども人材確保は市場原理である。需要が多ければ値段は上がり、供給が多ければ値段は下がる。どのような方法が看護師不足の解消につながるか考えなければならない。潜在看護職が 71 万人いることを考えてみよう。誰もが年をとり病にかかる。地域包括ケアの中で、質の高い看護や保健指導、助産、介護と出会うことが人生の豊かさにつながる。魅力ある職種として多くの人が看護の仕事を選ぶ環境づくりは地域包括ケアシステムの構築にも重要なのである。

次項で、地域包括ケアシステムの背景をデータとともにお示ししよう。

3. 統計データでみる地域包括ケアシステムの背景

① 平均寿命と健康寿命のかい離が広がる

▶関連データ：038、047 ほか

日本は世界最高の長寿国であり、平均寿命が伸びていることは素晴らしいことである。医学や看護学が貢献するのは頼もしい限り。ただし健康寿命とのかい離が少しずつ広がっていることは問題である。その差を縮めなくては。

▼男女別にみた平均寿命と健康寿命の推移

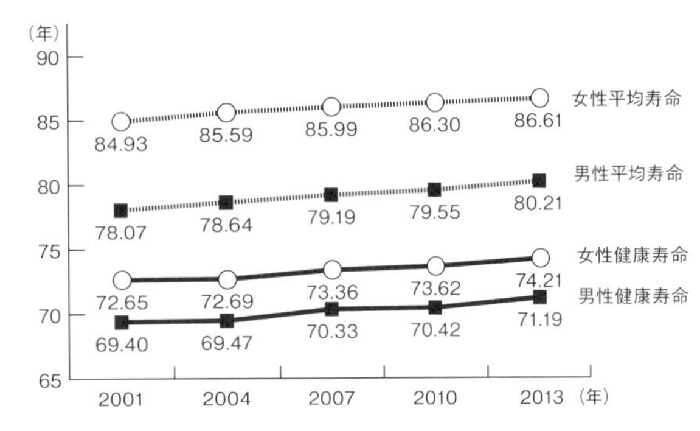

［資料］平均寿命：厚生労働省「簡易生命表」(2010年のみ「完全生命表」)、健康寿命：厚生労働科学研究費補助金「健康寿命における将来予測と生活習慣病対策の費用対効果に関する研究」

② 介護の担い手の変化

▶関連データ：090、092、093 ほか

誰が高齢者の介護を担っているかについて見てみたい。厚生労働省が毎年行っている国民生活基礎調査では時々介護について取り上げている。介護保険法施行直前の1998年の調査と2013年の調査を比べてみたい。介護を担っている割合で見ると、1998年は、配偶者が3割、娘が2割、子の配偶者つまり嫁が3割で、公的なサービスは1割以下であった。2013年現在は、配偶者3割と娘の2割は若干減っている程度であるが、子の配偶者は1割と大幅に減り、事業者という公的サービスが2割弱になっている。あまり変わらないように見えるが15年間の高齢化の進展と要介護の重度化の状況を考えると大きな変化であろう。介護保険の意図は、嫁らを舅姑(しゅうとしゅうとめ)の介護負担から解放し、社会全体で支え合うことにあったが、それらも含めて事業者の参入や男性の介護力の拡大など、家族介護の状況は公的なサービスに大きくシフトしている。

▼寝たきり者の主な介護者の状況

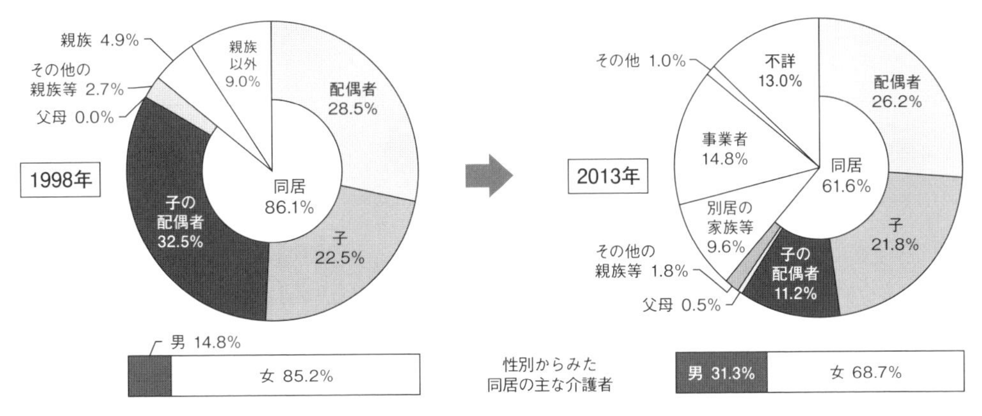

［資料］厚生労働省「国民生活基礎調査」

③ 寝たきり期間の短縮を目指すこと

▶関連データ：044 ほか

1995 年、厚生省の時代に一度だけ調査が行われた。亡くなったお年寄り 100 人が死の何日前から寝たきりだったかを聞いたのである。それによると、死亡前日まで元気だった人は 13%、それを含め 1 週間前まで元気だった人は 18%、1 カ月までだと 30%になる。このように皆が皆、長いこと寝たきりで亡くなるわけではない。前日まで元気に自立している人もおり、その割合を高めればよいのである。今後は看護の力で亡くなる前の寝たきり期間を短縮すれば、介護や医療に要する資源は軽減できる。国民の負担も軽くなる。“ピンピンコロリ”という言葉がある。あまり上品とはいえないが、人々の感覚に合うのかもしれない。人生の目標は三途（さんず）の川を泳いで渡ること。

▼亡くなる前寝たきりになった時期とその割合

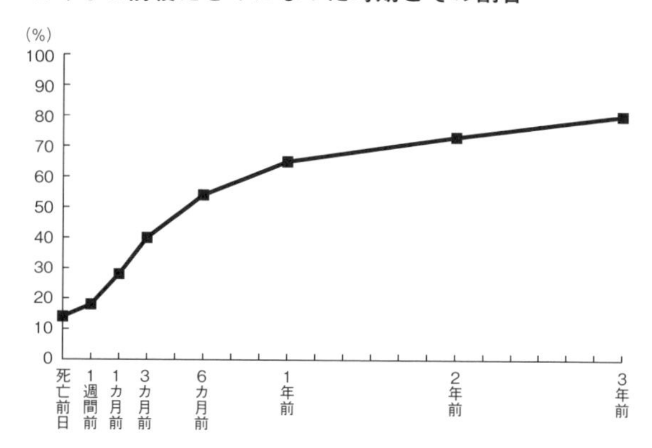

［資料］厚生省大臣官房統計情報部「人口動態社会経済面調査」（平成7年度）
注：65歳以上の死亡者の生前の状況

④ 膨らみ続ける国の借金

▶関連データ：コラム⑩

赤字財政が続くために国の借金も増加している。厳しい財政下で社会保障費を確保するために消費税増税が行われているが、借金の原因は社会保障費だけではないし、その割合も高くない。消費税だけで社会保障費がまかなえるものではないことに注意してほしい。

▼国債残高の推移

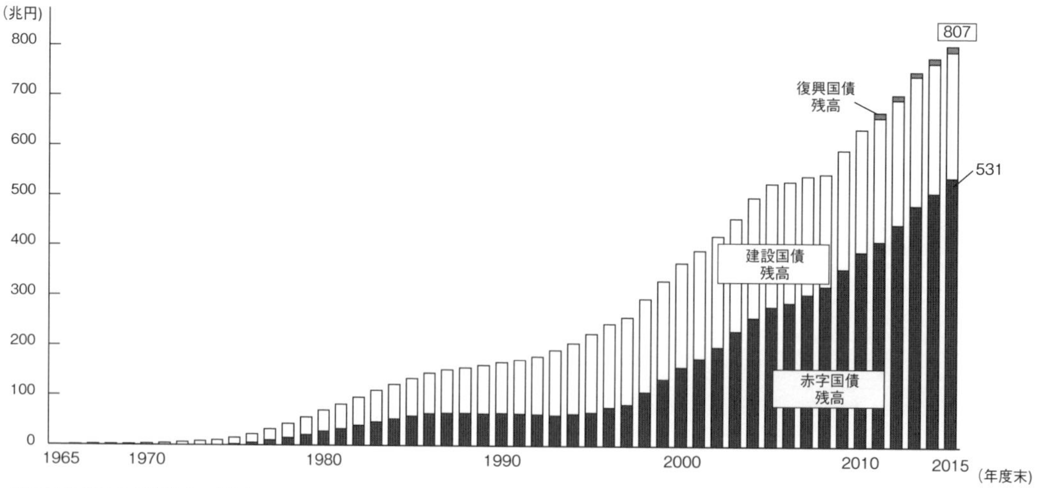

［資料］財務省「公債残高の累増」

⑤ ４大死因の死亡数の推移からわかること

▶関連データ：042、043、067 ほか

昔は急性伝染病や結核による死亡が多かったが、保健医療の発達と国民生活水準の向上で生活習慣病である４大疾患が死因の３分の２を占めるに至った。超高齢化が進むと肺炎の割合が高くなる。詳細な分析をすると 10 年後が見えてくる。看護はどのように進むべきか。

▼４大死因の死亡数の推移

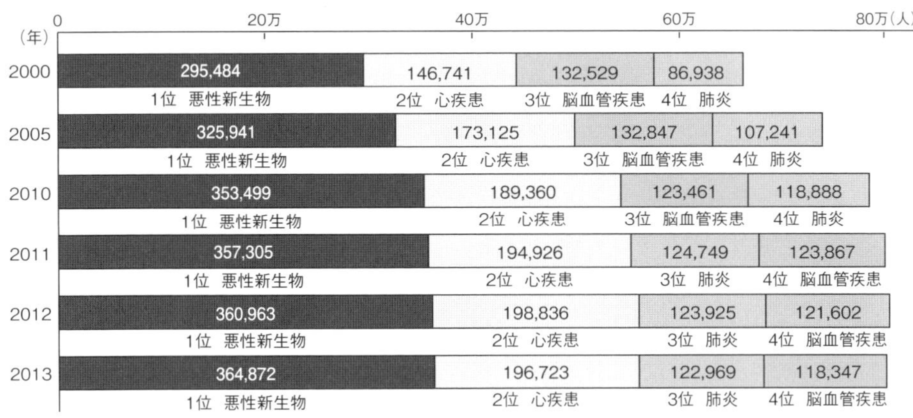

［資料］厚生労働省「平成26年人口動態統計」

⑥ 地域包括ケア病棟届出　地域による微妙な違い

▶関連データ：029 ほか

地域包括ケア病棟に転換した割合が都道府県によって微妙に異なる。2014 年から始まったばかりであり、高齢化や看護職員数、医師数などとの関係を見るにはまだ早いかもしれない。

▼各都道府県ごとの病院における地域包括ケア病棟入院料・入院医療管理料を届け出た割合※

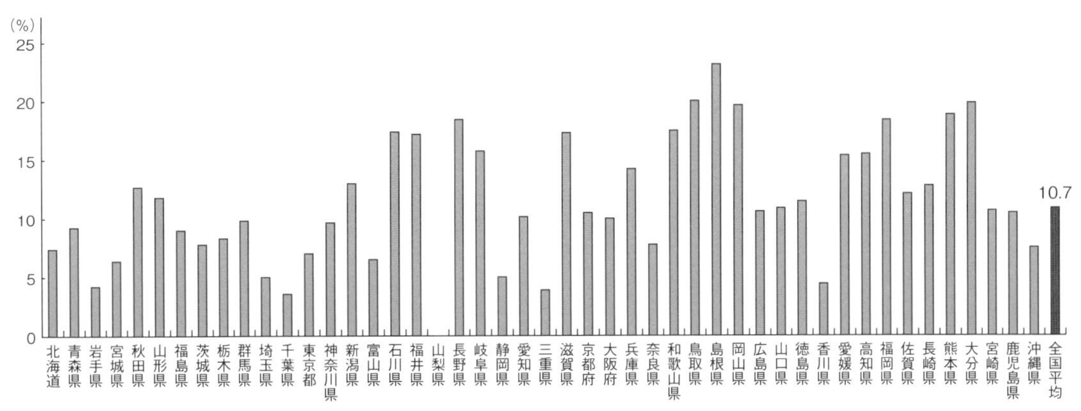

※各都道府県で地域包括ケア病棟入院料・入院医療管理料を届け出た医療機関の数を、各都道府県の病院数（病床種別は問わない）で除したもの。2014年10月現在　厚生労働省保険局医療課調べ

［資料］第292回中央社会保険医療協議会 総会（2015年3月4日）資料より

注：山梨県がないのは調査時点で届け出た医療機関がなかったためであり、2015年10月現在は届け出がある。

⑦ 看護職の働く場所のここ 20 年での多様化

▶関連データ：002、003、004、005 ほか

ここ 20 年で看護職の働く場所の多様化が進んでいる。保健師は医療機関にも広がり、助産師は開業者が減った。看護師・准看護師の働く場は病院から診療所、福祉施設、訪問看護へと拡大している。

▼ 1993 年と 2013 年の看護職就業場所別比率

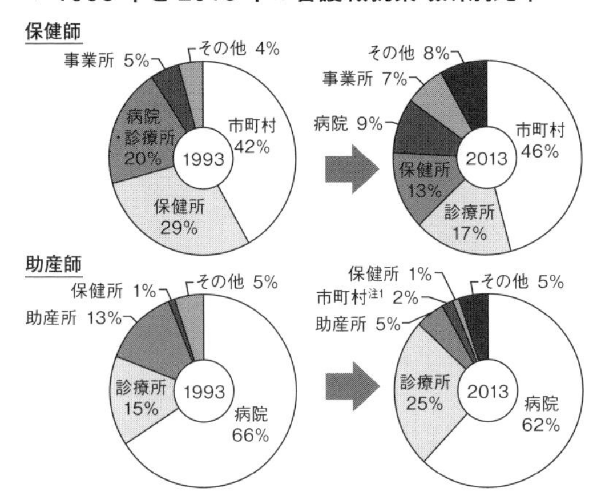

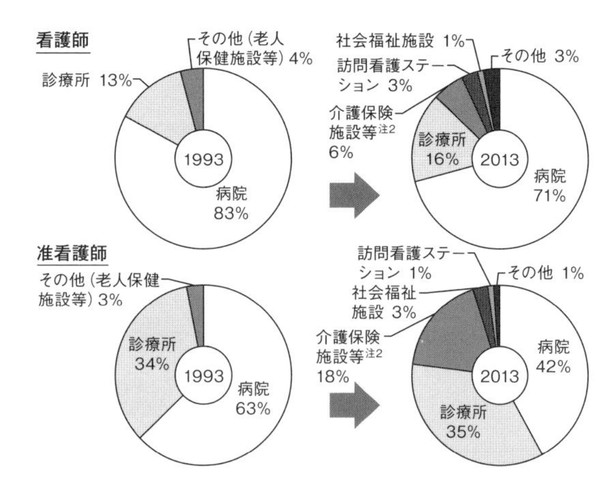

注1：2001年までは「市町村」は集計項目になかった。

［資料］厚生労働省医政局看護課調べ

注2：「介護保険施設等」とは、「介護老人保健施設」「介護老人福祉施設」「居宅サービス等」をいう。
注3：2001年までは「介護老人福祉施設」「居宅サービス等」は集計項目になかった。

⑧ 医療施設と介護保険サービスの現状

▶関連データ：021、022、093 ほか

病院と有床診療所が減少し、医療機関の病床数は減少している。それに代わるように介護保険サービス施設が増加している。

▼種類別にみた医療施設数の推移

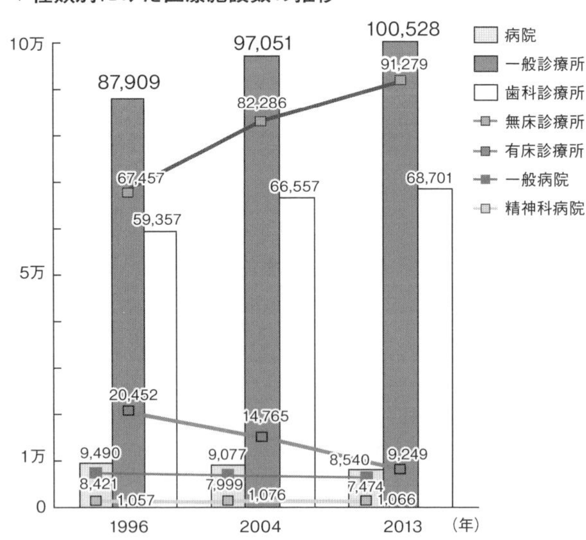

［資料］厚生労働省「医療施設（動態）調査」

▼介護保険サービス受給者数の推移

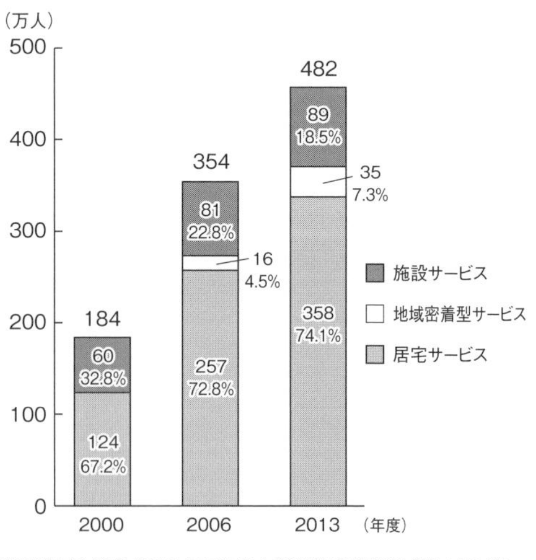

［資料］厚生労働省「平成25年度介護保険事業状況報告」（年報）

注：1)（　）は各年度の構成比
2) 各年度とも3～2月サービス分の平均（但し、2000年度については、4～2月サービス分の平均）
3) 2006年度の地域密着型サービスについては、4～2月サービス分の平均
4) 受給者数は、居宅サービス、地域密着型サービス、施設サービス間の重複利用がある。

⑨ 医療関係職種従事者の数

▶関連データ：013ほか

医療においては多くの職種が活躍している。中でも看護職は最大の集団であり、看護の力が医療の質を決めるといっても過言ではない。また看護師の業務独占の例外として規定される他職種が行える業務が多くあることに、あらためて看護の幅の広さを知らされる。

▼医療関係職種従事者数

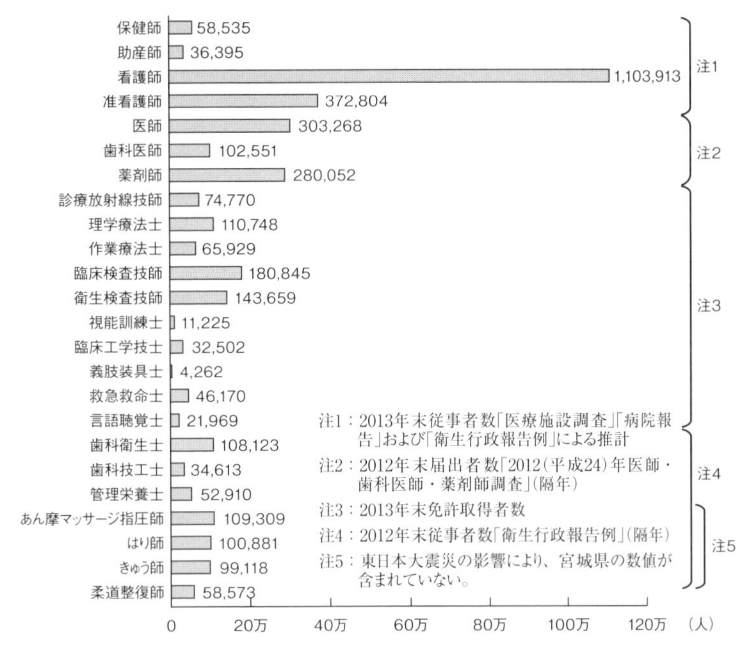

⑩ 看護職確保のためには処遇の向上が必要

▶関連データ：006、008ほか

少子化を乗り切るためにも看護職が離職しない魅力ある職場づくりと男女共同参画社会の確立が必要である。右図を見ていただきたい。あなたの病院なり日本国中で必要とする看護量を長方形で表している。2つの長方形の面積は同一である。同量の看護力を確保するには1学年の養成数を増やすという道もあろう。これまではそれを採ってきた。しかし今後はそうはいかない。長く勤めてもらうという道があり、そちらにシフトしないと看護の力は確保できないであろう。2つの長方形のどちらが看護の質がよいか、一目瞭然である。長く勤めてもらうには処遇の向上が第一である。筆者はこれからも看護職の応援団となる。

▼少子化時代の看護人材確保の要点

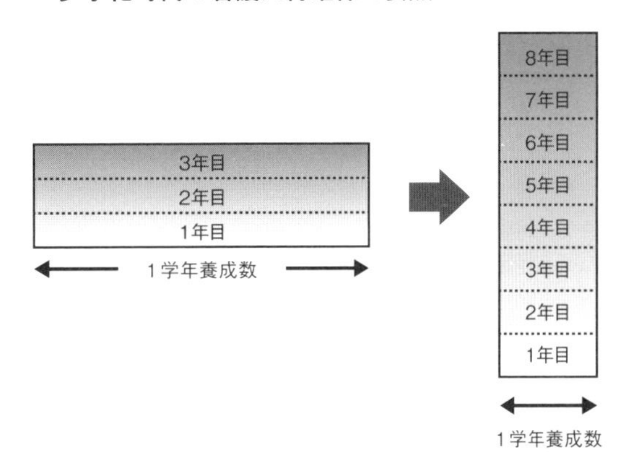

2025年を見すえて、各医療職種をどのくらい確保するのか、総合的に対策を考えていきたい。そのためには、処遇の向上が大きな鍵になるであろう。

超少子高齢人口減少社会にあっては、医療の要素「ヒト・モノ・カネ」のうちヒトが一番重要であることは論を俟(ま)たない。

PICK UP

重要データの概要をつかむ

日本を知ろう！ ～*Discover Japan！*～

自分のことを知るのが人生の基本。日本のことを知るのは看護の基本。それなくして国際化はないであろう。「ディスカバージャパン」(Discover Japan) という言葉が流行ったが、本当にそのとおりである。看護と国際化の第一歩は日本を知ることから始まる。

▼DATA

面積 37.8万km² (国土地理院)

人口 1億2,691万人 (女6,520万、男6,171万)
(2015年4月1日現在。総務省統計局人口概算。在留外国人含む)
- 年間出生数 100万人 (2014年中。厚生労働省人口動態統計)
- 年間死亡数 127万人 (同上)

平均寿命 女86.83歳、男80.50歳
(2014年。厚生労働省統計情報部。2015年7月発表)

高齢者 (2015年9月15日現在。総務省統計局人口概算)
- 65歳以上人口 3,384万人
- 高齢化率 26.7%
- 75歳以上人口 1,637万人
- 後期高齢者割合 12.9%

若年者
- 15歳未満人口 1,617万人
- 15歳未満人口割合 12.7%
(2015年4月1日現在。総務省統計局人口概算)
- 合計特殊出生率 1.42
(2014年中。厚生労働省統計情報部。2015年6月発表)

医療施設 (2015年3月。厚生労働省：医療施設動態調査)
- 施設数 病院8,500か所／診療所10.1万か所、歯科診療所6.9万か所、薬局5.7万か所
- 病床数 (種類別) 病院病床157万床 (一般病床89万床、療養病床33万床、精神科病床34万床、結核病床0.6万床)

看護職
- 看護職数 165万人 (2015年9月現在筆者推計)
  - 保健師数 5.9万人
  - 助産師数 3.7万人
  - 看護師数 110.3万人
  - 准看護師数 37.3万人
  (2013年末現在。従事者数推計。厚生労働省医政局)
- 看護系大学数 243校 (2015年4月時点。筆者計数)
  - 日本看護協会会員数 69.4万人
  (2014年3月現在。日本看護協会) →**もっと加入してほしい。**
  - 日本看護連盟会員数 20.2万人
  (2015年3月現在。日本看護連盟) →**もっと加入してほしい。**
  - 〔参考〕ケアマネジャー合格者数 59.6万人
  (1998～2013年延べ数)
  うち看護職26.5%、介護福祉士40%

医師 30.3万人
(2012年末現在。従事者数推計。厚生労働省医政局)

歯科医師 10.2万人 (同上)

国民年金 (2015年4月から。厚生労働省年金局)
- 保険料月額 1万5,590円
- 老齢基礎年金満額支給月額 6万5,008円
- 障害基礎年金1級支給月額 8万1,258円

厚生年金 (厚生労働省年金局。2015年1月発表)
- 保険料率 17.828%を労使折半 (2015年9月から)
- 夫婦標準受給額 22万1,507円 (2015年4月から)

生活保護
- 都心で標準3人世帯の生活費 (生活扶助基準額)
- 月額 16万0,110円 (2015年4月から)
- 受給者数 217万人
(2015年3月現在。厚生労働省社会・援護局保護課)
- 受給率 1.7% (同上：うち高齢者世帯49%)

手当 (2015年4月から。厚生労働省)
- 児童手当月額 1万5,000円または1万円
- 児童扶養手当月額 4万2,000円
- 特別児童扶養手当月額 5万1,100円
- 障害児福祉手当月額 1万4,480円
- 特別障害者手当月額 2万6,620円

社会保障に関係する経済指標
- 国内総生産 504.9兆円 (2015年度政府見通し)
- 国民所得 362.1兆円 (2013年度名目。内閣府)
- 平成25年度医療費 40.1兆円
  (うち75歳以上分 14.1兆円［35.2%］)
  (厚生労働省：国民医療費)
- 社会保障費用 (社会支出) 113兆円
(2012年度中。社会保障・人口問題研究所。2014年11月発表)
- 2015年度政府予算規模 96兆3,420億円
  (うち社会保障費 31兆5,297億円)
  (うち厚生労働省所管医療費 11兆4,891億円)
- 2016年3月末国債発行残高予想 807.1兆円
(2015年1月現在。財務省財政関係資料)
- 国の借金総額予想 1,062兆7,000億円
(2015年3月時点。財務省。国債、借入金、政府短期証券の合計)

［出典］各種資料を基に筆者が作成

統計の
各データを
読む
グラフ&ポイント編

Part I

看護の基礎

Part I
解説

1　少子高齢人口減少社会の日本

わが国は少子高齢人口減少社会となり、看護政策は、かつての数の確保に全力を挙げた時代から、利用者主役の中で必要となる看護の質を向上させる時代に転換した。これからは各地で実践されている質の高い看護を全国に普及し、国民が等しく最先端の優秀な看護を享受する時代である。とりわけ医療改革の中で、利用者を中心にした在宅医療の推進が求められ、およそ 8,000 カ所の訪問看護ステーションをはじめとする 9,000 カ所以上の訪問看護機関への期待は大きい。また 21 世紀初頭には、准看護師養成は看護師養成に統合されるとの厚生省の検討会の報告がかつて出されたことがある。この流れの中で、男女共同参画の観点から 10 年以上前に、看護職の名称を変更（保健婦、助産婦、看護婦、准看護婦を保健師、助産師、看護師、准看護師に）した。さらに基礎教育を充実しようとする意義は大きい。

2　日本の看護職の概況

保健師、助産師、看護師などのいわゆる看護職員の就業者総数は、2013 年末は 157.2 万人であるが、年 6 万人新人が増え、3 万人が辞めるので、2015 年 4 月現在で 165 万人近くに達したと筆者は推計している。10 年前の 1.5 倍となる。30 年ほど前から看護師の数が准看護師数を上回っている。

看護職はわが国の医療を支える約 250 万人の医療関係職の中で最大の集団である。医療の第一線で活躍し、最も国民に接する看護職の資質が医療の内容と評価を決めていると言っても過言ではない。概して、医療現場で看護職員の数が多いほど、看護職員の中でも准看護師でない看護師の割合が高いほど、患者の入院期間が短くなり、死亡率も低くなることが米国の研究で明らかになっている。日本でもこのような研究が進むことが望まれる。

3　看護職員確保のために

看護問題に限らず昔の厚生行政最大の課題であったのは、看護職員不足問題である。看護職員需給状況は 1993 年に一番ひっ迫していたが、今は緩（ゆる）む方向で供給されている。厚生労働省は数次にわたり看護職員需給見通しを策定し、看護職員確保対策を強力に推進している。ただし、看護師が不足するから多く養成すればよいというものではない。免許を持っていても就業していない者が、165 万人とは別に 71 万人いるという現実を考えてほしい。なぜか、と考えてほしい。

4　看護学教育の発展

一方で看護の質の向上のためにも、看護系大学・学部の増加など看護職養成機関の大学化の進展は望まれており、実際に顕著である。筆者が数えただけで 2015 年 4 月は、看護系大学・学部は 243 校で短大は 23 校。また大学院博士課程は 69 校、修士課程は 140 校に上り、別に専門職大学院がある。看護師養成 3 年課程に占める大学・短大の割合は、学校数で 34％、入学者数で 42％となっている。また、1999 年 4 月から専修学校である看護師養成所卒業者が大学に編入学できるようになり、看護教育の高度化に大きく貢献したほか、2009 年に保健師助産師看護師法が改正され、看護師受験資格に大学卒業要件が第 1 号として規定された。これらは先輩看護師の努力の結果である。

このような全体的な枠組みを理解した上で、001 からのデータに進んでほしい。

1. 従事者

001

保健師・助産師・看護師・准看護師就業者数の推移

看護職の中で一番多いのは看護師で、30年ほど前に准看護師数を抜き増加傾向。保健師と助産師は微増傾向。2013年末の総数は157万人。だが、筆者の推計では2015年4月では165万人となる。そのほかに免許を持っているが働いていない看護師が71万人いる。

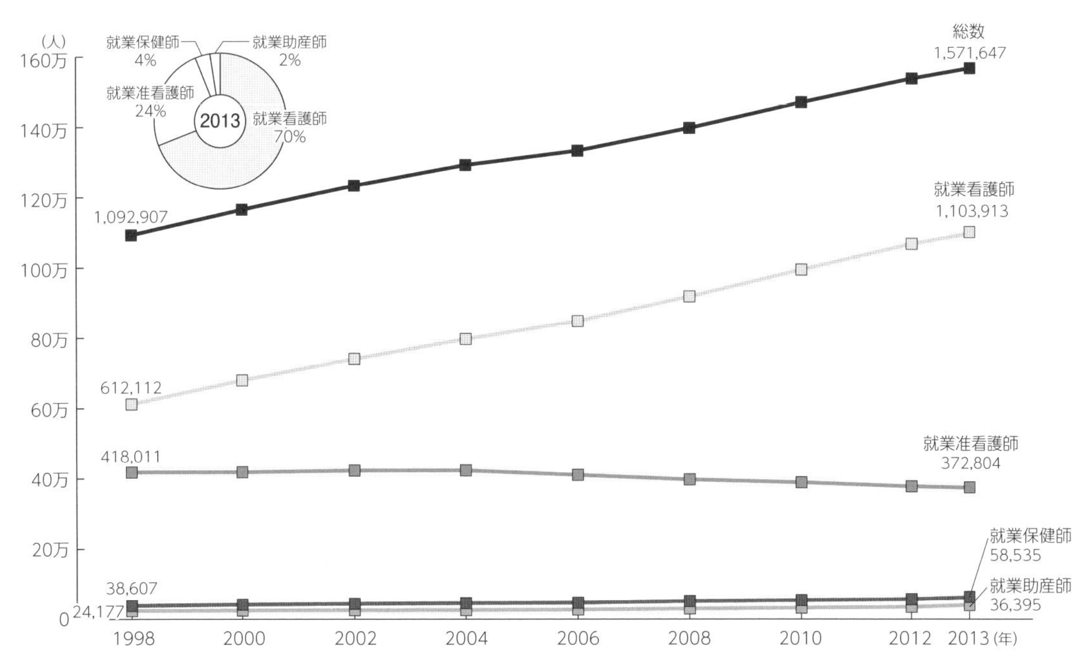

［資料］厚生労働省医政局看護課調べ

1. 従事者

002

保健師就業者数の推移／主な就業場所別

市町村で保健指導に当たる保健師が一番多く、保健所保健師は微減である。近年は事業所や病院で働く者も増えている。なお、保健師の養成数は減少している。かつては大学では保健師国家試験受験資格が看護師と同時に取得できたが、最近は絞り込んでいる。

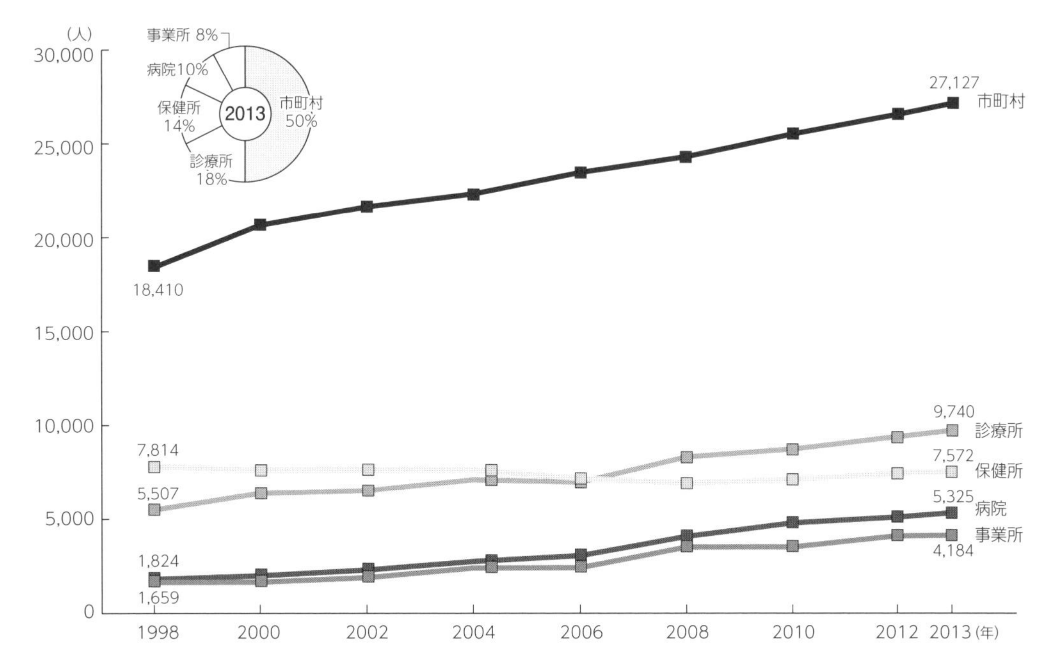

［資料］厚生労働省医政局看護課調べ

1. 従事者

003

助産師就業者数の推移／主な就業場所別

院内助産システムの推進もあり病院は増加し、診療所でも助産師を確保する動きで増加している。助産所での減少が寂しい。かつての出産の中心であったのに残念である。

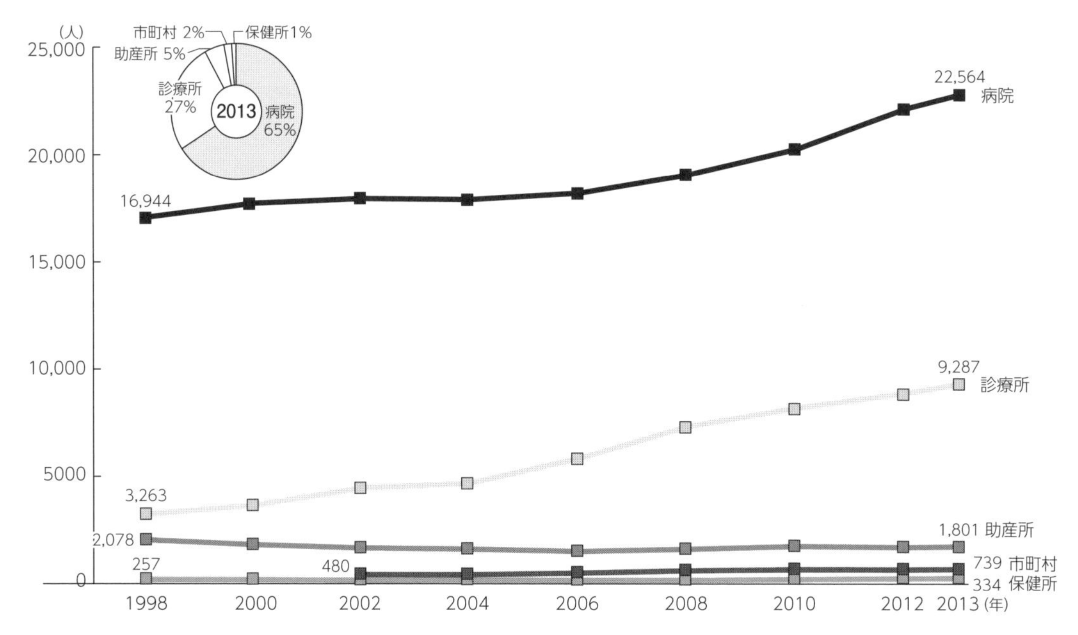

[資料]厚生労働省医政局看護課調べ
注：2001年までは「市町村」は集計項目に分類されていなかった。

1. 従事者

004

看護師就業者数の推移／主な就業場所別

病院が最大であるが、訪問看護ステーションと、高齢化の進展で介護保険施設での勤務の伸びが著しい。勤務場所が多様に広がることが発展につながる。

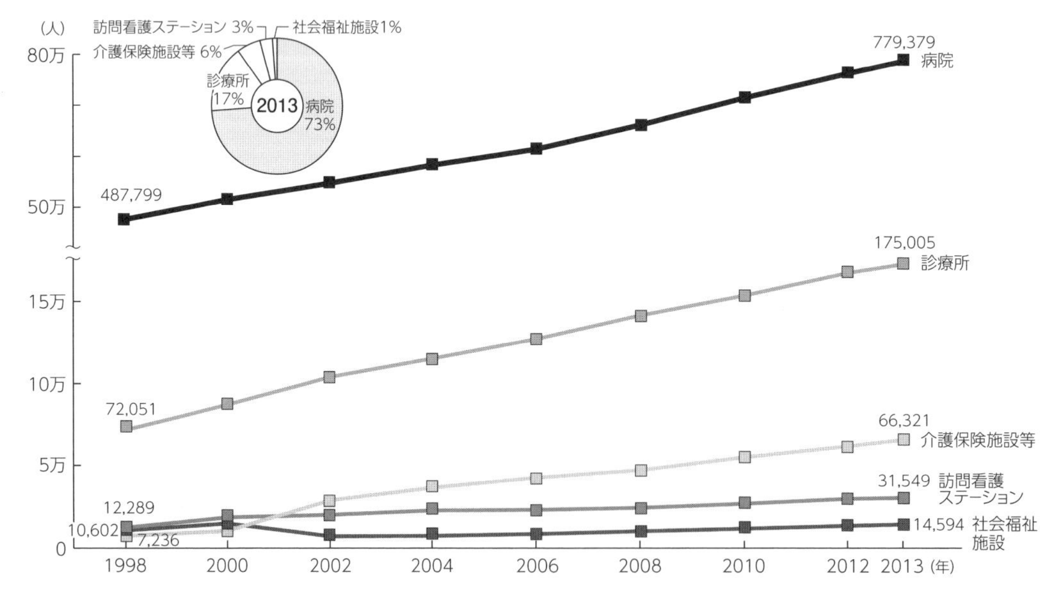

[資料]厚生労働省医政局看護課調べ
注：1)「介護保険施設等」とは、「介護老人保健施設」「指定介護老人福祉施設」「居宅サービス事業所」及び「居宅介護支援事業所」をいう。
2) 2001年までは「介護老人福祉施設」「居宅サービス等」は集計項目に分類されていなかった。

1. 従事者

005

准看護師就業者数の推移／主な就業場所別

総数は減少している。病院で減少が著しいが、介護保険施設で大きく増加。社会福祉施設の減少は介護保険への分類変更による。これからの准看護師制度のあり方に国民的合意が望まれる。

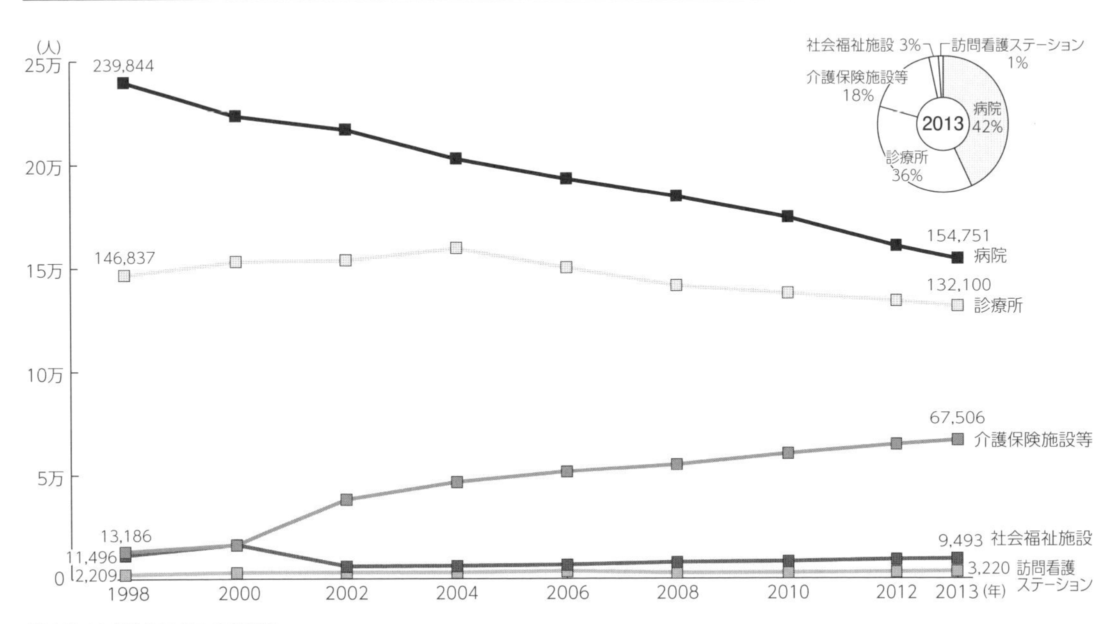

［資料］厚生労働省医政局看護課調べ

注：1)「介護保険施設等」とは、「介護老人保健施設」「介護老人福祉施設」「居宅サービス等」をいう。
2) 2001年までは「介護老人福祉施設」「居宅サービス等」は集計項目に分類されていなかった。

2. 教育・養成

006

看護師課程・准看護師課程入学者数の推移

1学年の養成は看護師が増加し、准看護師が減少しているが、合計では増加している。しかし、少子化の時代にこの数は維持できない。長く勤める環境が整えば入学者数は減っても大丈夫である。

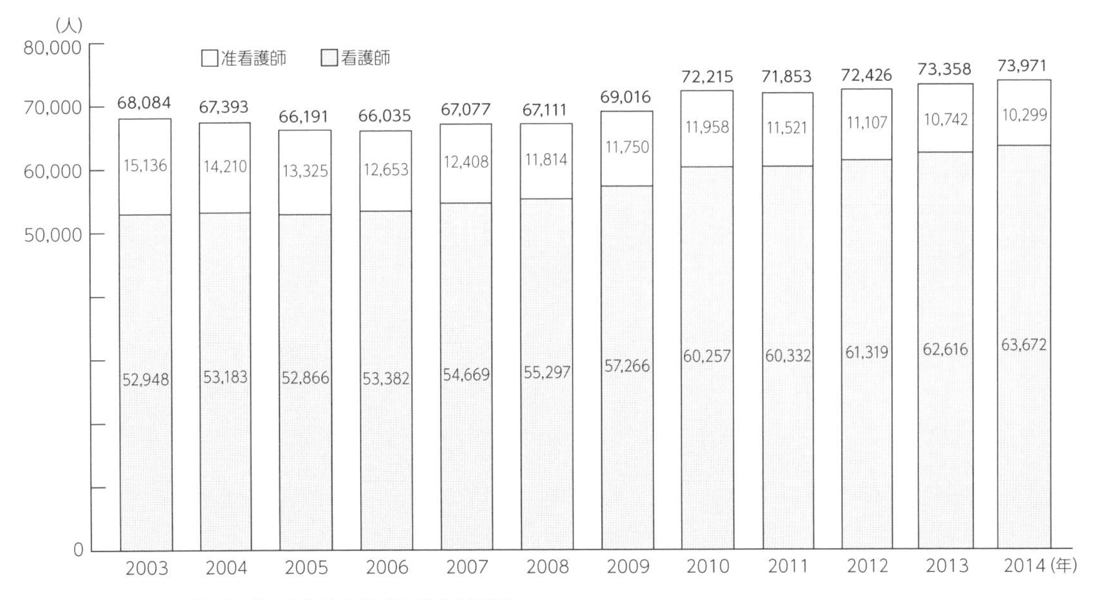

［資料］厚生労働省：看護師等学校入学状況及び卒業生就業状況調査

注：1)「看護師」は、大学(3年課程)、短大(2年・3年課程)、養成所(2年・3年課程)、5年一貫教育の総計。
2)「准看護師」は、養成所の計。

007

看護系大学学校数・入学者数の推移

2015年4月で243大学定員2万909人になっており、看護系大学は今後も増加が見込まれる。やがては看護師の育成は医師と同様に大学に一本化されるのではないかと思う。

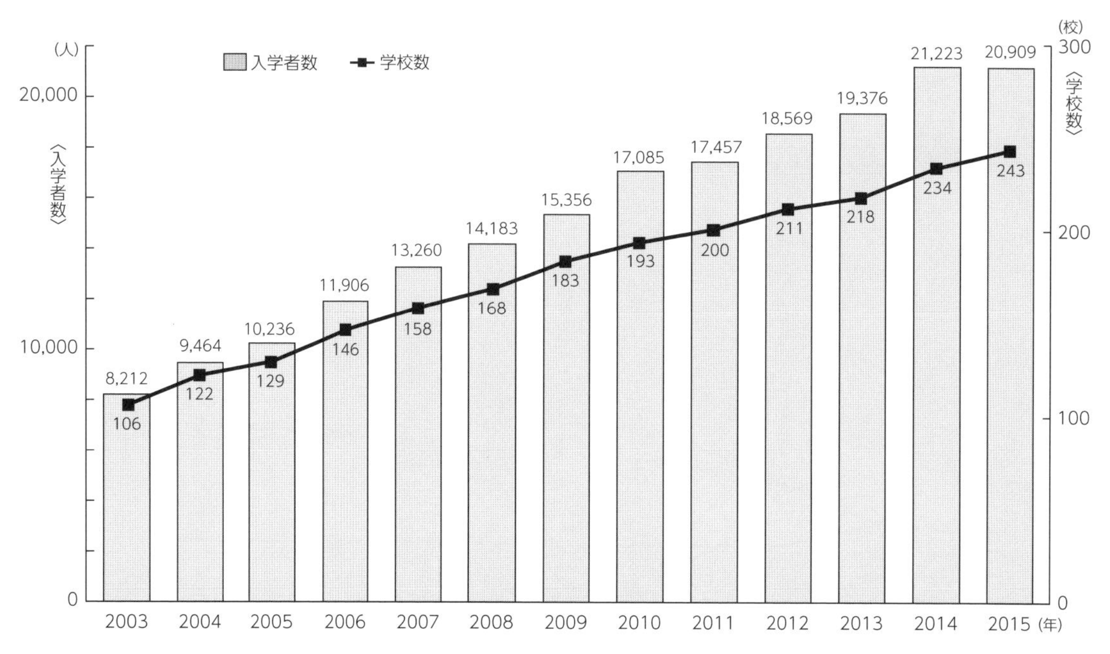

［資料］厚生労働省：看護師等学校入学状況及び卒業生就業状況調査（〜2014年）に基づく実績値。2015年は定員（国立看護大学校と防衛医科大学校を含む）。

Column

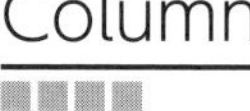

ちょっと休憩①　看護と医療の関係

近代内科学の泰斗（たいと）、つまり権威、第一人者であるオスラー教授は、「看護の始まりは数万年前に南フランス在住のクロマニョン人の母親が、熱を出した子どもの頭を水で冷やしたことに始まる」と述べたと仄聞（そくぶん）している。実際に見たかどうかについては疑問であるが、そんなに間違ったことでもないであろう。その「看護」の中から生命を守るための「医療」を確立したのはヒポクラテスであろう。その医療の中から学問的な真理が抽出され「医学」として確立されたのが100〜200年前であり、その医学の中から「看護を学問として独立」させたのがナイチンゲールであると思っている。

「看護学」を社会に適用すると「看護」になる。「医学」を社会に適用すると「医療」になる。その発展形態をわかりやすく図に示すとこのとおりである。

なお、日本は憲法第23条で学問の自由が保障されているので、学問の内容を法律が規制することはないが、学問の法的な位置づけは、条文にあるように看護学と医学ではまだまだ異なっている。同位置になることを願っている。詳細はおいおい語ることもあろう。

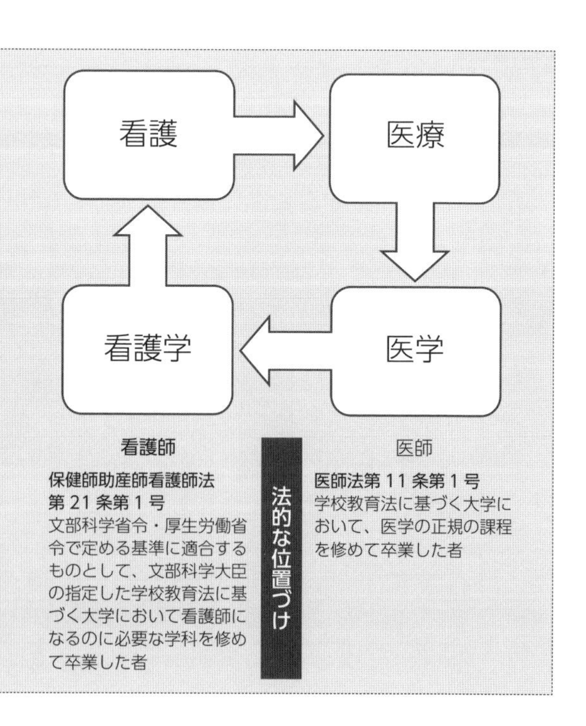

2.教育・養成

008

学校養成所数及び定員の傾向

厚生労働省の資料をそのまま掲載したが、大学・大学院の増加が続き、短期大学が減少している。助産師の大学における1学年定員イコール養成数ではないことなどに注意したい。

		2008		2010		2012		2014		2015	
		学校数	1学年定員	学校数	1学年定員	学校数	1学年定員	学校数	1学年定員	学校数	1学年定員
保健師	大学院	—	—	—	—	1	5	5	38	7	57
	大学[1)]	167	13,093	192	15,404	201	16,495	220	17,742	223	18,607
	短期大学専攻科	11	315	7	185	7	180	6	165	6	165
	養成所	27	1,245	26	1,220	23	885	22	765	21	710
	合計	205	14,653	225	16,809	232	17,475	253	18,710	257	19,539

		2008		2010		2012		2014		2015	
		学校数	1学年定員	学校数	1学年定員	学校数	1学年定員	学校数	1学年定員	学校数	1学年定員
助産師	大学院	5	82	10	144	21	239	30	290	31	295
	大学専攻科・別科	8	120	15	226	25	331	29	387	31	411
	大学[2)]	99	7,933	103	8,467	90	7,408	96	6,878	82	6,988
	短期大学専攻科	10	160	8	140	6	113	5	98	5	98
	養成所	37	825	44	1,058	44	1,000	42	962	43	992
	合計	159	9,120	180	10,035	186	9,091	202	8,615	192	8,784

			2008		2010		2012		2014		2015	
			学校数	1学年定員	学校数	1学年定員	学校数	1学年定員	学校数	1学年定員	学校数	1学年定員
看護師	3年課程	大学	168	13,193	193	15,504	211	16,975	234	19,674	249	20,909
		短期大学	37	2,060	31	2,110	26	1,970	26	1,580	26	1,580
		養成所	502	23,977	510	25,024	522	25,741	537	26,957	546	27,874
		計	707	39,230	734	42,638	759	44,686	797	48,211	821	50,363
	2年課程[3)]	短期大学	4	490	3	450	2	450	2	35	2	350
		高等学校専攻科	13	445	9	400	9	285	6	285	6	285
		養成所	232	12,934	211	11,749	194	11,195	178	10,430	173	10,175
		計	249	13,869	223	12,599	205	11,930	186	11,065	181	10,810
	高等学校・高等学校専攻科5年一貫教育		69	3,510	74	3,765	74	3,885	76	4,135	76	4,135
	合計		1,205	56,609	1,031	59,002	1,038	60,501	1,059	63,411	1,078	65,308

		2008		2010		2012		2014		2015	
		学校数	1学年定員	学校数	1学年定員	学校数	1学年定員	学校数	1学年定員	学校数	1学年定員
准看護師	高等学校衛生看護科	24	1,060	21	860	20	830	16	820	16	820
	養成所	250	11,793	239	11,073	229	10,597	222	9,965	218	9,877
	合計	274	12,853	260	11,933	249	11,427	238	10,785	234	10,697

注：1)「大学」は、「看護師　3年課程　大学」のうち保健師課程を設けているところの再掲。
2)「大学」は、「看護師　3年課程　大学」のうち助産師課程を設けているところの再掲。すべてが助産師国家試験受験資格があるわけではない。
3) 2年課程には通信制を含む。
4) 2015年度の数値は見込み。
5) 国立看護大学校と防衛医科大学校は大学に計上。
6) 学校数には募集停止校を含む。

［資料］厚生労働省：看護師等学校入学状況及び卒業生就業状況調査

009

国家試験合格者数・合格率の推移

保健師は看護系大学の増加により合格者数が伸びた期間もあったが、最近は実習場所の確保困難などから横ばい。助産師養成数は需要の高まりとともに増加、平均して高い合格率であるが、特異な年もあった。翌年はその反動か。看護師は安定して9割程度の高い合格率であり、養成数の増加もあって絶対数は増加。なお4年制大学の新卒合格率は97%とさらに高い。

保健師

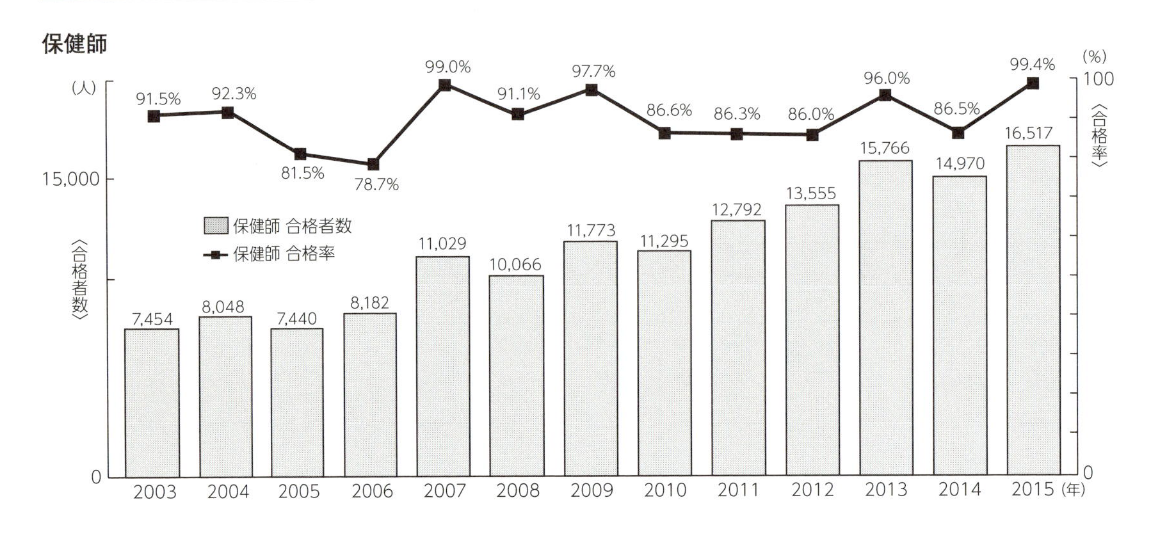

助産師

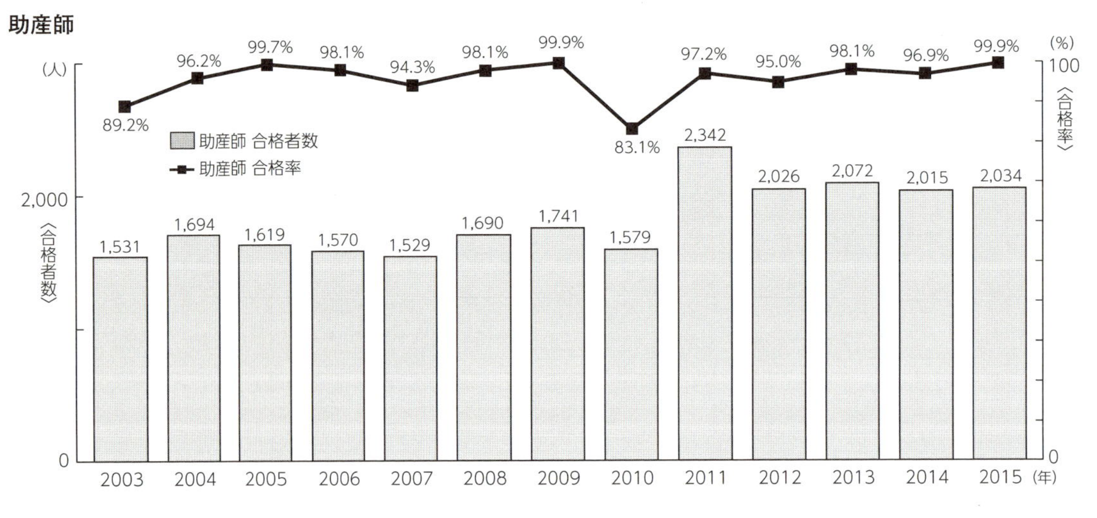

看護師

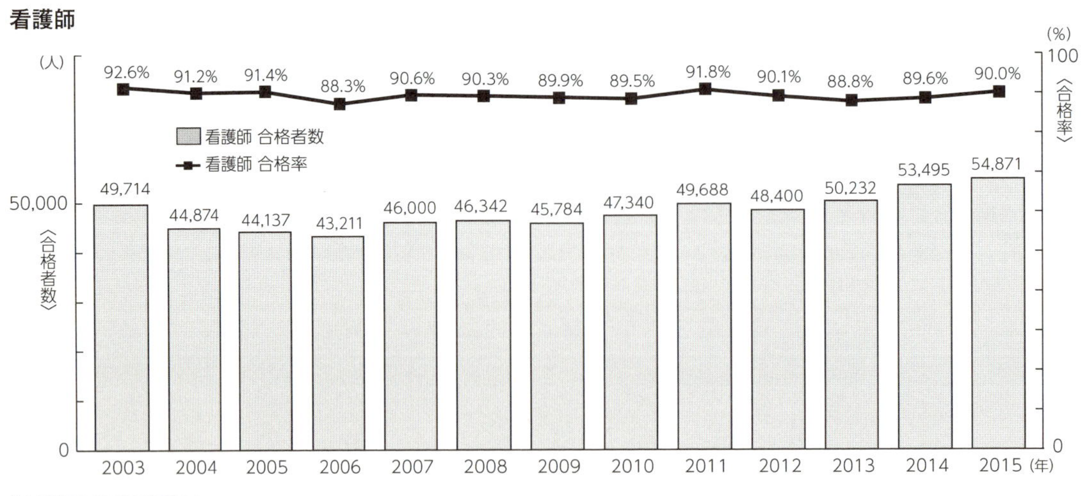

[資料]厚生労働省資料より

Part
Ⅱ

医療の基礎

Part Ⅱ
解説

1 医療の基本は誰もが平等に最高水準のサービスを受けること

日本の医療は、国民皆保険制度と自由開業医制度により、誰もが平等に最高水準の医療サービスを受けられる体制を築き上げてきた。医療により、人々が死の恐怖から逃れ、あるいは疾病や傷害から健康を取り戻し、質の高い生活を送ることができること、さらに優れた看護や医術によって最期の瞬間まで輝く人生を送ることは素晴らしいことであり、金銭には換えがたい絶大な効果を挙げている。国民が負担する医療費が40兆円だから高いと言われている。比較するつもりはないが、それ以上の効果があることは明らかではないか。

2 日本の医療のしくみと成果

日本は医師法や医療法などに基づき、医師などの専門職が自由開業の診療所と地域医療計画に基づく病院を中心に国民に医療を提供している。その医療を人とモノと金の3つの要素から考えてみると、看護職165万人(2015年4月現在の筆者推計値)や医師30.3万人など20数職種総計250万人近い人々が働き支えている。モノとしてみれば、病院8,500カ所、診療所10.1万カ所、歯科診療所6.9万カ所、薬局5.7万カ所で、病院病床は157万床に上り、うち一般病床89万床、療養型33万床、精神34万床、結核0.6万床となっている。金については、その心配がないように国民皆保険制度により国民が安心して医療を受けることができるようになっている。

その結果、病気やけがをしても治るという安心が生まれ、日本の活力の支えとなっている。平均寿命は女性86.83歳、男性80.50歳など世界最高水準となり、新生児死亡率、がん治癒率の向上など世界最高の評価は多い。また、建前だけかもしれないが、医療保険で一定の質が確保される、比較的低い自己負担で医療を受けることができるなどの点は世界にも誇れることと思う。さらに診療側も、とりはぐれをあまり気にせず安心して診療することができる、患者が自由に医療機関を選ぶことができるなどの諸点もよく考えてほしい。この結果、医療機関を利用する人は1日平均で外来患者730万人、入院患者130万人となっている。看護師は毎日こんなに多くの人からその活躍を見られている。輝いてほしい。

Column

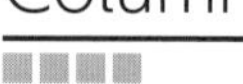

ちょっと休憩② 看護師数と病床数の国際比較

国名	人口千人当たり臨床看護職員数	病床100床当たり臨床看護職員数*	人口千人当たり臨床医師数	病床100床当たり臨床医師数*	人口千人当たり病床数
日本	**10.5**	**69.4**	**2.3**	**15.8**	**13.4**
ドイツ	11.3	133.2	4.0	44.1	8.3
フランス	9.1	123.6	3.3	49.3	6.3
イギリス	8.2	283.2	2.8	81.1	2.8
アメリカ	11.1	350.8	2.5	79.4	3.1

[資料] OECD：OECD Health Statistics 2014, OECD Health Data 2011 (*の項目)

OECDという先進国グループが作った国際組織は、毎年各種の統計を出しているが、その中で主要国の看護師数と病床数に関する部分を比較してみた。表にある「人口千人当たり臨床看護職員数」は日本を中位に各国でそんなに差がない。しかし、「病床100床当たり臨床看護職員数」は日本の69.4に対してアメリカは350.8と5倍以上である。つまりアメリカの病院は日本の5倍手厚く看護師が配置されているのである。医師とて同様。客観的には米国では日本より手厚い良い医療が受けられるのであろう。なぜか。それは左欄にある「人口千人当たり病床数」が異なるからである。日本は13.4なのに米国は3.1で、日本は米国の4.3倍である。これがどういう意味を持つか、日本の医療は今後どう進むべきか考える一助となれば幸いである。

1. 従事者

010

医療施設診療科別にみた医師・歯科医師数

マンパワーは日本の医療の現状を反映している。多くの専門医に分類されるが、内科及び内科系が多く、地域の開業医・総合診療医としてプライマリケアも担っている。

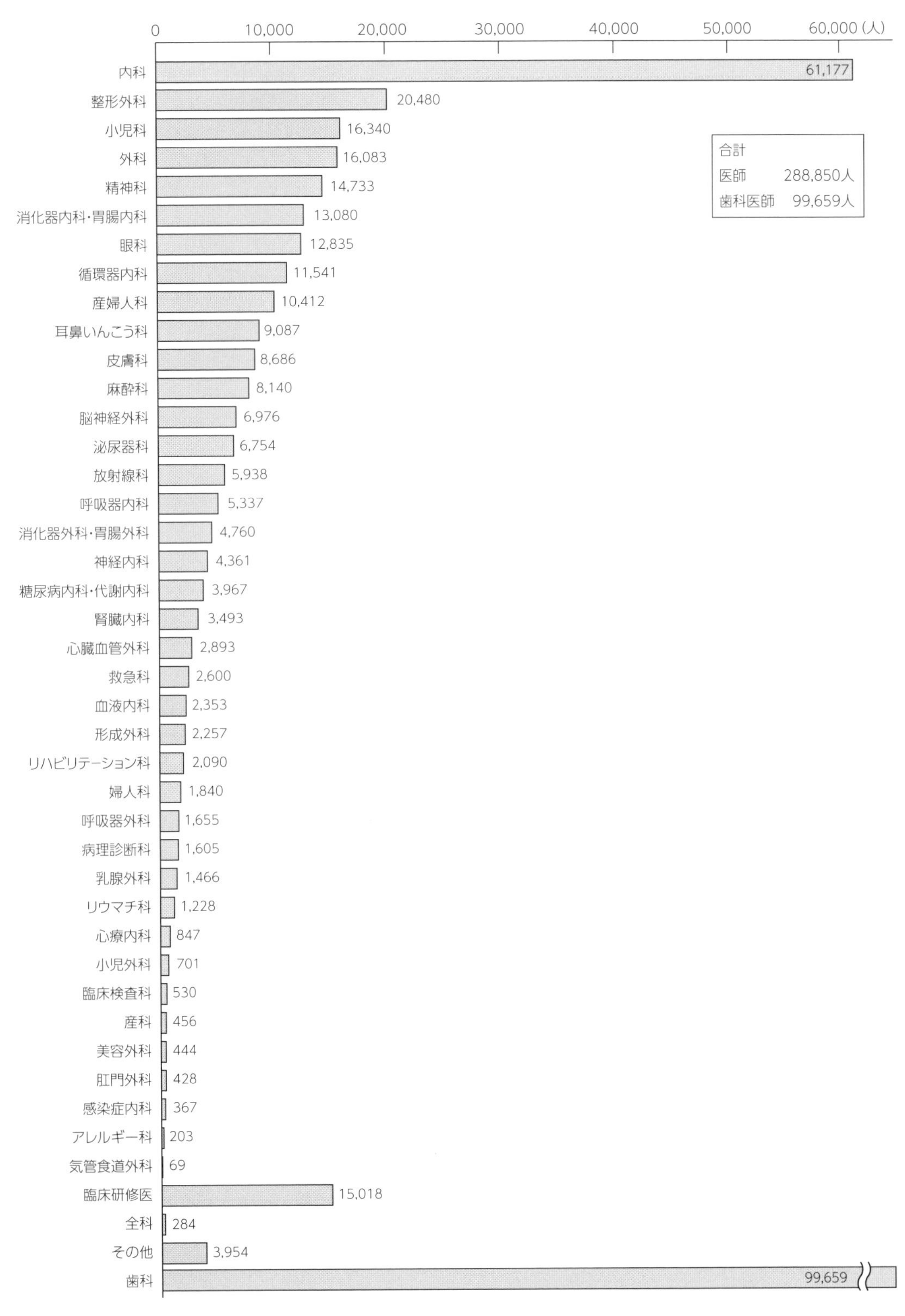

［資料］厚生労働省：平成24年医師・歯科医師・薬剤師調査

注：「不詳」は除いた。歯科には「矯正歯科」「小児歯科」「歯科口腔外科」「臨床研修歯科医」「不詳」を含む。

1. 従事者

011

就業先割合別にみた医師・歯科医師・薬剤師数

医師は病院勤務が多いが、歯科医師は診療所、薬剤師は薬局というように勤務形態に差があるのは、自由開業医制度を基にした日本の医療の象徴である。

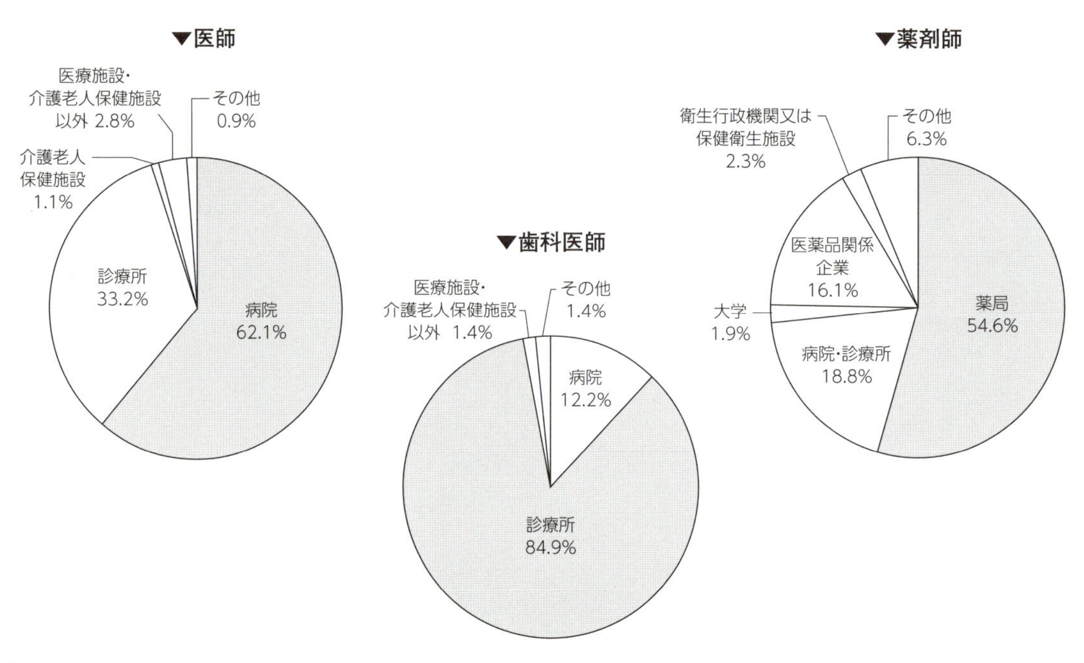

［資料］厚生労働省：平成24年医師・歯科医師・薬剤師調査

1. 従事者

012

就業先割合別にみた歯科衛生士・歯科技工士数

歯科分野における診療の補助を担う歯科衛生士は、看護師とは大きく異なる就業形態で、日本の歯科医療が診療所中心であることの象徴。歯科技工士は、外注が多いため技工所が多い。

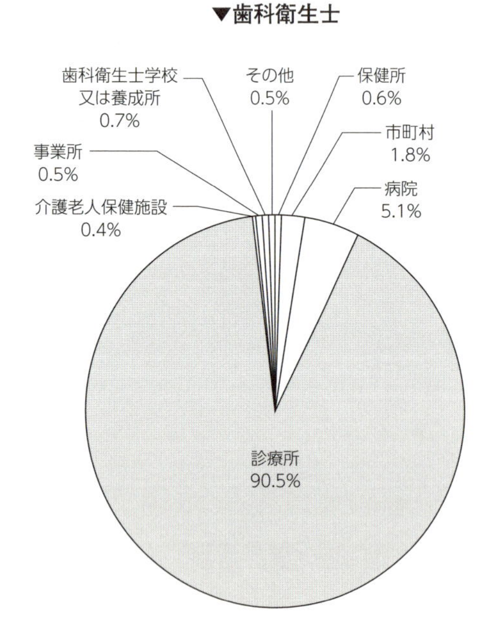

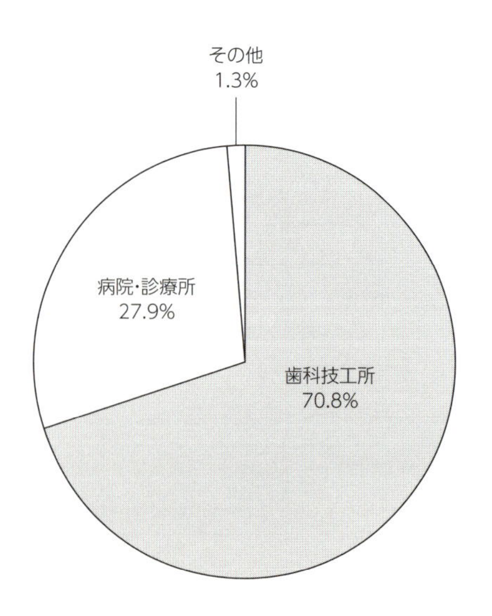

［資料］厚生労働省：平成26年度衛生行政報告例（就業医療関係者）

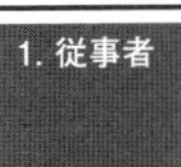

病院の医療従事者数／一般病院100床当たり

人数が多い順に並べてみると、最大の職能集団は看護師で、保健師・助産師・准看護師を含めると6割近くになることがわかる。補助者まで含めると7割になる。日本の医療を支える最大の職能集団である。

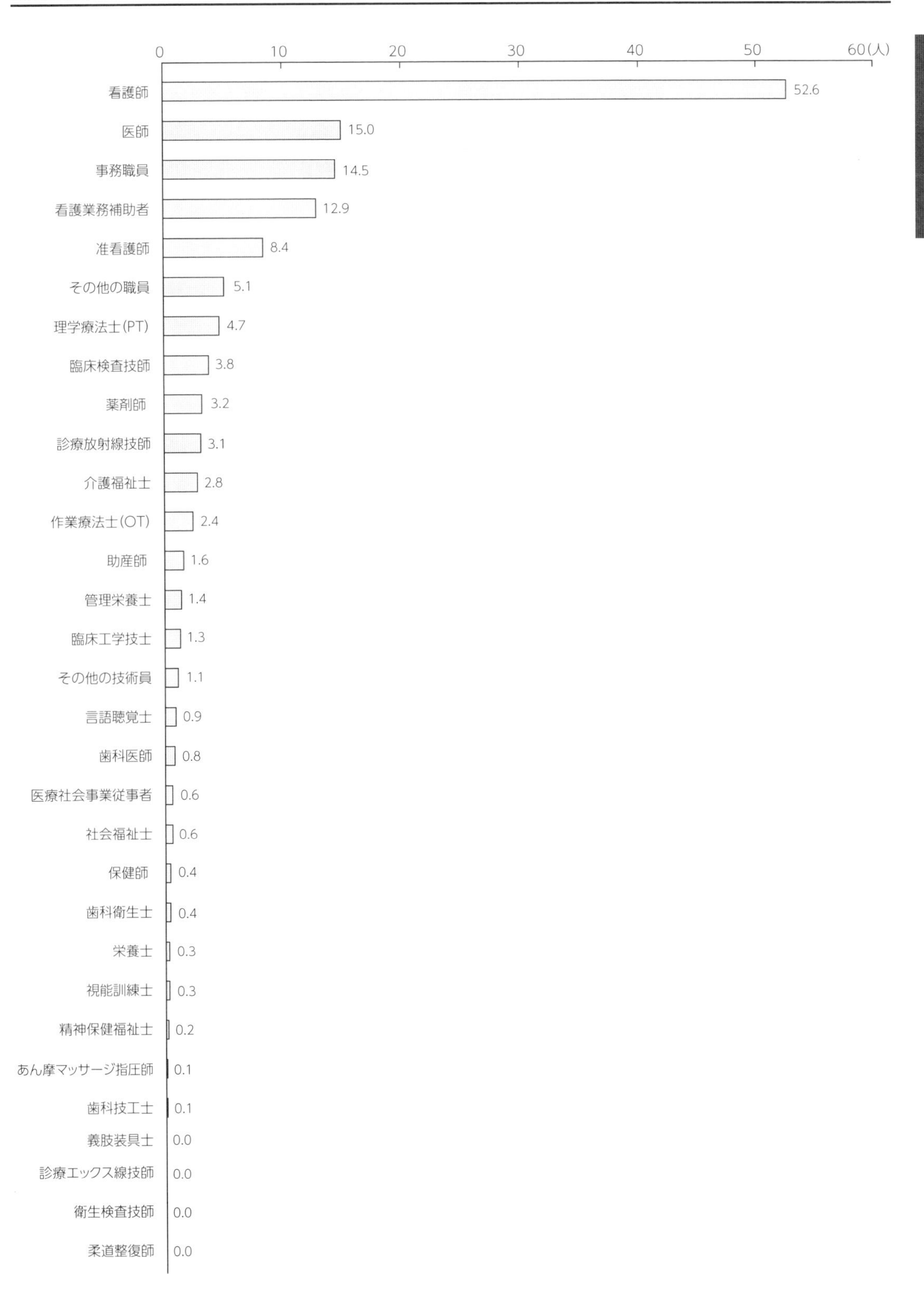

[資料]厚生労働省：平成25年病院報告

2.教育・養成

014

医科大学・医学部数と入学定員の推移

医師不足の時代に1県1医大の方針で増設されたが琉球大学をもって終了し、定員も抑制された。偏在から近年再度定員増になっている。さらに方針が変更され2校増加する見込みである。

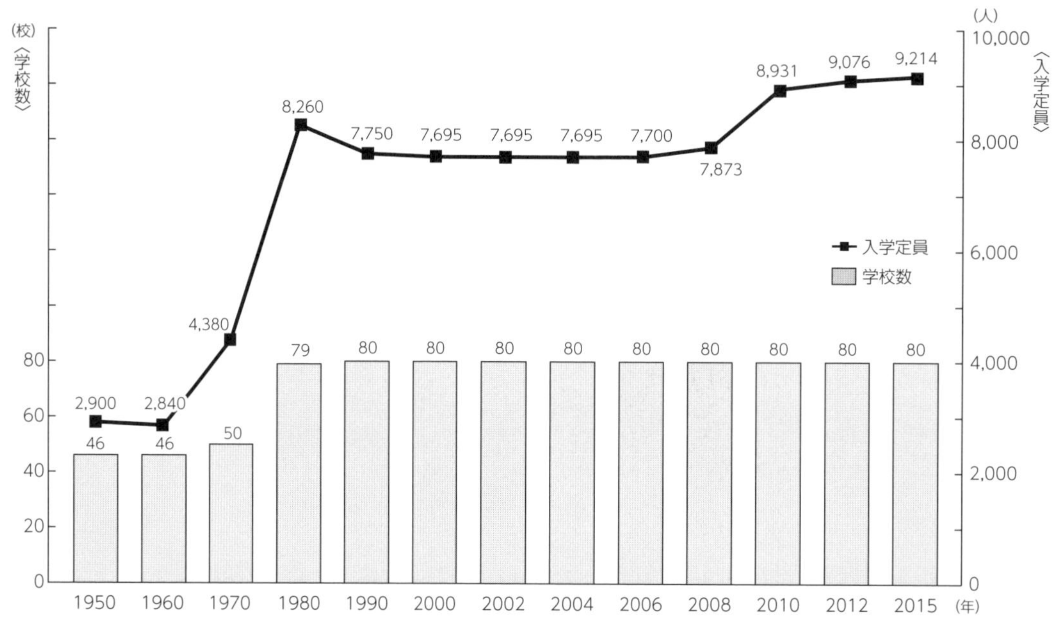

［資料］厚生労働省医政局医事課調べ

注：1980年度以降には防衛医科大学校と大阪大学医学部の専門課程（3年次入学）を含む。

2.教育・養成

015

医師国家試験合格者数・合格率の推移

ともにあまり変動はなく9割程度で推移している。今後は、率はともかく数は増加傾向になろう。なお、新卒者の合格率は2015年はこれよりも3.4ポイント高い。

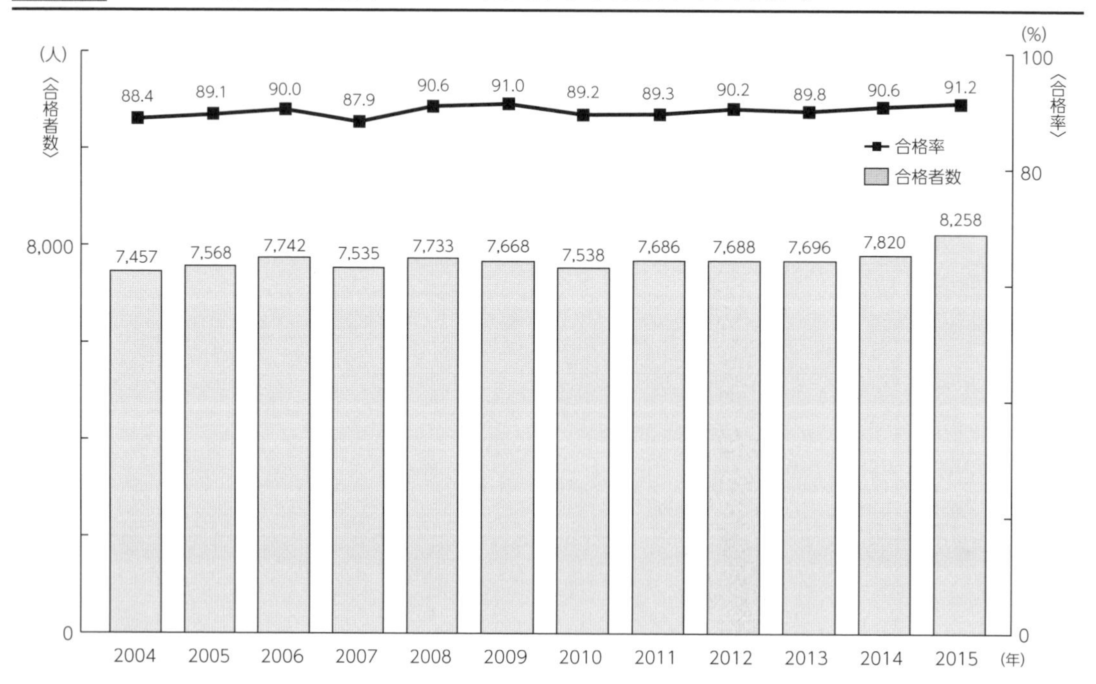

［資料］厚生労働省医政局医事課調べ

2.教育・養成

016

歯科大学・歯学部数と入学定員の推移

医師とともに不足が叫ばれた時代に大学を増設したが29で停止し、近年は総数が過剰気味のため定員は減少傾向になっている。歯学教育の生き残り策が重要である。

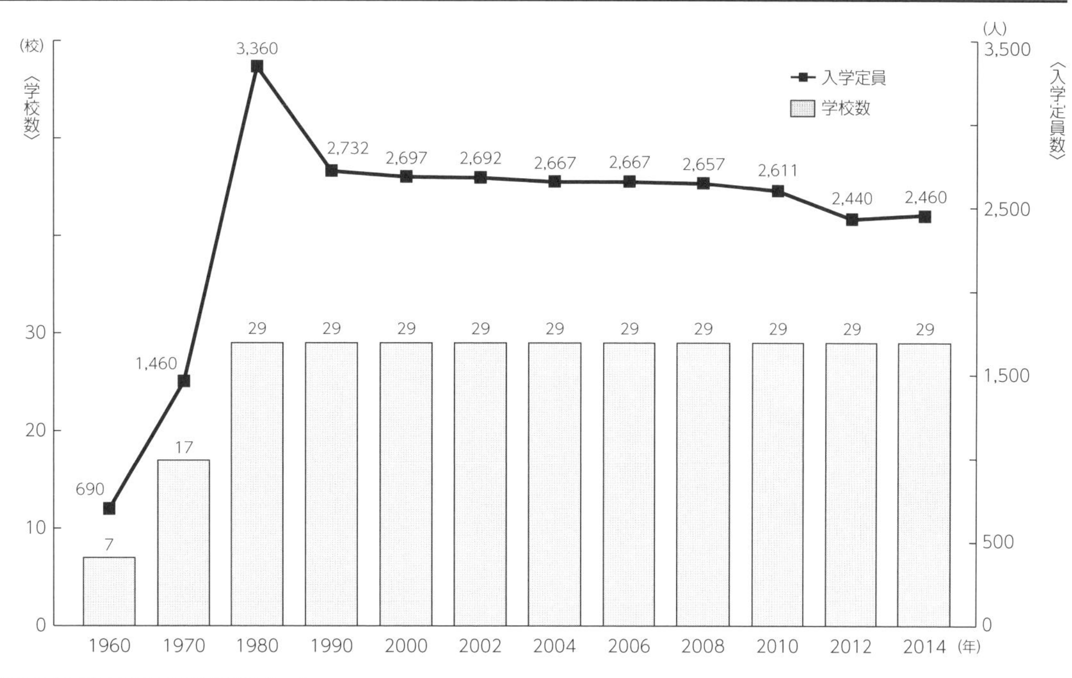

[資料]厚生労働省医政局歯科保健課調べ等

2.教育・養成

017

歯科医師国家試験合格者数・合格率の推移

近年は合格率が6割程度である。定員を下げても滞留者がいるためである。合格率が低い時代は続くかもしれない。大学間の格差が大きいことも悩みの種である。

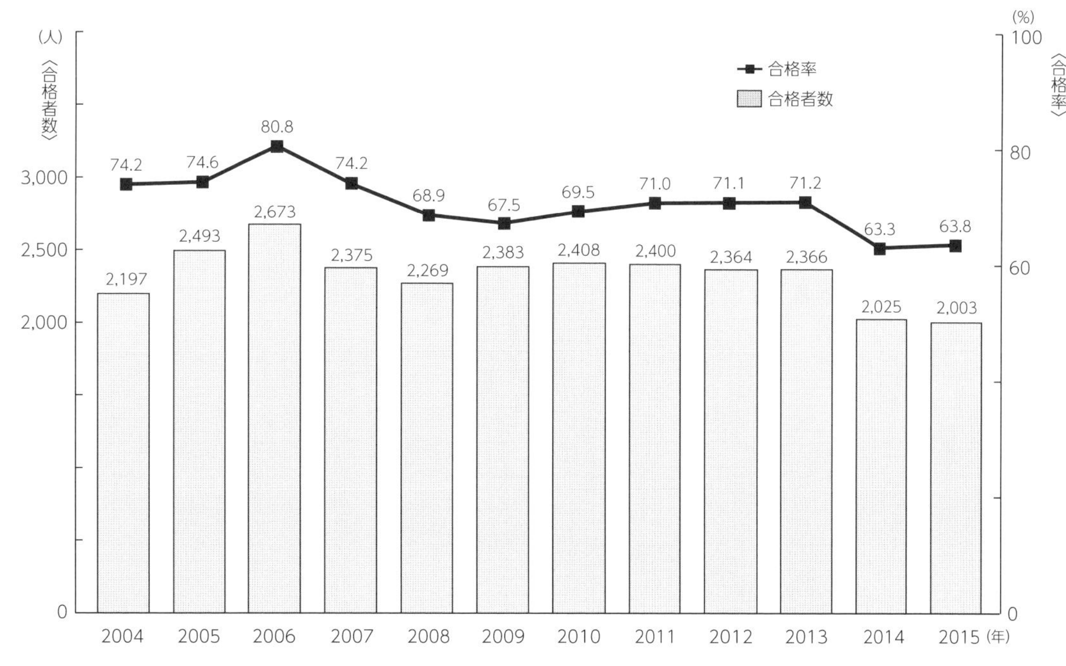

[資料]厚生労働省医政局医事課調べ

2.教育・養成

018

薬科大学・薬学部数と入学定員の推移

近年修業年限を６年に延長したこともあり薬学教育の魅力が増したのか、学校数も伸び定員も増加し養成は安定状態である。地域の薬局の需要も増えている。

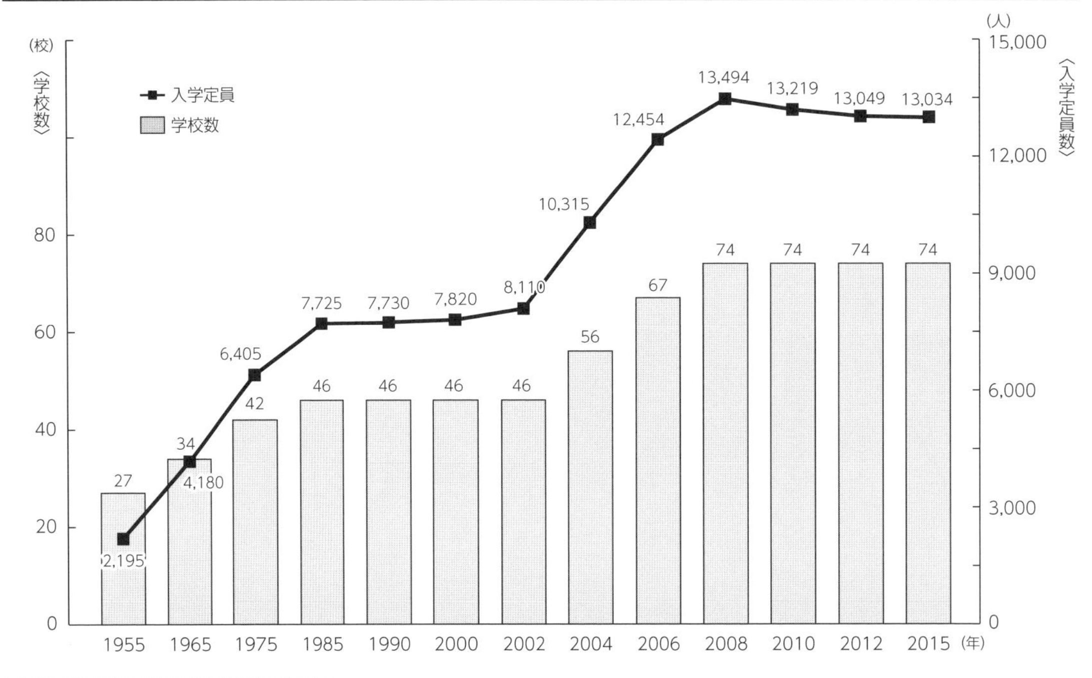

[資料]文部科学省高等教育局医学教育局調べ

2.教育・養成

019

各医療専門職の養成所数と入学定員の推移

臨床検査技師、歯科技工士が減少し理学・作業療法士が多くなっている。他の職種については医療需要から増加あるいは横ばいの傾向である。

	診療放射線技師		臨床検査技師		理学療法士		作業療法士		視能訓練士		臨床工学士		義肢装具士	
年	施設数	入学定員	施設数	入学定員	施設数	入学定員	施設数	入学定員	施設数	入学定員	施設数	入学定員	施設数	入学定員
1990	30	1,667	70	3,499	48	1,115	33	700	4	150	11	602	3	60
1995	38	2,147	68	3,349	69	2,210	52	1,540	11	345	17	794	4	80
2000	39	2,257	59	2,954	118	4,231	107	3,593	15	500	28	1,294	5	110
2005	40	2,332	35	2,074	190	9,048	162	6,673	22	952	36	1,917	6	148
2010	39	2,206	30	1,594	241	13,308	172	7,180	24	1,183	45	2,315	8	253
2014	46	2,756	29	1,684	247	13,534	180	7,285	30	1,343	48	2,610	10	313

	言語聴覚士		歯科衛生士		歯科技工士		あんまマッサージ指圧師		はり師		きゅう師		柔道整復師	
年	施設数	入学定員	施設数	入学定員	施設数	入学定員	施設数	入学定員	施設数	入学定員	施設数	入学定員	施設数	入学定員
1990	―	―	132	7,145	73	3,307	48	1,576	53	1,805	53	1,805	21	1,050
1995	―	―	135	7,338	72	3,058	47	1,609	53	1,837	53	1,837	21	1,050
2000	32	1,125	135	7,284	73	3,078	45	1,528	68	2,460	68	2,460	42	2,190
2005	52	2,065	146	8,040	70	2,836	31	1,556	96	6,065	96	6,065	78	7,049
2010	63	2,606	157	8,111	55	2,123	31	1,476	83	5,151	83	5,151	102	8,787
2014	75	3,016	156	8,426	52	1,875	29	1,402	85	5,117	85	5,117	107	8,730

[資料]厚生労働省医政局医事課、歯科保健課調べ

3. 医療施設

020

一般病院における診療科目数

7,474の一般病院のほとんどが内科を開設。高齢化を反映して整形外科、リハビリテーション科なども多い。歯科のように診療所が多いものは病院では少なくなる。

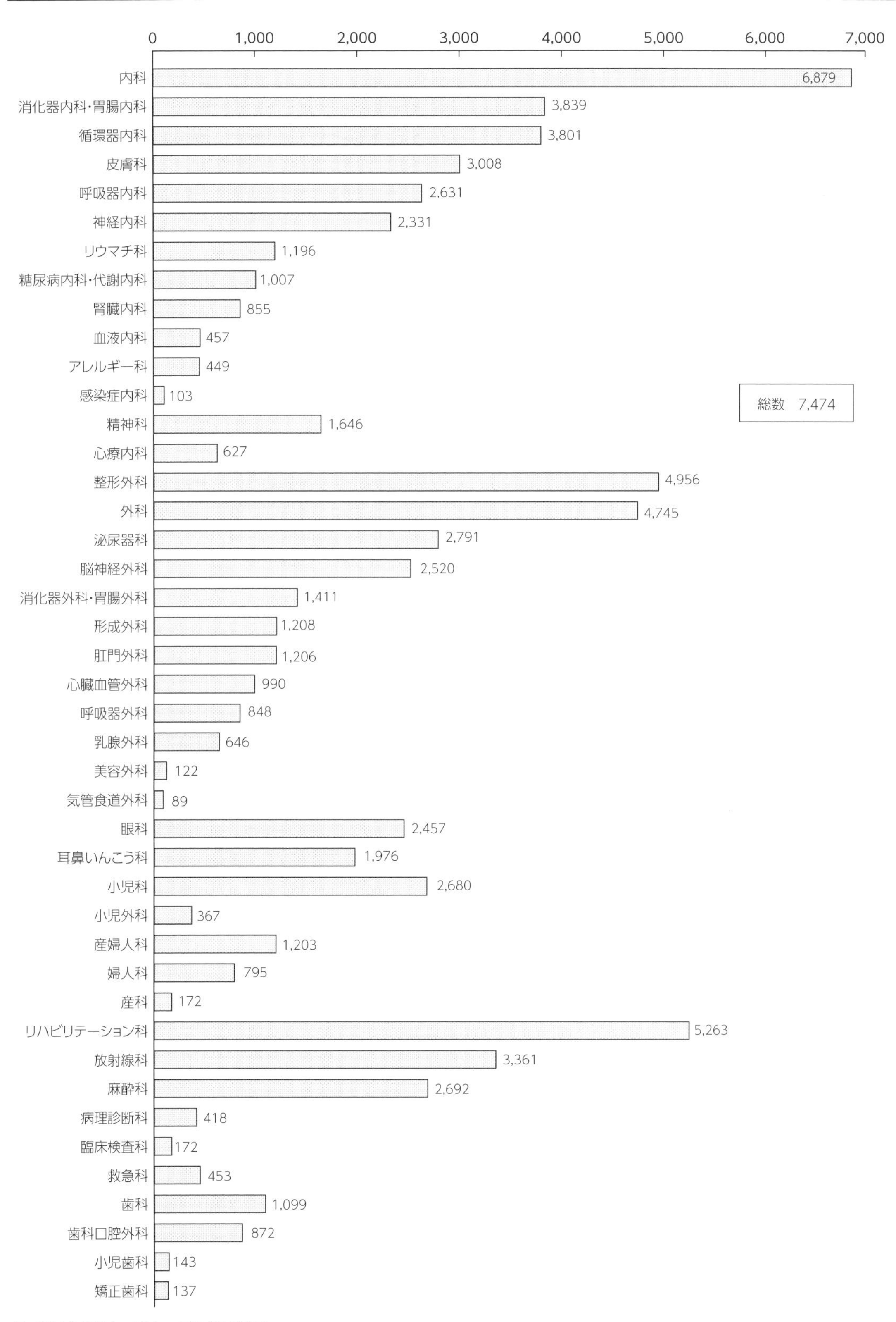

[資料]厚生労働省：平成25年医療施設調査

3.医療施設

021

種類別にみた医療施設数の推移

高齢化で在宅の医療需要が高まっているために無床診療所が増加傾向で、一般病院は微減、また有床診療所は減少である。他はほぼ横ばいとなっている。

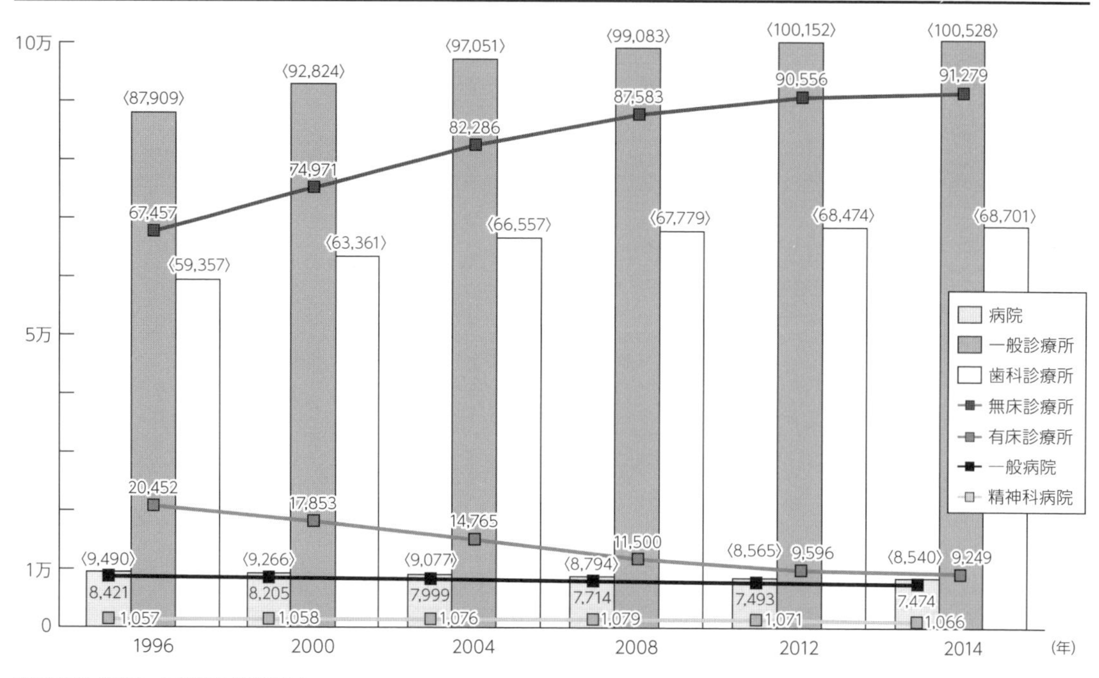

[資料]厚生労働省：医療施設(動態)調査

3.医療施設

022

病床の規模別にみた医療施設数の推移

有床診療所は大きく減少している。また、100～199床が微増以外は病床を持つ医療機関はいずれも減少傾向であり、病床全体が減っていることがうかがえる。

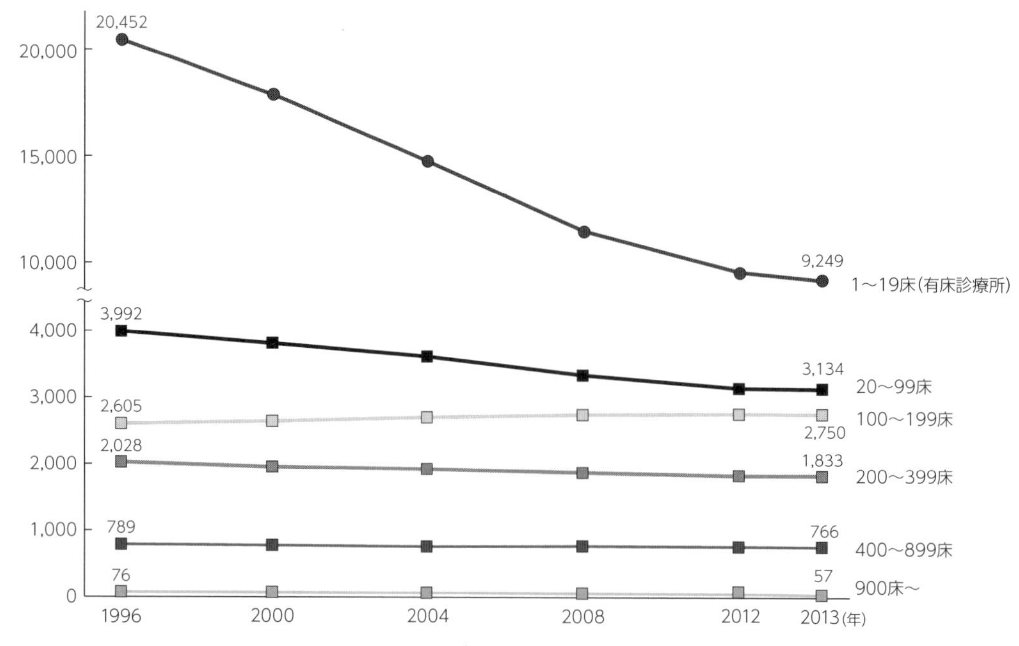

[資料]厚生労働省：医療施設(動態)調査

3.医療施設

023

医療法人数の推移

一人医師医療法人制度ができて以来の伸びは著しく、多くが社団たる医療法人である。財団の医療法人数は安定している。制度改正で財団が増加するかもしれない。

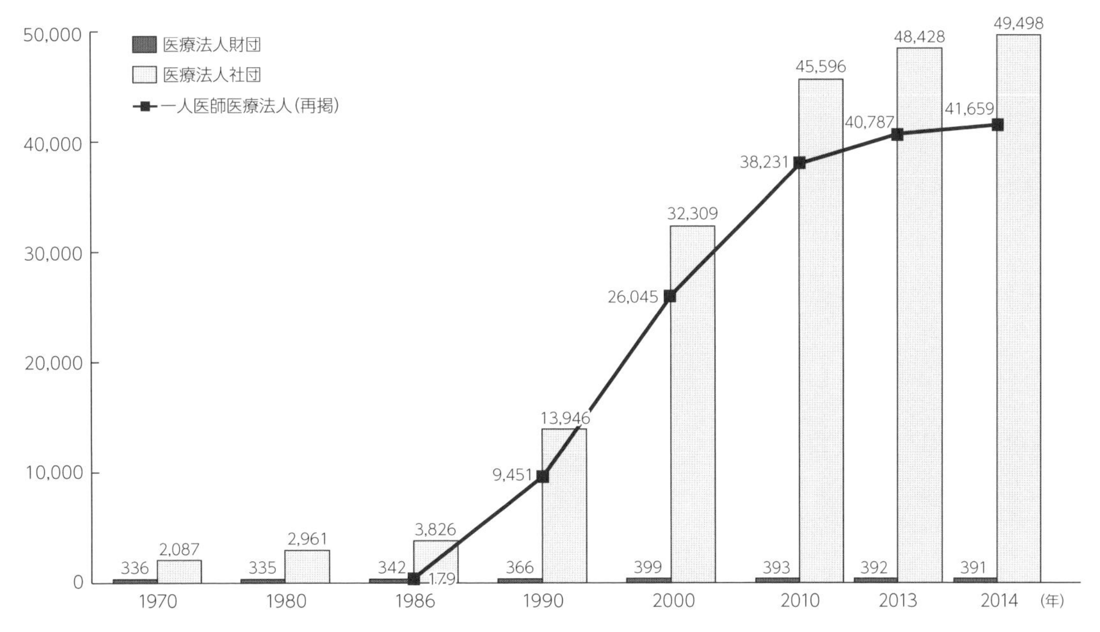

[資料]厚生労働省調べ

注:1990年までは年末現在、2000年以降は3月31日現在。

3.医療施設

024

開設者別にみた病院の病床数

病院の総病床数は157万3,772で、医療法人が増加し圧倒的に多くなり(54%)、公益法人などを含めると民間病院の病床は70%に達する。日本の医療は民間中心であることがわかる。

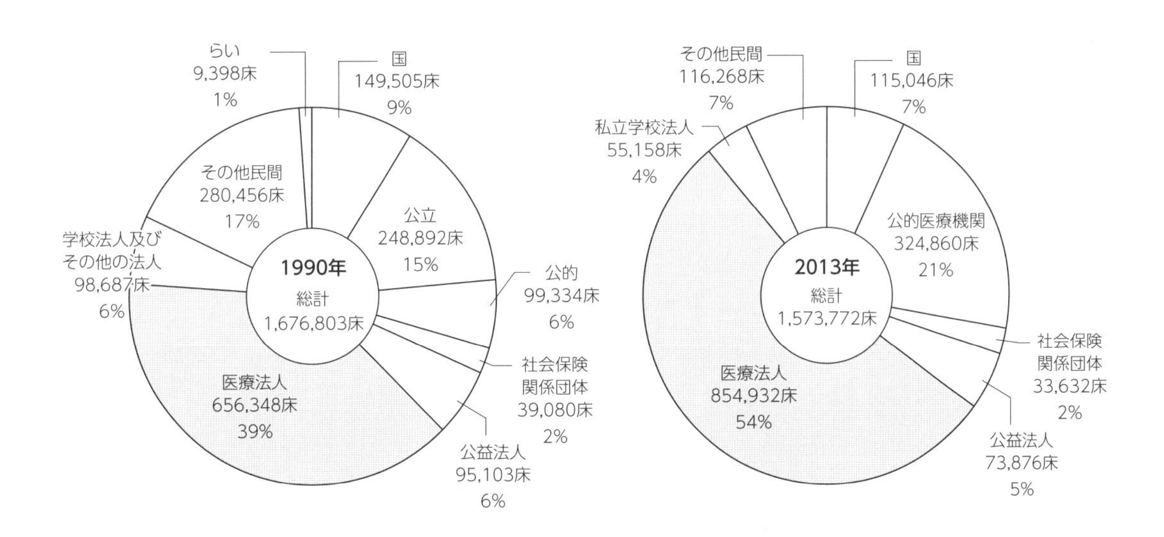

[資料]厚生労働省:平成2年、25年医療施設調査

4.医療機関利用状況

025

病院の1日平均在院患者数の推移

1日平均在院患者の総数は減少傾向である。一般病床は介護保険制度の発足により2000年以降多くが療養病床に転換した。精神は微減。結核や感染症の減少数に時代を感じる。

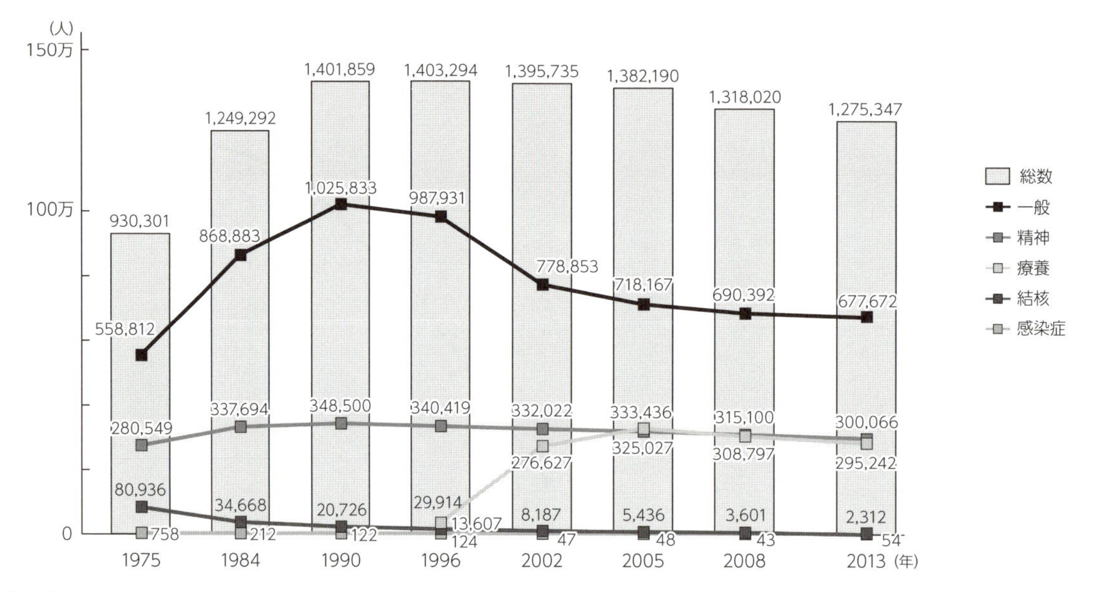

[資料]厚生労働省：病院報告(各年)

注：1)「療養病床」については、1996年は「療養型病床群」、2002年は「療養病床」及び「経過的旧療養型病床群」の数値である。
2)「一般病床」については、1990年以前は「その他の病床」であり、1996年は「その他の病床」のうち「療養型病床群」を除いたものであり、2002年は「一般病床」及び「経過的旧その他の病床(経過的療養型病床群を除く)」である。

4.医療機関利用状況

026

病院の病床利用率の推移

全体的には微減の傾向だが、転換を迫られている介護療養病床は利用率が高い。結核や感染症は安全保障のため利用率にかかわらず必要である。

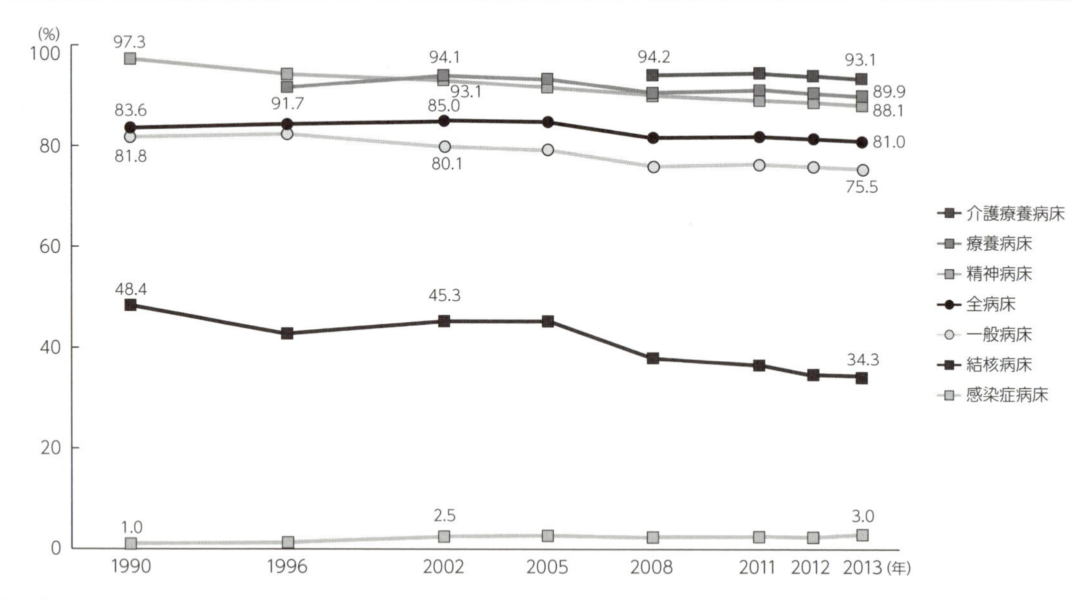

[資料]厚生労働省：病院報告(各年)

注：1)「療養病床」については、1996年は「療養型病床群」、2002年は「療養病床」及び「経過的旧療養型病床群」の数値である。
2)「一般病床」については、1990年以前は「その他の病床」であり、1996年は「その他の病床」のうち「療養型病床群」を除いたものであり、2002年は「一般病床」及び「経過的旧その他の病床(経過的療養型病床群を除く)」である。

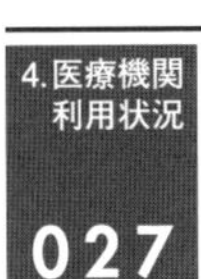

4.医療機関利用状況

027

病院の平均在院日数の推移

日本の入院期間は長いと言われているが、限られた資源を多くの人が利用できている。一般病床が17日程度まで、全病床で20年間に20日減少した。関係者の努力の賜物である。

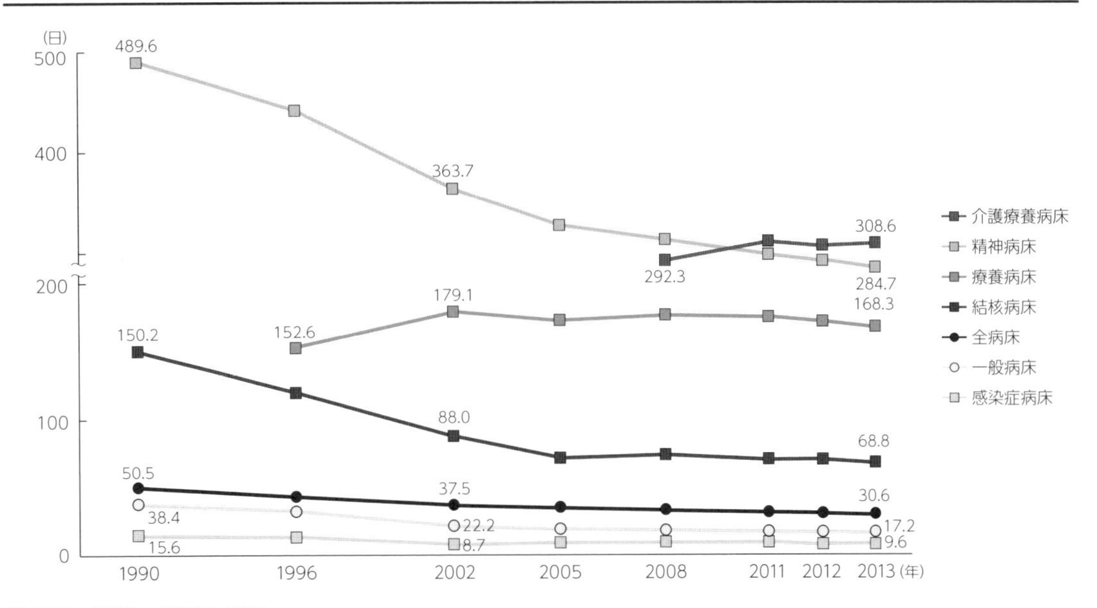

［資料］厚生労働省：病院報告（各年）

注：1)「療養病床」については、1996年は「療養型病床群」、2002年は「療養病床」及び「経過的旧療養型病床群」の数値である。
2)「一般病床」については、1990年以前は「その他の病床」であり、1996年は「その他の病床」のうち「療養型病床群」を除いたものであり、2002年は「一般病床」及び「経過的旧その他の病床(経過的療養型病床群を除く)」である。

4.医療機関利用状況

028

年齢階級別にみた有訴者率・通院者率

乳幼児や高齢者は病気になりやすいので有訴者率・通院者率のいずれも高いが、働き盛り世代は通院しにくいのか大丈夫なのか、通院者率のほうが低い。

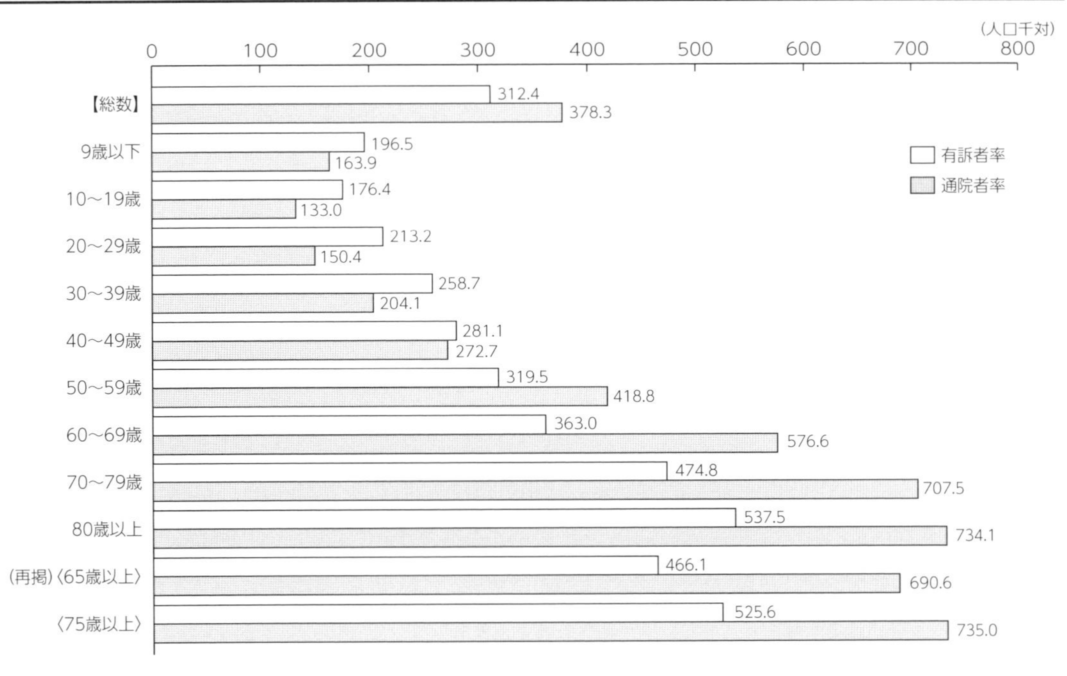

［資料］厚生労働省調：平成25年国民生活基礎調査

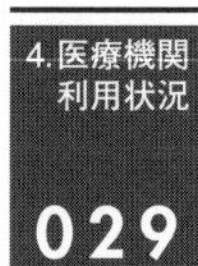

病院の平均在院日数／都道府県・病床種類別

住み慣れた地域で包括的にケアを受ける目安に在院日数がある。一般病床では概して西日本が多少長く、首都圏が短い傾向がある。その他の病床では都道府県ごとに特徴的な動きをしている。

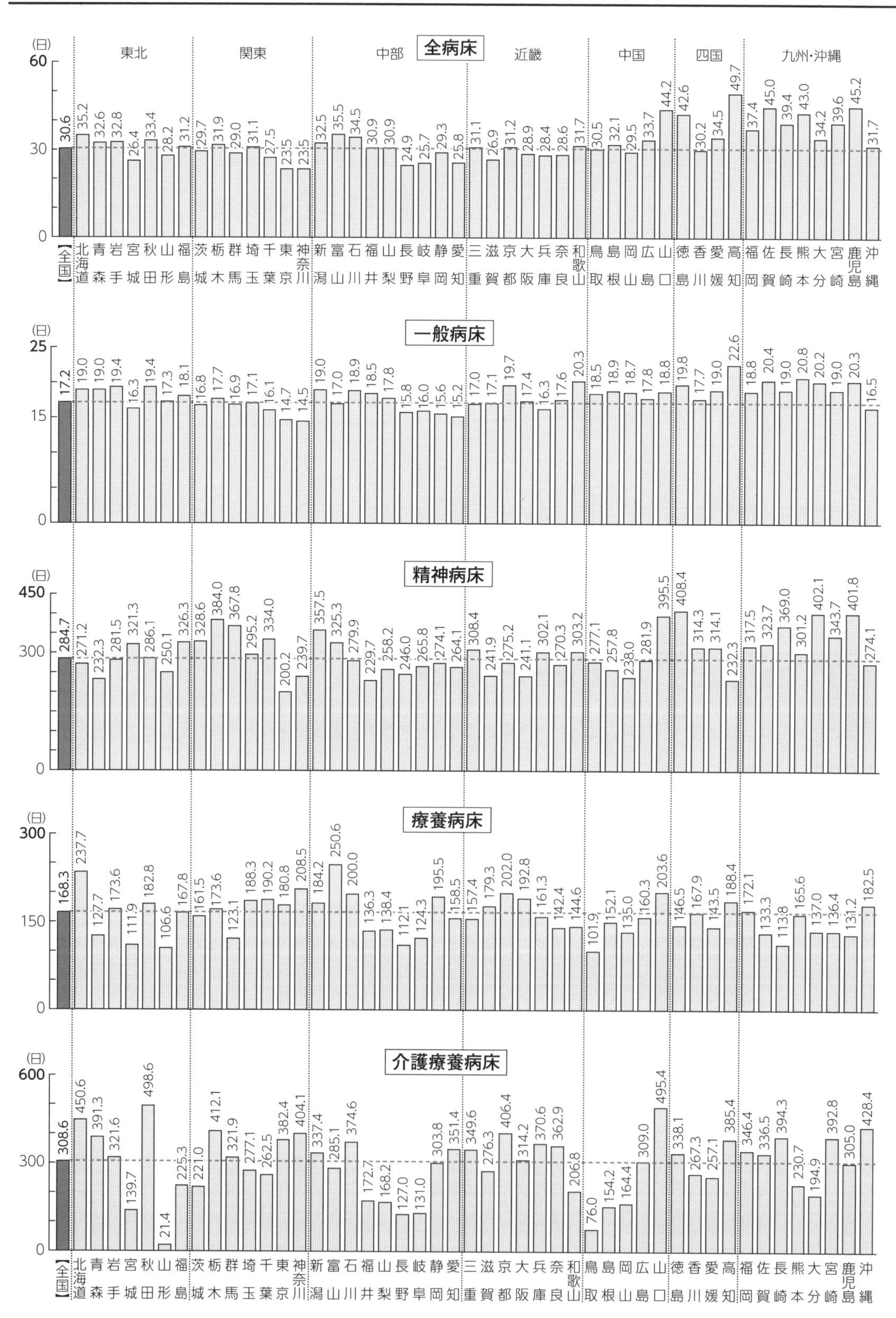

［資料］厚生労働省調：平成25年病院報告

030 1日の推計患者数の推移／入院・外来別

入院患者数は医療機関数と関係が深いが、通院患者数は高齢化の進展やインフルエンザの流行など時代を反映している。各年によって定義や対象が多少異なるのも難点である。

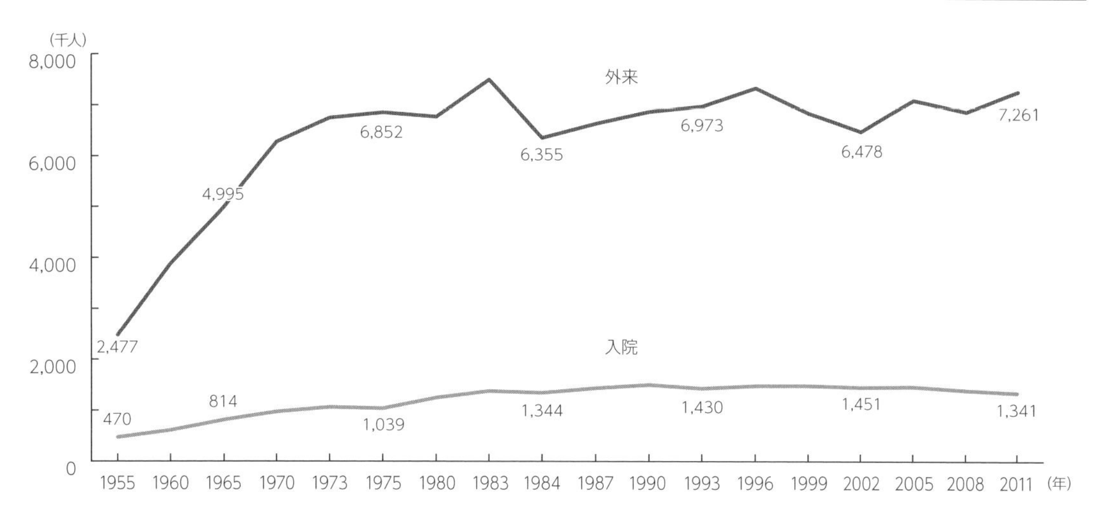

[資料]厚生労働省：平成23年患者調査

注：1)推計患者数とは、医療施設(病院・一般診療所・歯科診療所)ごとに指定した調査日当日に医療施設で受療した患者の推計数である。
2)調査月は、1955～1983年までは各年7月、1984年からは10月である。
3)1955～1983年までは、健康者(新生児を含む)の検査・健診・管理、予防接種、保健サービス等の患者は、推計患者数に含まれていない。
4)1996年からは、歯科診療所には往診の推計患者数は含まれていない。
5)1999年からは、歯科診療所については、外来のみの調査である。
6)2002年からは、分娩後の母親に伴い入院している正常な新生児は、推計患者数に含まれていない。
7)2011年の数値は、宮城県の石巻医療圏、気仙沼医療圏及び福島県を除いた数値である。

031 医療事故情報の当事者職種別報告件数

2015年10月から新たな制度が始まった。医療事故に関係する者は看護師が多い。数が多いからそうなる。次いで医師・薬剤師である。医療安全対策の推進で減少傾向にある。

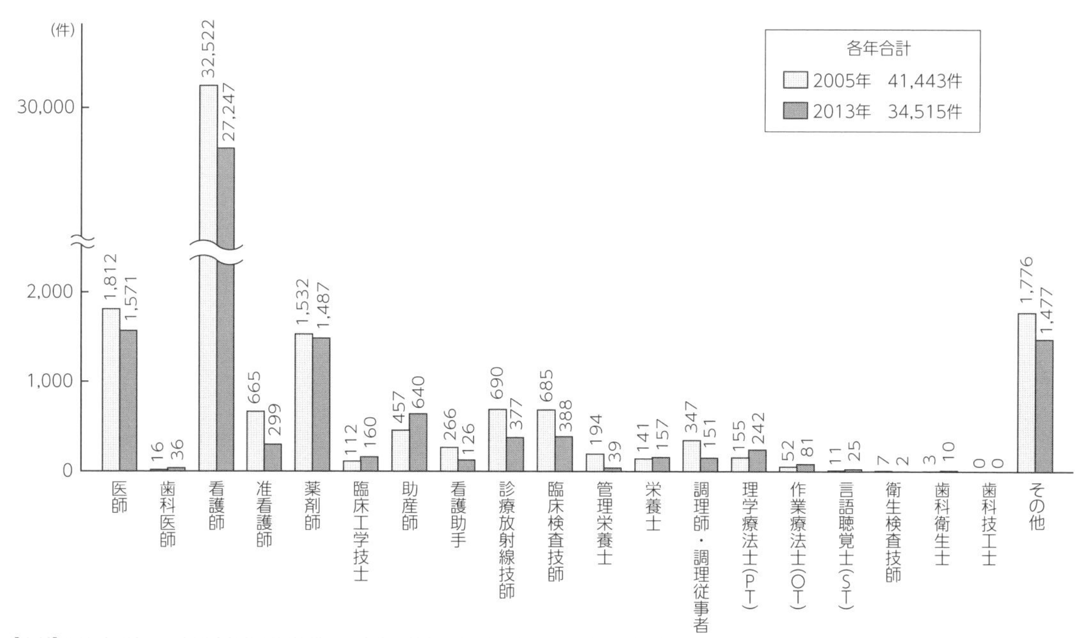

[資料]公益財団法人日本医療機能評価機構：医療事故情報収集等事業 平成17年、25年年報

注：当事者とは当該事象に関係したと医療機関が判断した者であり、複数回答が可能である。

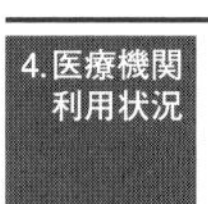

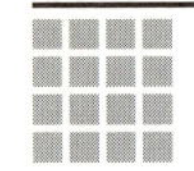

ちょっと休憩③　高齢者の死因分析からわかる家庭内の危険

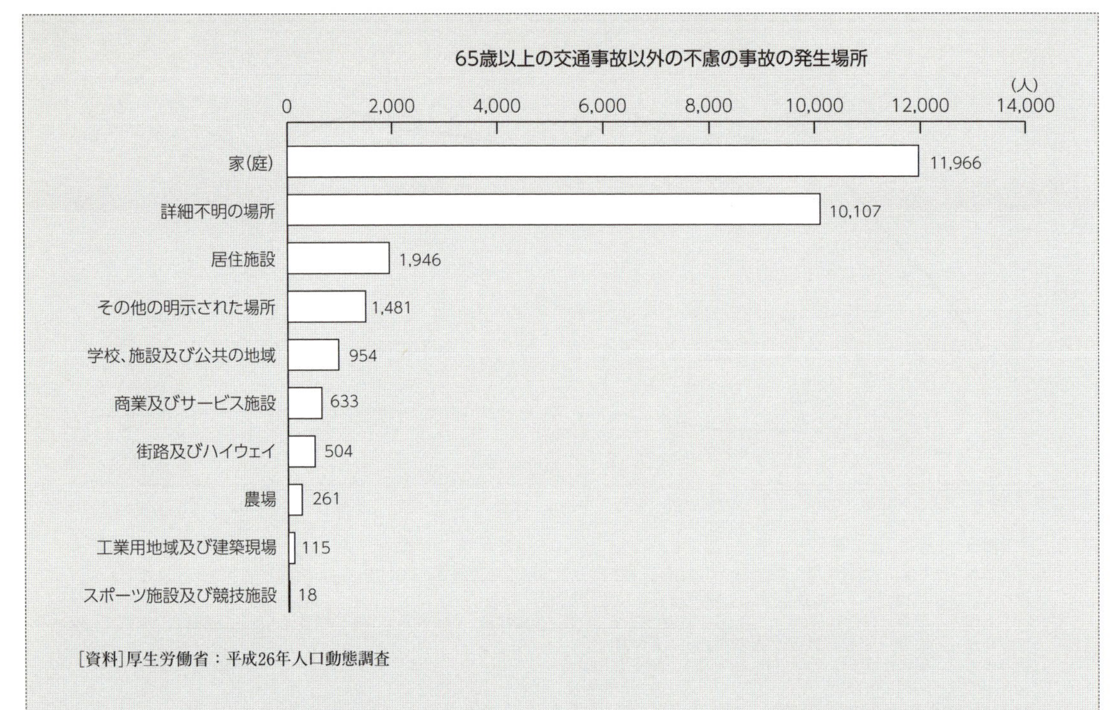

［資料］厚生労働省：平成26年人口動態調査

65歳以上の高齢者の死因を分析すると、意外なことがわかる。厚生労働省大臣官房統計情報部の「平成26年人口動態統計」実績によれば、最も安心、安全であるべき家庭内で、年間1万1,966人の高齢者が事故で亡くなっている(グラフ)。交通事故による高齢者の死亡が3,154人であることを思えば、家庭内は道路より危険であると言える。

死亡原因の内訳を見てみると、階段などからの転落が年間397人で1日1人、廊下などで滑って1,384人で1日4人、風呂で溺れてが4,777人で1日13人などと、1日33人の高齢者が家庭内事故で亡くなっている。

このように、最も安らぐ場である家庭でさえも高齢者にとっては決して安心、安全な場所ではない。おそらく亡くなった数の何倍もの方がケガの段階でとどまっており、うち相当の方が寝たきり、そして認知症の状態に進んでいることだろう。

また、家庭以外でも、病院や福祉施設などの居住施設で年間1,946人、1日5人の高齢者が医療ミスではない事故で亡くなっていることにも注意してほしい。医療や福祉の現場での危機管理は焦眉の急と言える。

Part
Ⅲ

人口の基礎と人々の暮らし

1　日本の高齢化の概況

日本は、すでに人生90年の長寿の時代を迎え、世界でも類をみない速さで人口の高齢化、すなわち65歳以上人口の比率の増加が進んでいる。平均寿命が世界最高レベルであることにみられるように、人々が長生きをし長い人生を寿（ことほ）ぐことは素晴らしいことであり、長寿自体は高く評価しなければならない。しかしながら、日本の高齢化の進展状況はそう単純ではない。医学・医術の進歩、保健衛生水準の向上などによる平均寿命の伸長という高齢者の増加要因に加えて、分母である人口自体は、合計特殊出生率が2005年に1.26に下がったことに象徴される年少人口の減少などにより少なくなっている。相対的に高齢者人口は2015年には3,400万人となり総人口1億2,600万人の27％を占めるに至っている。わが国は、すでに高齢者人口が7％から14％に位置する高齢化社会を過ぎ、14％以上の高齢社会に突入し、さらに人類未到達の超高齢社会に達したのである。

特に75歳以上の後期高齢者は、人口の13％に達している。今後も高齢者は増加を続け、第二次世界大戦終戦直後のベビーブーム時代に生まれた団塊世代が、後期高齢者となり終える2025年に医療や介護は大きな転換点を迎えるであろう。

やがては人口の4割近くが高齢者となる。2014年は合計特殊出生率が1.42と高いが一時的であろう。高齢化のスピードは世界の歴史上例をみない早さである。フランスでは高齢者人口が7％から14％になるのに120年かかったが、日本は25年で進んでしまった。高齢者の中でも、後期高齢人口のウエイトが大きな勢いで高くなっていくことから、寝かせきり老人や認知症高齢者など介護・福祉の援護が必要な高齢者が急増する。寝かせきり老人、認知症高齢者や要介護高齢者は現在520万人いると見込まれている。うち、認知症高齢者は2013年の研究で462万人に上り2025年には730万人になると推計されている。

2　高齢化と少子化は表裏一体

長寿はめでたいことである。しかし、それが急激であると人口構成の変化に社会全体のシステムが追いつかない状態が発生し問題となる。なかでも真の問題は、高齢化の最大の要因が長寿だけでなく、子どもの出生数が減少したことである。つまり少子化によって相対的に高齢者の割合が高くなったことである。子どもの数が減ったこと自体が問題なのであろうか。もちろん、それだけでも年金などの社会保障に対する将来世代の負担のことを考えると問題であろう。しかし、それ以上に大きな問題は、女性にとって出産したくともできない、子どもを育てたくともできない環境となったことではないか。ただし、合計特殊出生率が3とか4であった戦争中や終戦直後と今を比べて、昔のほうが暮らしよかった訳ではないことは明らかであろう。その頃の女性は子どもを産む権利も生まない権利も行使できなかった。社会が豊かになり、女性の選択肢が増えて、ようやく子どもを産まない権利が行使できるようになったのであろう。社会が女性の選択肢をもっと広げれば、産む権利も行使できるようになるのではないか。

などと、言うべきことは多々あるが、高齢世帯の増加とともに、高齢者で単身世帯の増加によって看護の役割は大きくなるであろう。

1. 人口

032

年齢別人口ピラミッド構成

国勢調査があった2010年と2025年（推計）の比較である。少子高齢化でピラミッド型ではなくなった。ただ、人口はピラミッド型がよい、永遠に続くべしという考えには疑問を持つ。

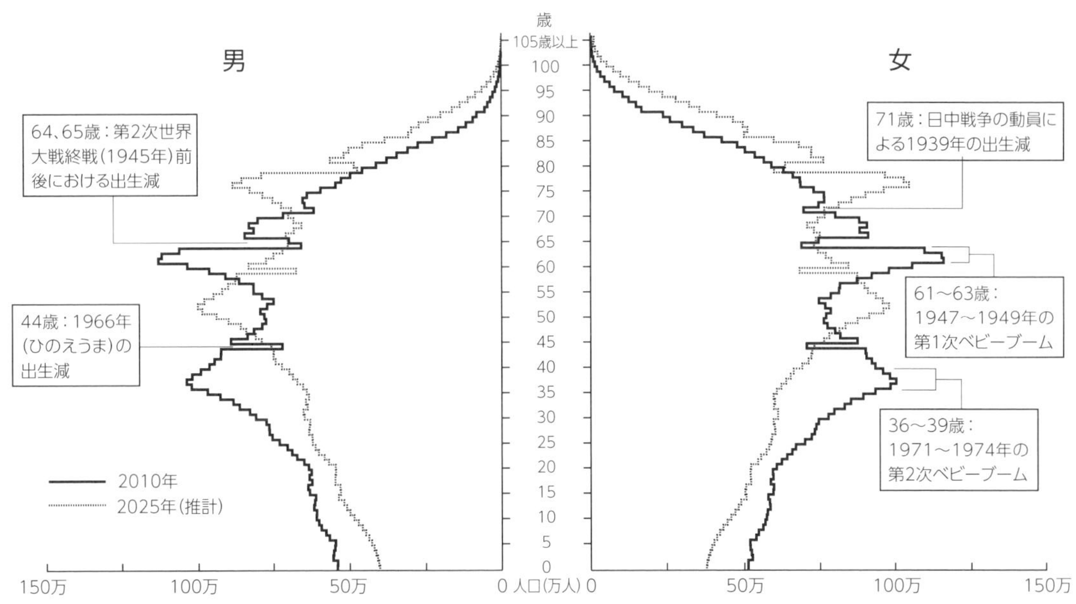

［資料］2025年は国立社会保障・人口問題研究所「日本の将来推計人口（平成24年1月推計）出生中位（死亡中位）推計」、2010年は総務省統計局「平成22年国勢調査」

注：2010年の数値は5年前（2015年8月現在）のものなので、年齢に「5」を加えて考えること。105歳以上人口は、年齢別人口が算出できないためまとめて「105歳以上」とした。

1. 人口

033

総人口・将来推計人口、年齢3区分人口の推移

老年人口が増加し、年少人口は減少していく。その結果、生産年齢人口は減少する。さらに、明治以来増加を続けてきた日本の人口は2011年頃から減少に転じている。2050年頃には1億人を割り込み、2100年には6,000万人になる。

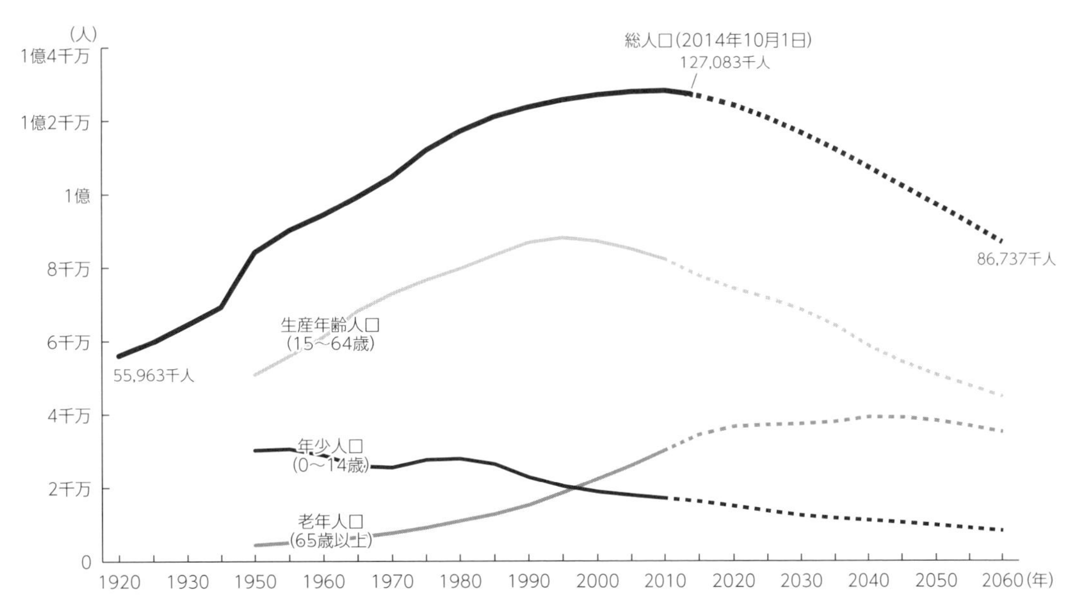

［資料］総務省：人口推計年報、国勢調査報告、国立社会保障・人口問題研究所：日本の将来推計人口（平成24年1月推計）の中位推計値

注：1）実線は国勢調査等による実績値、破線は推計値である。
2）1975年以降の総数には年齢不詳を含む。

1. 人口

034

年齢3区分構成割合でみた総人口・将来推計人口

今は27%の65歳以上の高齢者人口は50年後には40%にも達する。15歳未満は9%程度となる。人類が経験したことがない事態。その後は人口構成は安定していくであろう。

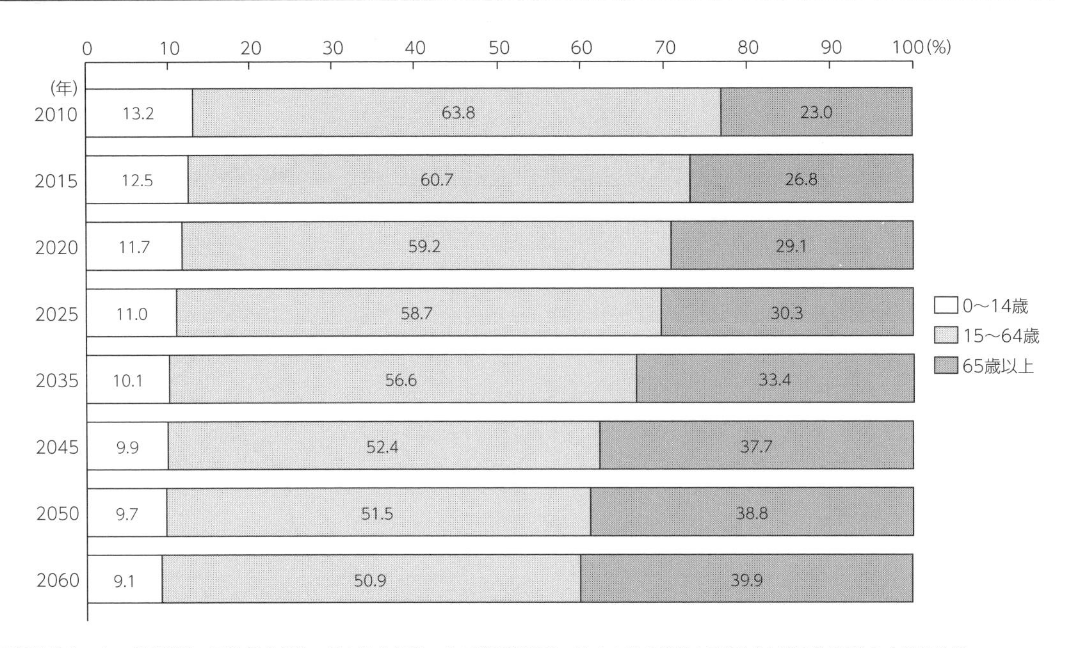

[資料]総務省：人口推計年報、国勢調査報告、国立社会保障・人口問題研究所：日本の将来推計人口(平成24年1月推計)の中位推計値

注：2010年は国勢調査による実績値である。

1. 人口

035

都道府県別人口

日本の人口の半分は、首都圏、近畿圏、中部圏が占めている。大都市圏への集中はもちろん、地方でも県庁所在地への集中が進んでいる。看護や医療へ影響は大きい。

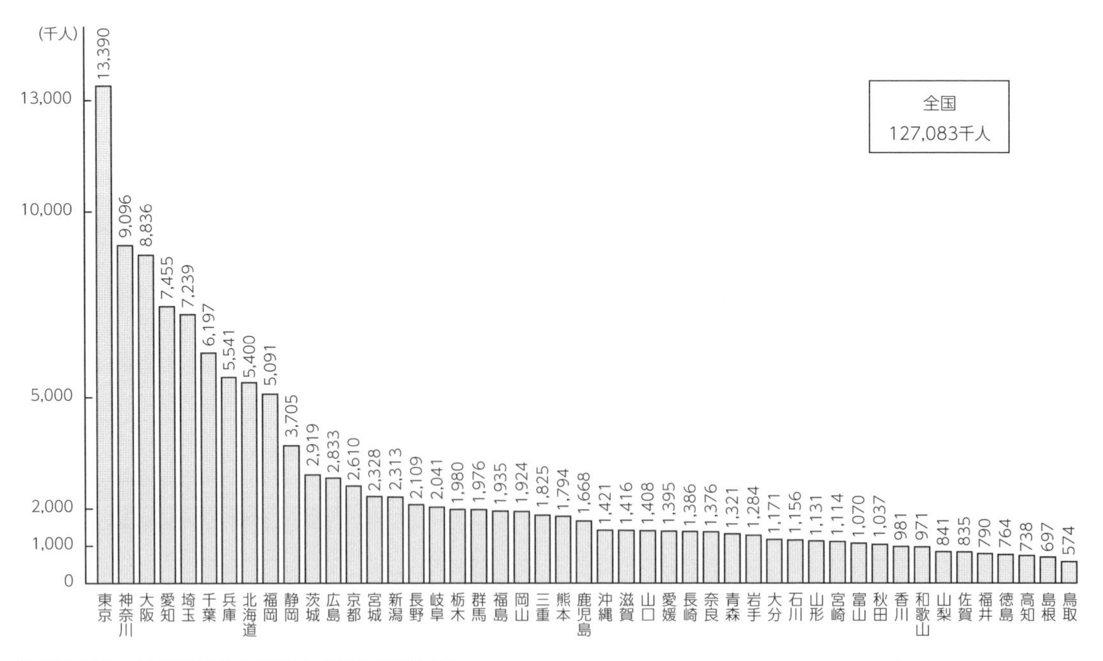

[資料]総務省：人口推計年報 平成26年10月1日現在推計人口

036 都道府県別人口密度

人口の首都圏、近畿圏、中部圏への集中に伴い、人口密度もこれらの地域で高くなっている。それとは別に、沖縄や香川のように面積が小さい県も高くなる。

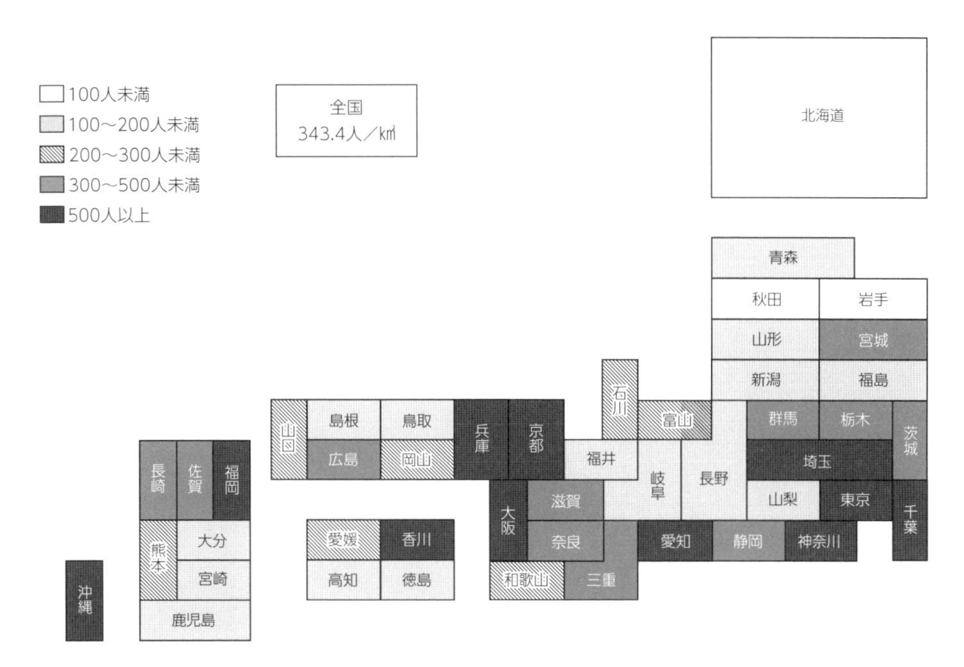

[資料]総務省：人口推計年報 平成24年10月1日現在推計人口、平成22年国勢調査

Column

ちょっと休憩④　人口ピラミッド崩壊は人口構成安定化への過渡期?!

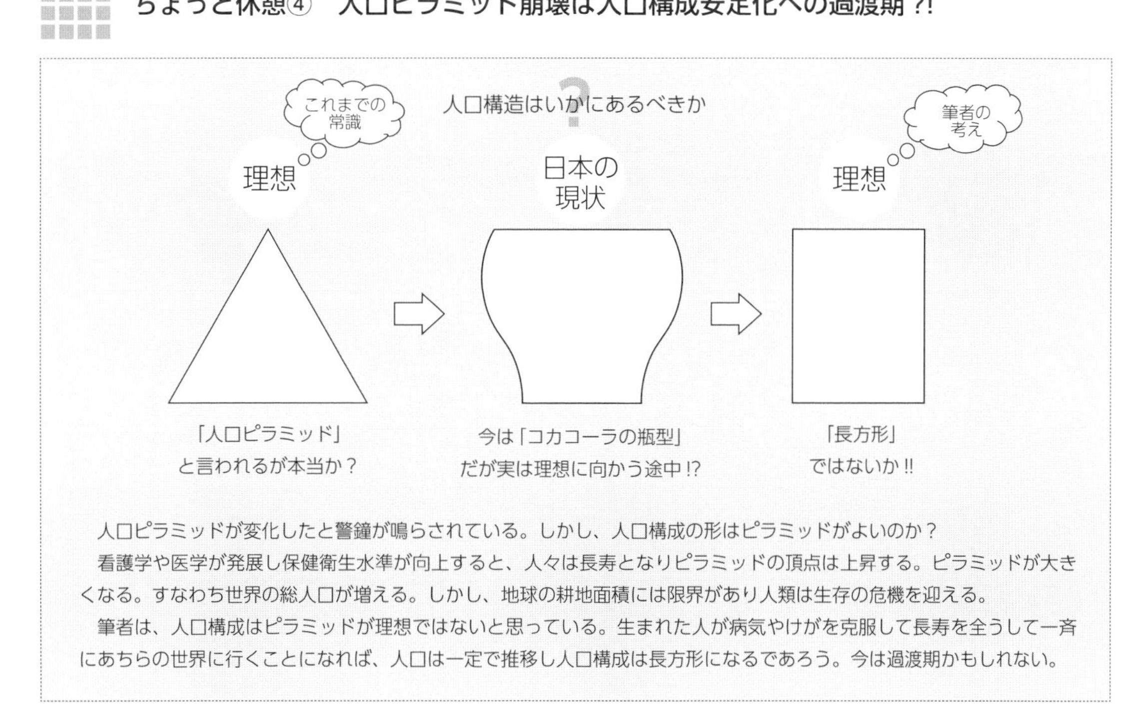

人口ピラミッドが変化したと警鐘が鳴らされている。しかし、人口構成の形はピラミッドがよいのか？

看護学や医学が発展し保健衛生水準が向上すると、人々は長寿となりピラミッドの頂点は上昇する。ピラミッドが大きくなる。すなわち世界の総人口が増える。しかし、地球の耕地面積には限界があり人類は生存の危機を迎える。

筆者は、人口構成はピラミッドが理想ではないと思っている。生まれた人が病気やけがを克服して長寿を全うして一斉にあちらの世界に行くことになれば、人口は一定で推移し人口構成は長方形になるであろう。今は過渡期かもしれない。

037

都道府県別年齢３区分構成割合

大都市圏は生産年齢人口割合が高く、高齢者割合が低い。地方は高齢化と少子化が進んでいるが、沖縄県だけは例外である。理由を考えたい。

(%)

	0～14歳	65歳以上
【全国】	12.8	26.0
北海道	11.5	28.1
青森	11.7	29.0
岩手	12.1	29.6
宮城	12.7	24.6
秋田	10.8	32.6
山形	12.3	29.9
福島	12.5	27.8
茨城	12.9	25.8
栃木	13.0	25.1
群馬	13.0	26.8
埼玉	12.8	24.0
千葉	12.6	25.3
東京	11.3	22.5
神奈川	12.8	23.2
新潟	12.2	29.1
富山	12.4	29.7
石川	13.1	27.1
福井	13.4	27.9
山梨	12.6	27.5
長野	13.2	29.2
岐阜	13.4	27.3
静岡	13.2	26.9
愛知	14.0	23.2
三重	13.2	27.1
滋賀	14.6	23.4
京都	12.4	26.9
大阪	12.7	25.7
兵庫	13.2	26.3
奈良	12.6	27.8
和歌山	12.3	30.5
鳥取	13.0	29.1
島根	12.7	31.8
岡山	13.3	28.1
広島	13.3	27.1
山口	12.4	31.3
徳島	11.9	30.1
香川	13.0	29.2
愛媛	12.6	29.8
高知	11.7	32.2
福岡	13.5	25.1
佐賀	14.2	27.0
長崎	13.2	28.9
熊本	13.6	28.1
大分	12.8	29.6
宮崎	13.8	28.6
鹿児島	13.6	28.6
沖縄	17.5	19.0

凡例：65歳以上／15～64歳／0～14歳

[資料]総務省：人口推計年報 平成26年10月1日現在推計人口

1. 人口

038

平均寿命の推移

日本の平均寿命は阪神・淡路と東日本の大震災の影響を除けば、戦後一貫して伸び続け世界最高水準である。女性は、昔は54歳、今は87歳だから、昔は今の62%の長さか。

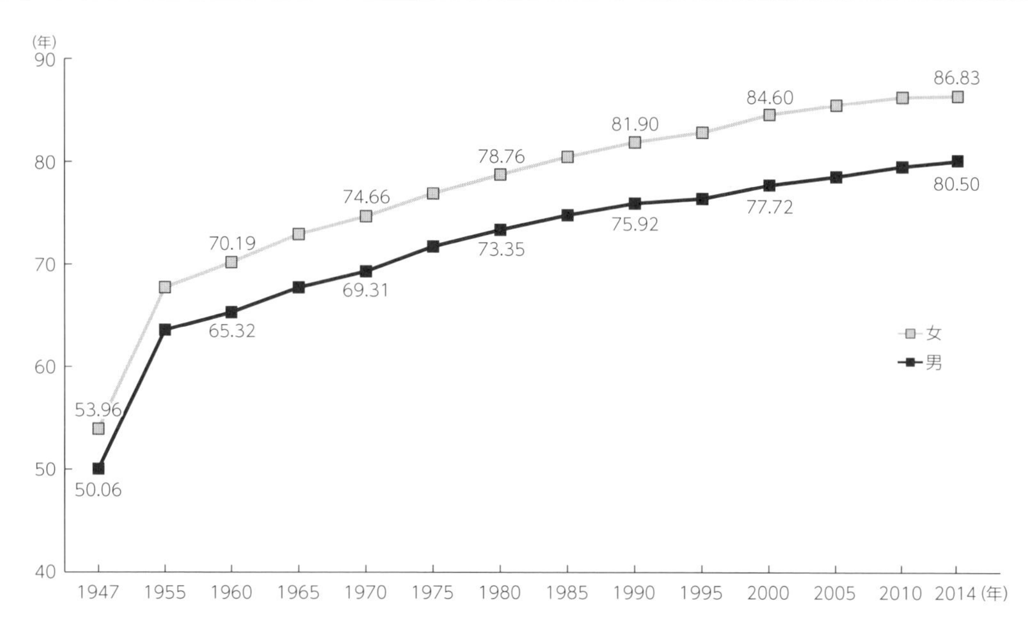

[資料]厚生労働省：平成25年簡易生命表、平成26年簡易生命表の概況

注：1) 2005年以前は完全生命表による。
　　2) 1970年以前は、沖縄県を除く値である。

1. 人口

039

出生数と死亡数の推移

第1次、第2次ベビーブーム以降、出生数は減少し、第3次は起こらなかった。戦後になってもひのうえまの迷信が残っていたのは驚異。2005年に出生数と死亡数が逆転している。

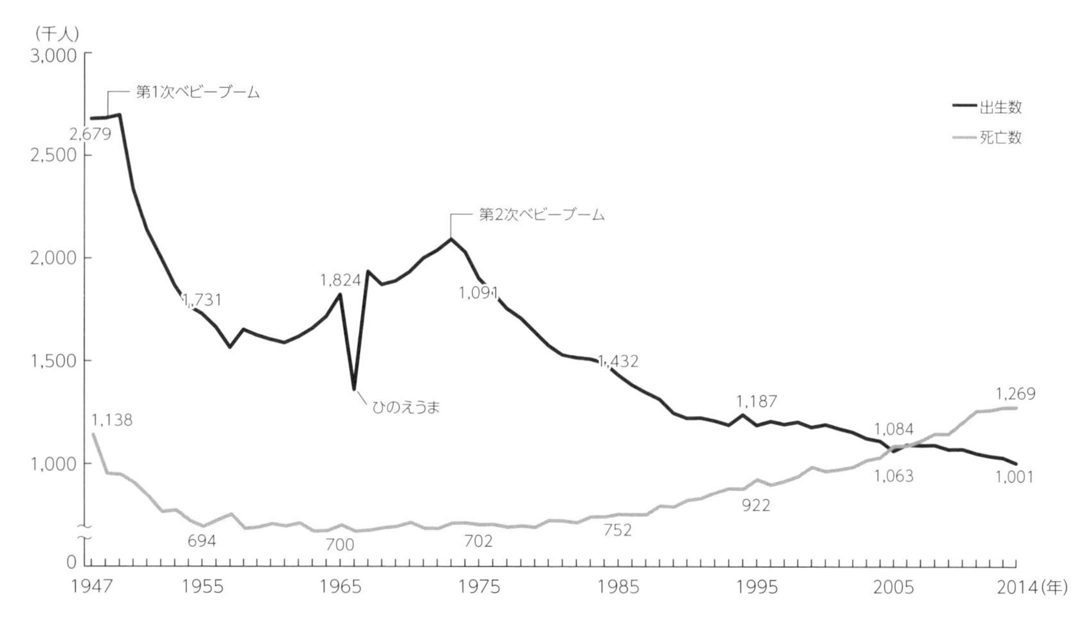

[資料]厚生労働省：平成25年人口動態統計、平成26年人口動態統計の年間推計

注：1947～1972年は沖縄県を含まない。

1. 人口

040

合計特殊出生率の推移

出生数にほぼ連動していた合計特殊出生率だが、最近は分母である出産期の女性数が減り、人口構成が変化したからか出生数が減っても合計特殊出生率は上がることがある。

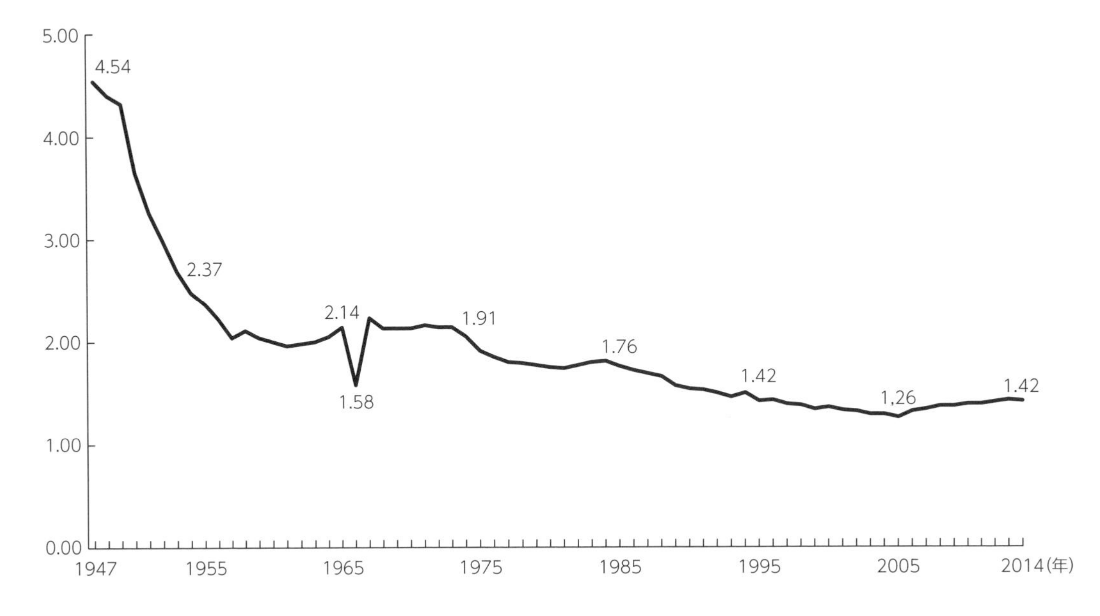

[資料]厚生労働省：平成25年人口動態統計、平成26年人口動態統計の年間推計

注：1947〜1972年は沖縄県を含まない。

1. 人口

041

婚姻件数と離婚件数の推移

婚姻数は人口構成にほぼ連動するが、晩婚化や非婚化の影響を受ける。離婚が増加していることもあろう。離婚にも理由があり何とも言えないが、幸せとは何かを考えたい。

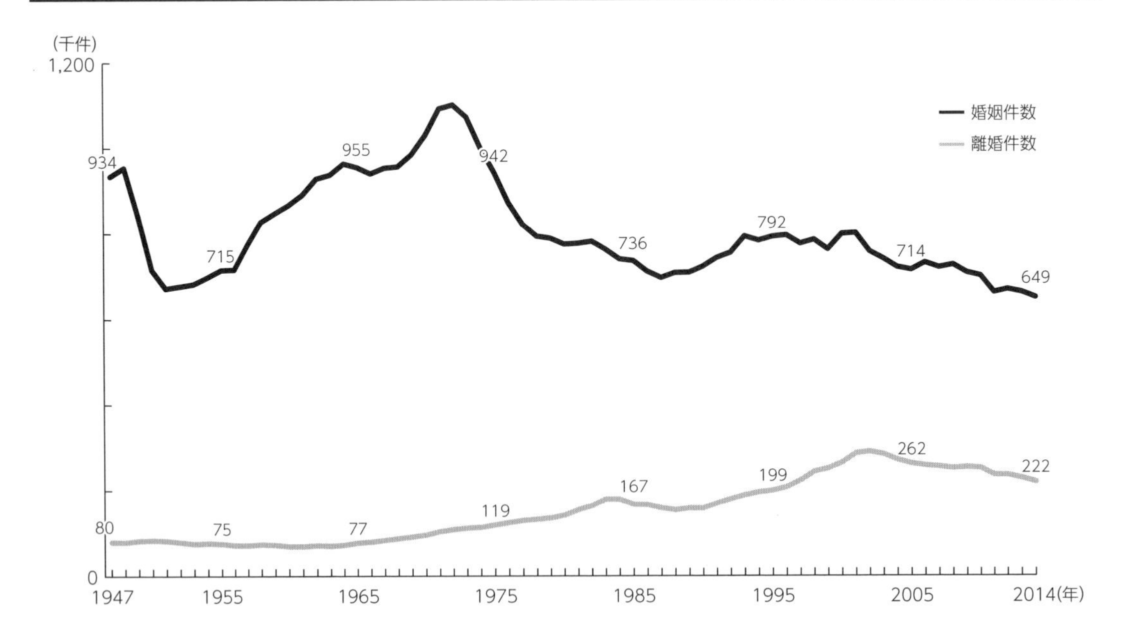

[資料]厚生労働省：平成25年人口動態統計、平成26年人口動態統計の年間推計

注：1947〜1972年は沖縄県を含まない。

042 主要死因別にみた死亡数

がん（悪性新生物）、心疾患、肺炎が上位であるが、つい最近までは脳梗塞を中心とする脳血管疾患が3位であった。疾患別にみるとそうであるが、共通する梗塞などでみてはどうか。

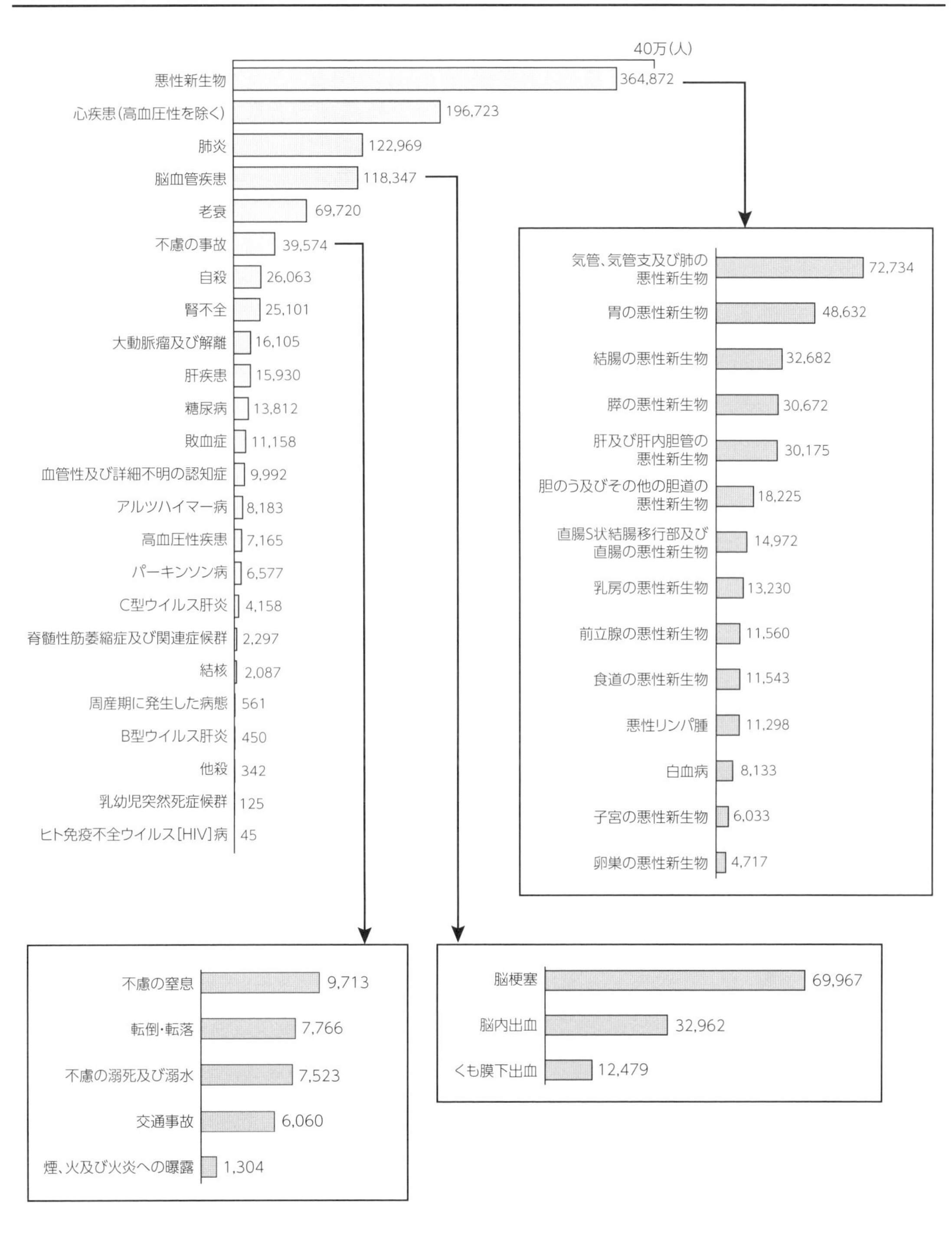

［資料］厚生労働省：平成25年人口動態統計

043

4大死因の死亡数の推移

2011年に肺炎の順位が3位に入れ替わっているが、脳血管医療の進歩とともに、人々が長生きをするようになり肺炎死が多くなったからであろう。医療の発展でまた変わるか。

(年) 0 20万 40万 60万 80万(人)

年	〈1位〉	〈2位〉	〈3位〉	〈4位〉
2000	295,484 悪性新生物	146,741 心疾患	132,529 脳血管疾患	86,938 肺炎
2005	325,941 悪性新生物	173,125 心疾患	132,847 脳血管疾患	107,241 肺炎
2010	353,499 悪性新生物	189,360 心疾患	123,461 脳血管疾患	118,888 肺炎
2011	357,305 悪性新生物	194,926 心疾患	124,749 肺炎	123,867 脳血管疾患
2012	360,963 悪性新生物	198,836 心疾患	123,925 肺炎	121,602 脳血管疾患
2013	364,872 悪性新生物	196,723 心疾患	122,969 肺炎	118,347 脳血管疾患

[資料]厚生労働省：平成25年人口動態統計

044

死亡場所別にみた死亡数

昔は圧倒的に自宅だったが、今は病院となっている。ただ最近は老人ホームや介護系施設が増加したため病院も微減。診療所は有床診療所が減少したことに伴い減っている。

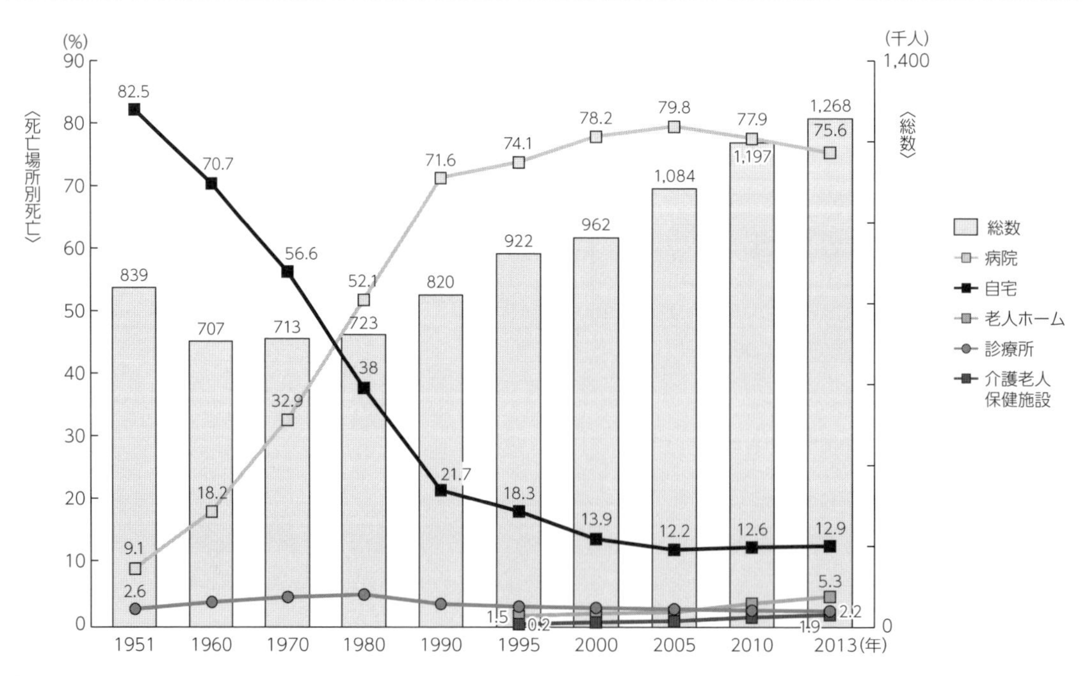

[資料]厚生労働省：平成25年人口動態統計

2.世界の中の日本

045

死亡率の国際比較

人口千人当たりの先進諸国の死亡率は社会の成熟度と安定度を示すが、日本は平均寿命が延びて死亡率が下がる時代を過ぎ、高齢化が進むことにより死亡率が上昇する時代に入った。

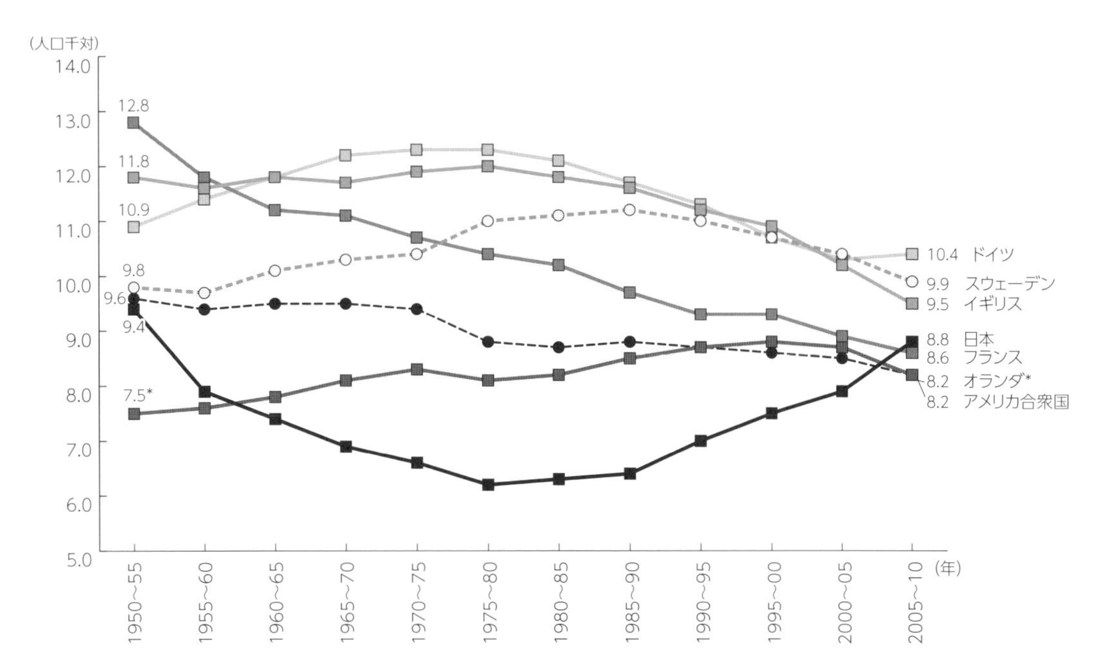

[資料]World Population Prospects：The 2012 Revision

2.世界の中の日本

046

世界人口の推移と将来予測

先進国の総人口は13億人程度で安定する。しかし発展途上国が急速に増加するという傾向は続くであろう。家族計画概念が普及していないのと、人口構成がピラミッド形だからであろうか。

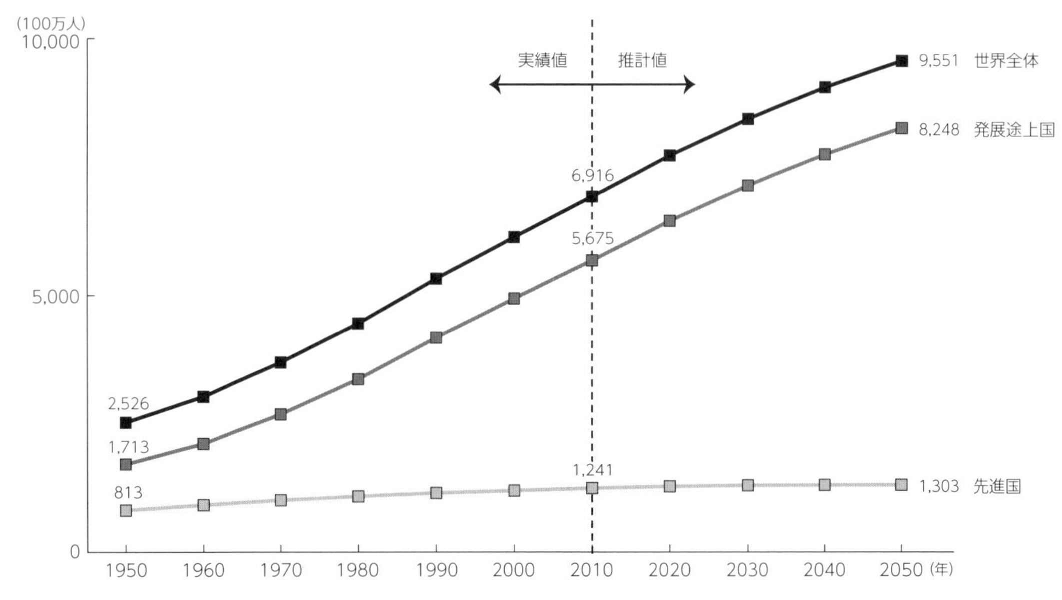

[資料]World Population Prospects：The 2012 Revision

注：1)先進国：日本、アメリカ合衆国、カナダ、オーストラリア、ニュージーランド及びヨーロッパの国(地域)。
2)開発途上国：先進国を除く全ての国(地域)。

Ⅲ 人口の基礎と人々の暮らし

2.世界の中の日本

047

平均寿命の国際比較

寿命は衛生水準を含めた社会の豊かさや気候風土、人々の生活習慣などと関係し、いわゆる先進国は長くなるが、ロシアの低さは注目すべきであろう。

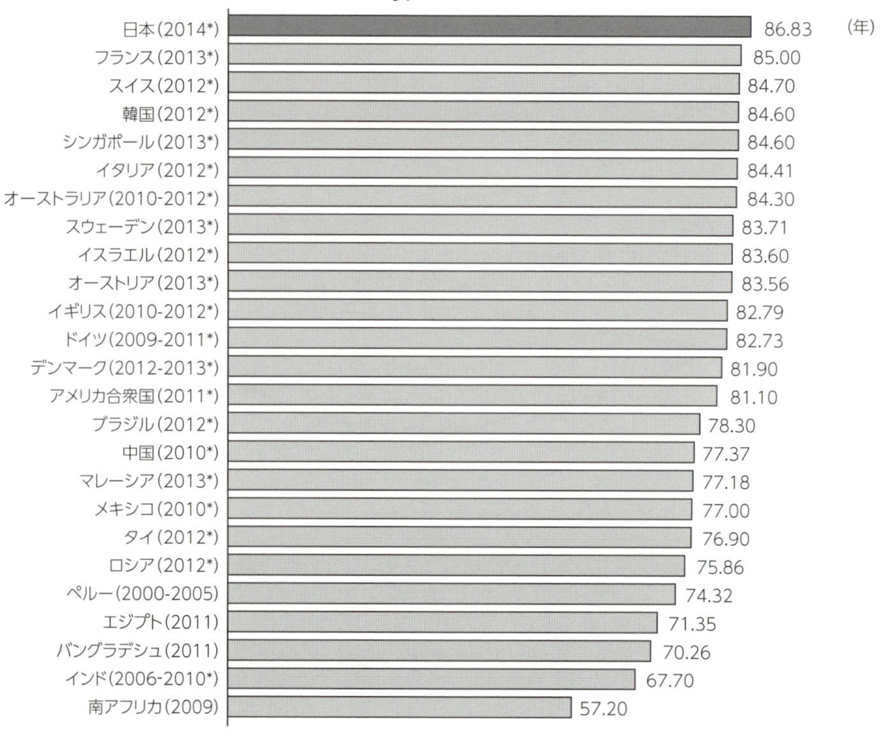

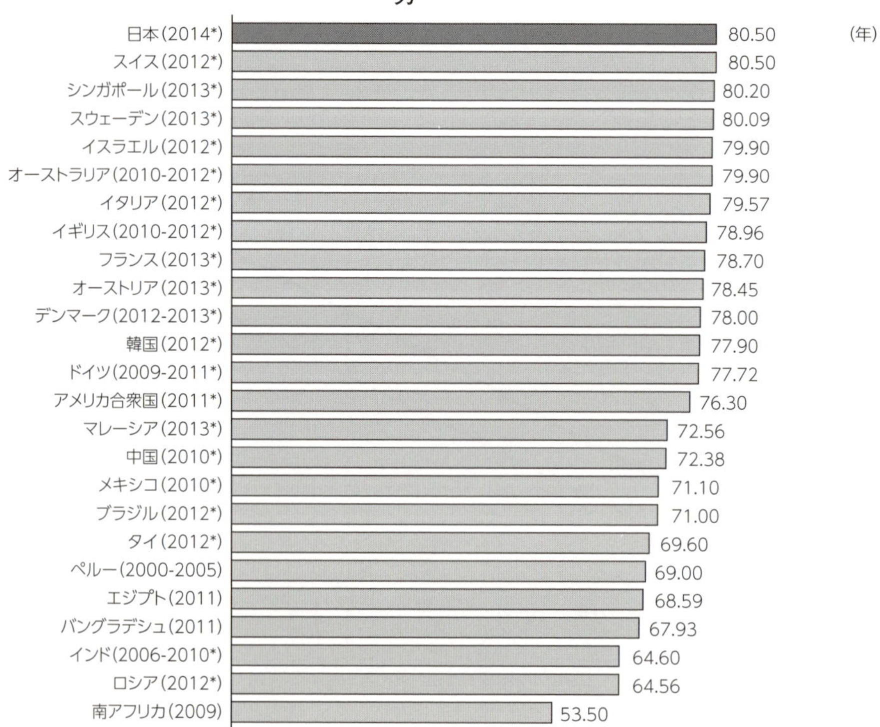

[資料]UN(United Nations):Demographic Yearbook 2012、平成26年簡易生命表の概況(＊印は当該政府の資料によるもの)

2.世界の中の日本 048

諸外国の平均寿命の推移

先進国はいずれも女性のほうが平均寿命は長く、全体的に伸展しているのはめでたいことである。災害やインフルエンザの流行などで短くなった年もある。各国の歴史がある。

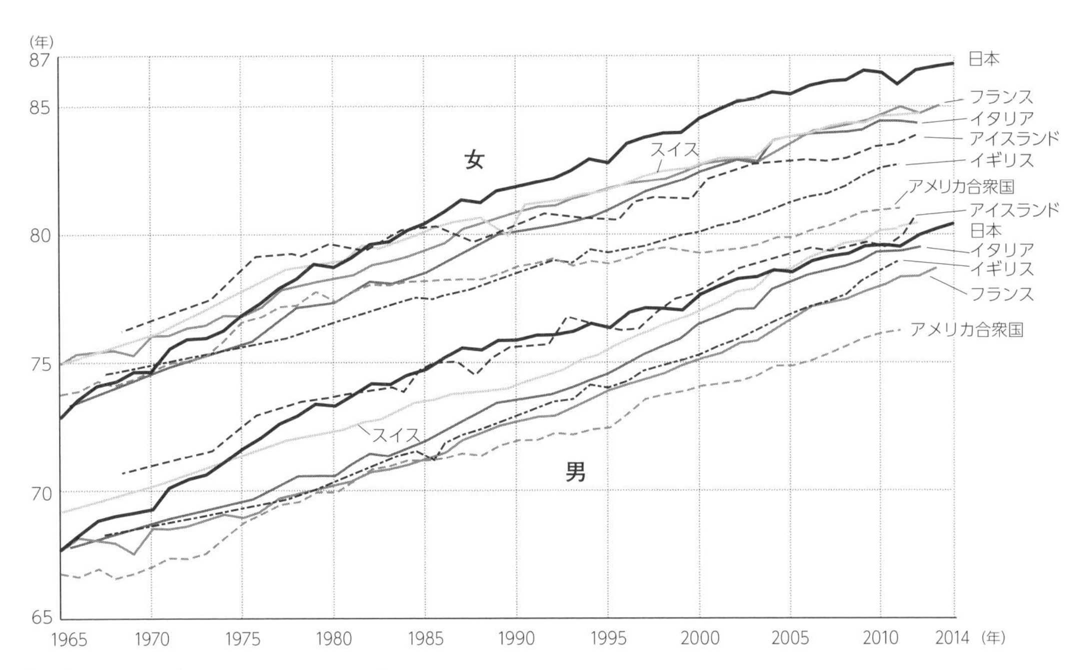

[資料]UN(United Nations):Demographic Yearbookほか

2.世界の中の日本 049

諸外国の合計特殊出生率

日本、イタリア、ドイツが並んで低いのはかつての同盟国のよしみか。女性の社会進出を後押しする国は増加すると言われる。また移民政策の影響もあろう。

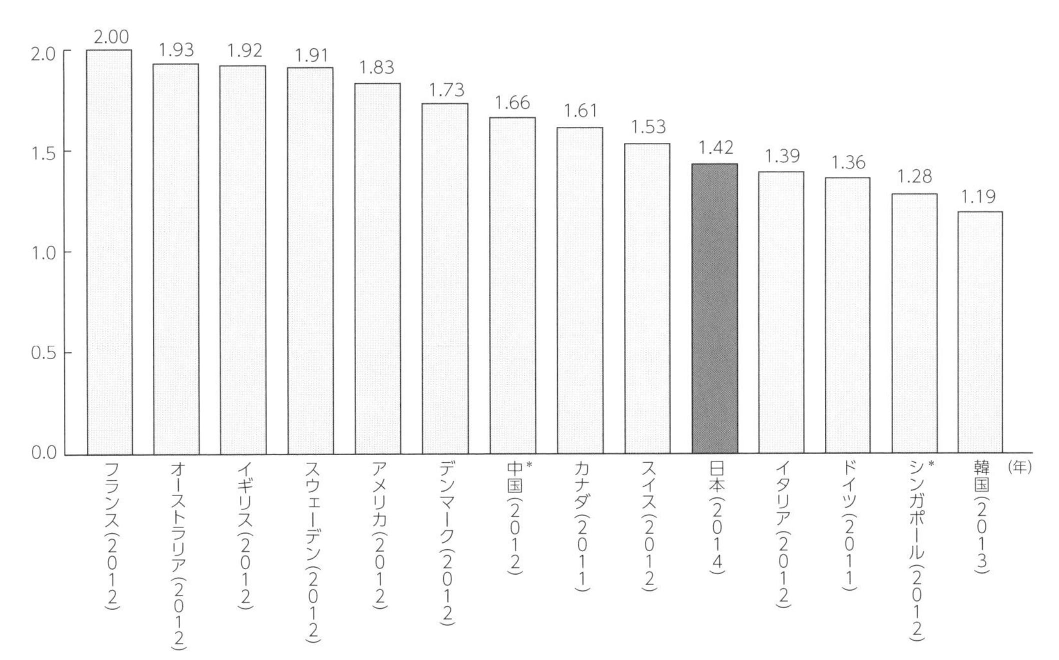

[資料]国立社会保障・人口問題研究所:人口統計資料集2015、平成26年人口動態統計月報年計(概数)の概況(*は WHO Data)

3.世帯とくらし

050

世帯人員別にみた世帯数及び平均世帯人員の推移

日本では総人口の伸び以上に世帯数は増え続けた。理由は、平均世帯人員が減少し1人世帯と2人世帯が増加しているため。056で述べるように高齢者女性1人世帯が増えている。

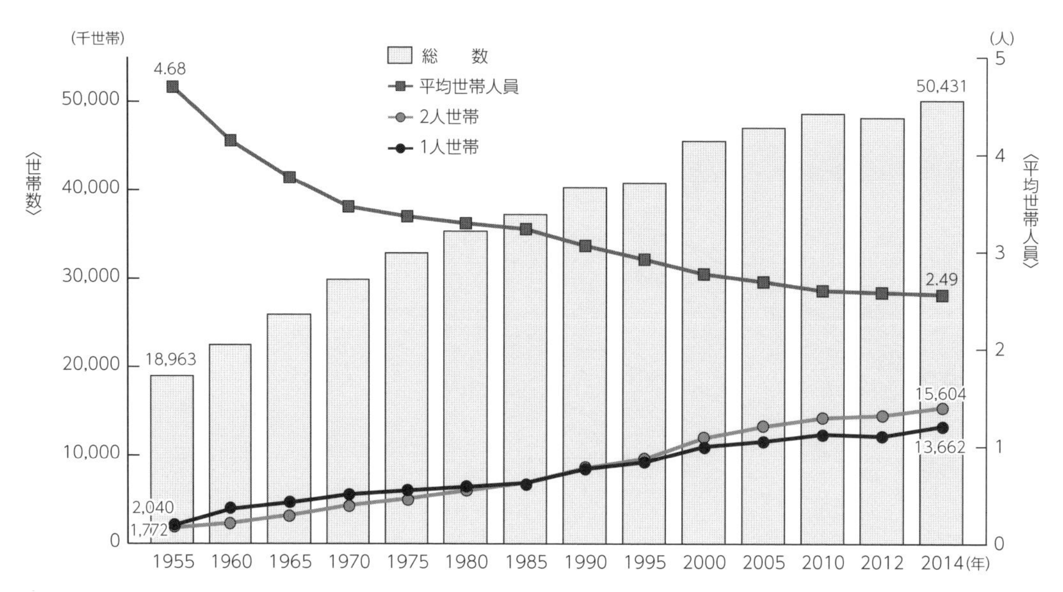

[資料]厚生労働省：平成26年国民生活基礎調査

注：1)1995年の数値は、兵庫県を除いたものである。
2)2011年の数値は、岩手県、宮城県及び福島県を除いたものである。
3)2012年の数値は、福島県を除いたものである。

3.世帯とくらし

051

高齢者世帯数・母子世帯数の推移

高齢者世帯の増加は著しい。2011年に減少したようにみえるのは東日本大震災の統計への影響であろう。母子世帯の増加も多い。グラフに上下があるのは定義変更によるものである。

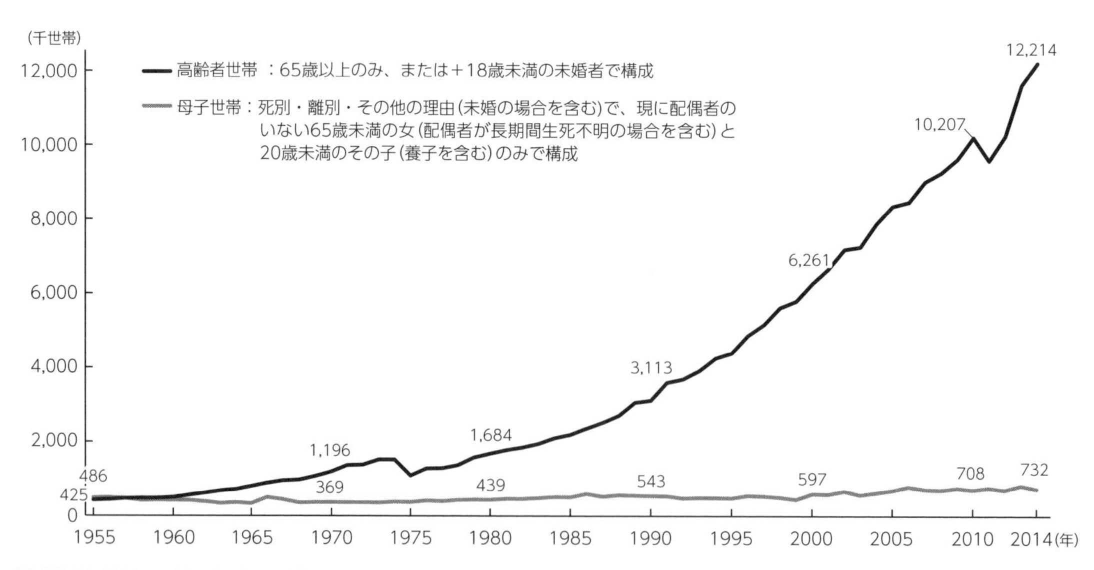

[資料]厚生労働省：平成26年国民生活基礎調査

注：1)1953～1974年は旧定義、1997年から世帯類型の定義を変更し、1975年以降は新定義で再計算した数値である。
2)1995年の数値は、兵庫県を除いたものである。
3)2011年の数値は、岩手県、宮城県及び福島県を除いたものである。
4)2012年の数値は、福島県を除いたものである。

3.世帯とくらし

052

児童のいる世帯数の推移

世帯総数は増加しているのに児童のいる世帯数は微減傾向である。「児童のいる世帯の平均児童数」が増加し、また減少に転じている。東日本大震災による統計上の処理のせいか。

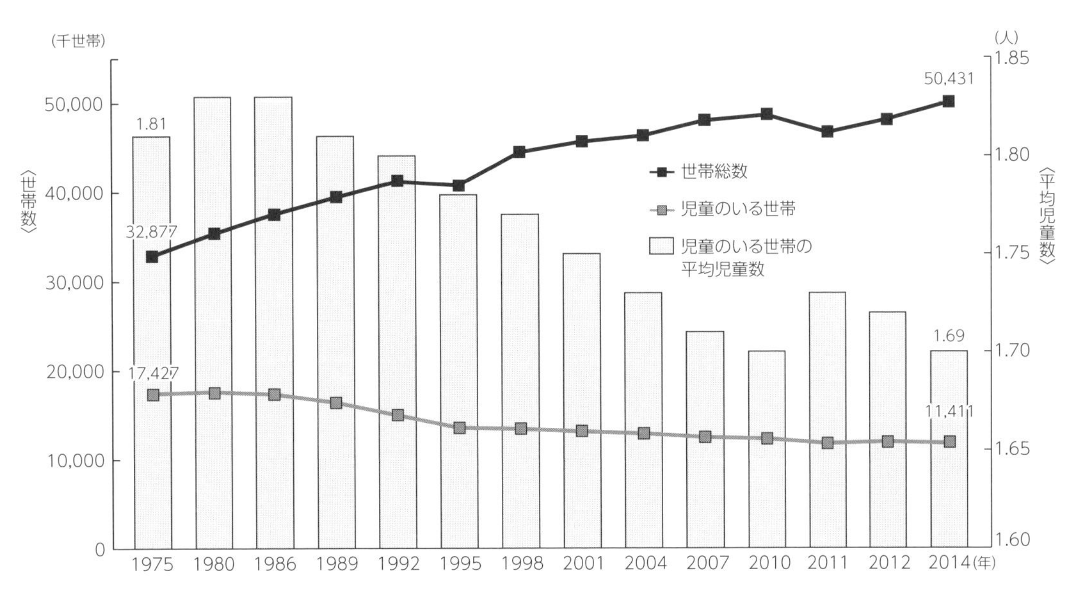

[資料]厚生労働省：平成26年国民生活基礎調査

注：1)1995年の数値は、兵庫県を除いたものである。
2)2011年の数値は、岩手県、宮城県及び福島県を除いたものである。
3)2012年の数値は、福島県を除いたものである。

3.世帯とくらし

053

1世帯当たりの平均所得金額の推移

1世帯当たりでは、バブルがはじけて以降全体的に減少しているが、現役世代を代表する核家族が若干高く、高齢者世帯は低い。母子世帯はさらに低い。なぜか考えたい。

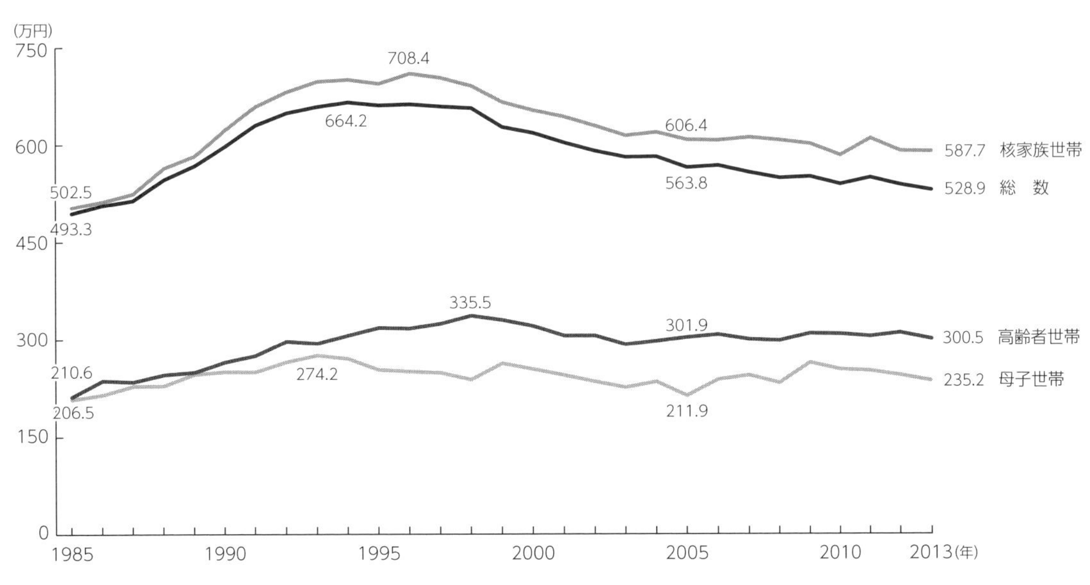

[資料]厚生労働省：平成26年国民生活基礎調査

注：1)1994年の数値は、兵庫県を除いたものである。
2)2010年の数値は、岩手県、宮城県及び福島県を除いたものである。
3)2011年の数値は、福島県を除いたものである。

054 所得金額階級別にみた世帯数の相対度数分布

分布をみると山の出現に差がある。現役世代も含めた総数に比べて高齢者世帯は所得が低く、母子世帯はさらに低い。高齢者では、2,000万円以上にも小さな山。

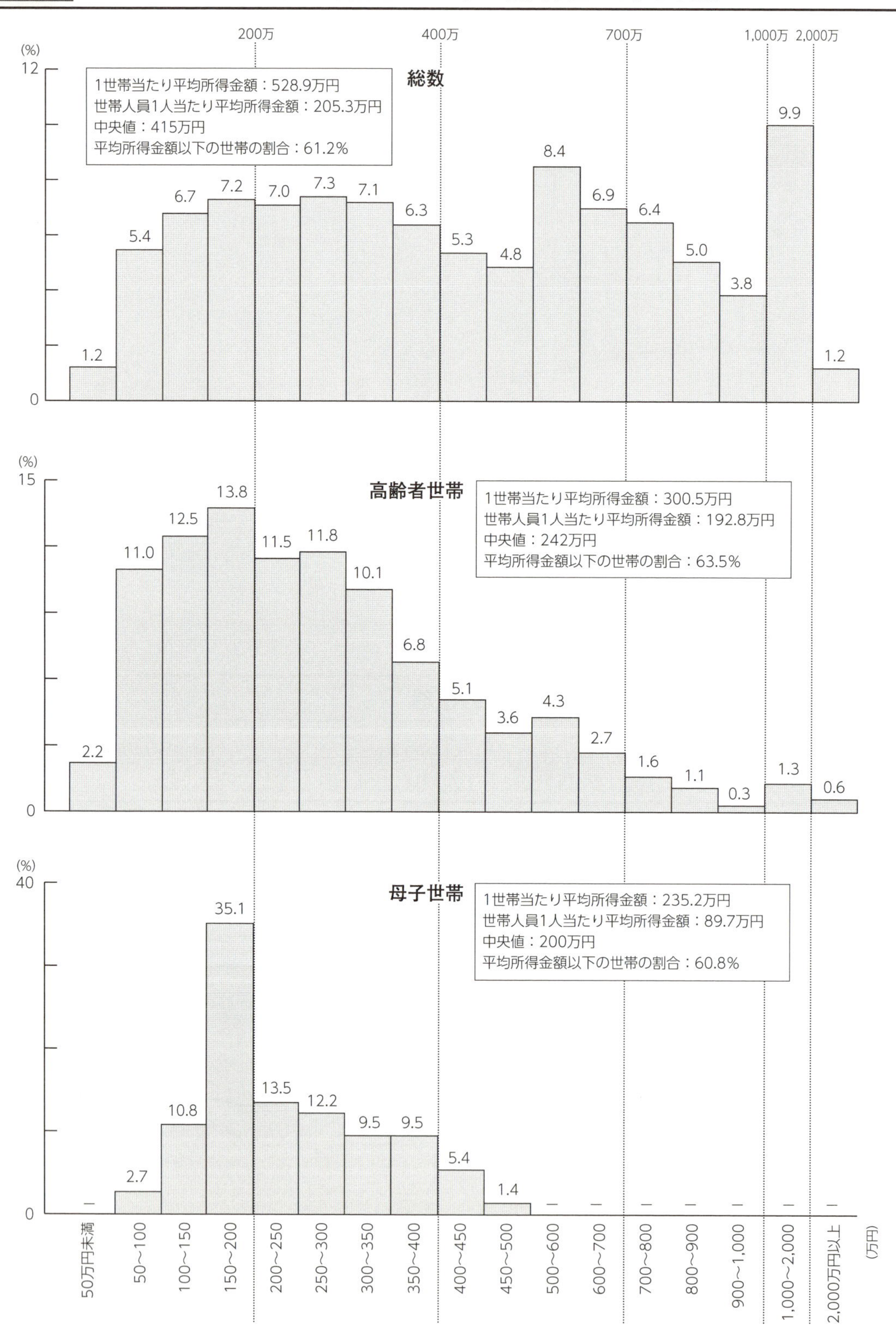

［資料］厚生労働省：平成26年国民生活基礎調査

4. 高齢者の状況

055

100歳以上の高齢者数の推移

先の東京オリンピックの頃には198人だったが、表にはないが2015年9月は6万1,568人である。2020年には7万人超えかもしれない。長寿はめでたい。女性が9割なので、100歳まで長生きをすると男性はモテる!

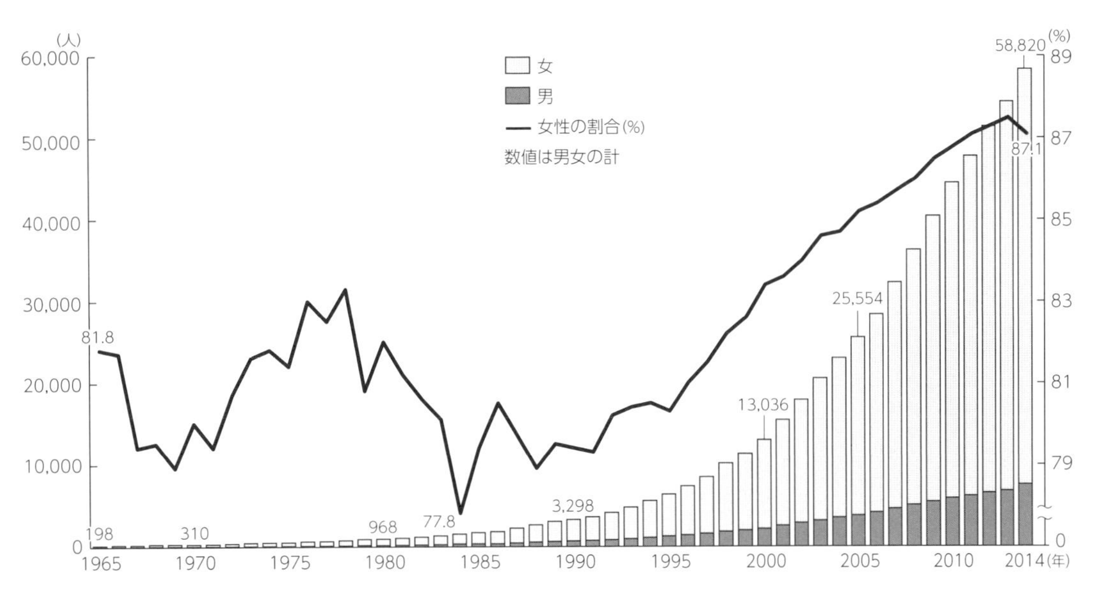

[資料]厚生労働省:老健局高齢者支援課調べ

注:1)9月15日時点における年齢を基礎として、百歳以上の数を計上している。(2008年度までは9月30日時点における年齢)[調査時点]9月1日現在
2)百歳以上高齢者数は、住民基本台帳による都道府県等からの報告数。
3)海外在留邦人を除く。

4. 高齢者の状況

056

一人暮らし高齢者数の推移

一人暮らし高齢者は急速に増加している。女性のほうが長生きをすることから、女性の一人暮らしは男性の倍になっている。大都市部での一人暮らし対策が重要になる。

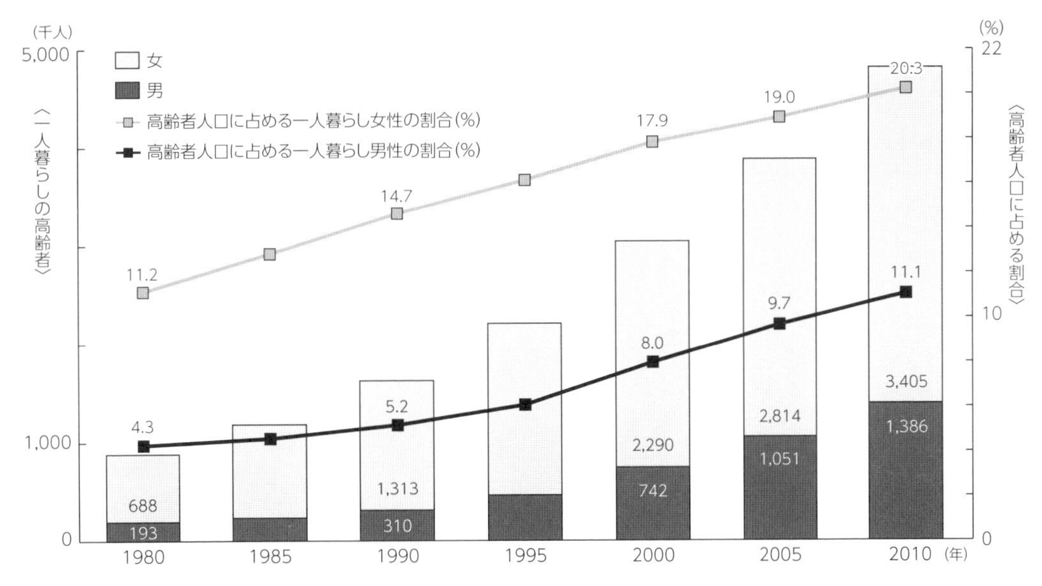

[資料]総務省:国勢調査

注:1)「一人暮らし」とは、上記の調査・推計における「単独世帯」のことを指す。
2)棒グラフ上の( )内は65歳以上の一人暮らし高齢者の男女計
3)四捨五入のため合計は必ずしも一致しない。

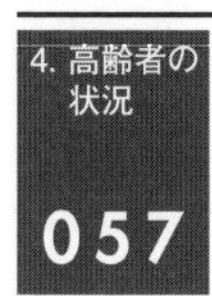

高齢者世帯の平均所得の内訳

高齢者世帯の収入の平均は300万円ほどで現役世帯の8割の収入である。収入の7割は公的年金等が占めている。また、公的年金等だけで生活している世帯は56.7%である。

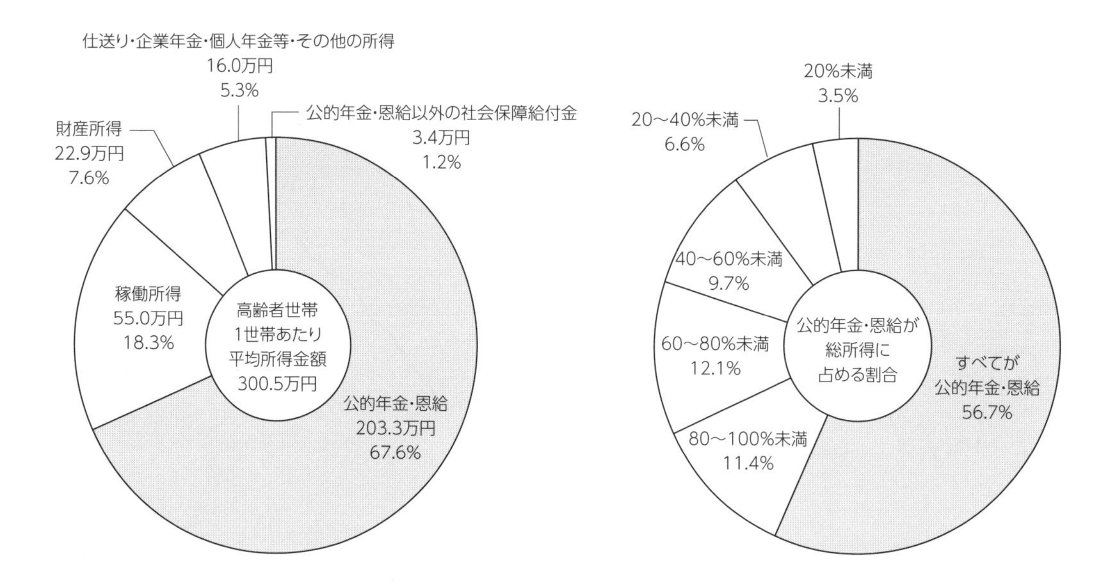

［資料］厚生労働省：平成26年国民生活基礎調査

Part
Ⅳ

保健衛生の基礎

1　保健と衛生

人々の健康を守るためには医療だけでは限界がある。「不摂生に病気になってから病院へ」という発想では、看護師や医師、病床はいくらあっても足りない。医療資源は底をつくであろう。病気になる前の予防が大切であり、保健が大きな役割を担うのである。日本の保健衛生水準は医療とともに世界最高レベルである。高い教育水準に加えて、戦後は生活が豊かになり高い保健衛生水準を保っている。保健とは健康を保つことであり、衛生とは生命を守ることである。かつては「衛生」という言葉が主に使われていたが、近年は「保健」の用語が使われている。例えば、地域保健という用語はその代表であった。ただ、数年前に保健師の養成カリキュラムの見直しがあり、公衆衛生という言葉が復活している。厚生労働省に2015年10月から医薬・生活衛生局ができ、衛生が復活した。

2　日本の保健水準は世界トップ

保健衛生の水準向上の具体例としては、乳児死亡率が出生1,000に対して2.1と世界最少であること、生後間もない新生児の死亡率が1.0と世界最少であることが挙げられる。ベビーブーム時にはそれぞれ60であったり30であったりしていた。さらに昔は推して知るべしである。いわんや発展途上国の場合は想像を絶する。わが国の保健の活躍には目を見張るものがある。これを維持し向上するためにも、さらなる活動が望まれる。同様に妊産婦死亡率は出産1,000に対して0.034である。ベビーブームの時の1.6に比べると約50分の1になり隔世（かくせい）の感があるが、まだまだゼロではない。女性にとって出産は決して危険がなくなったわけではない。ただ、これもグローバルスタンダードからみると夢のような数値である。

3　保健の課題

このようなレベルで保健衛生水準は高くなっており、結核の死亡数の減少などはその最たるものであろう。戦前は毎年20万人近い人が結核で亡くなっていた。しかも、亡くなっていたのは若い世代の人たちである。戦前には結核の恐怖と戦死の恐怖があったが、現在にはなくなったのは日本に生まれたありがたみである。世界標準からみれば極めて異例の幸福であることを感じてほしい。先人の労苦には心から感謝しなければならない。現在の結核の死亡数は年間2,000人であり、免疫力が低下した高齢者に多い。ただ、今の水準になったのはここ20年ほどであり、まだまだゼロではない。ときどき集団感染のニュースをみるにつけ、いまだに恐ろしい疾患であることを再認識する。結核予防法こそなくなったが、感染症予防医療法では結核を二類感染症という上から2番目に強烈な疾患と位置づけている。

なお、自殺という言葉は自死に変えようという動きがあることを念頭に置いてほしい。

原子爆弾被爆者対策については、広島及び長崎に投下された原爆で瞬時に30万人以上が亡くなったが、それ以外に100万人近い人が放射能に被爆し、70年を経過した今でも20万人の原子爆弾被爆者がいる。この人々に、国は健康診断、医療費や各種手当の支給などを行っている。被爆と被曝は使い分けている。

1. 母子保健

058

新生児・乳児・乳幼児の死亡率の推移

新生児・乳児の死亡率は戦後一貫して減少を続け、今では世界で最も低い水準。日本の看護と医療の質の高さのあらわれ。しかし、4歳児までの死亡率が高いことは問題である。

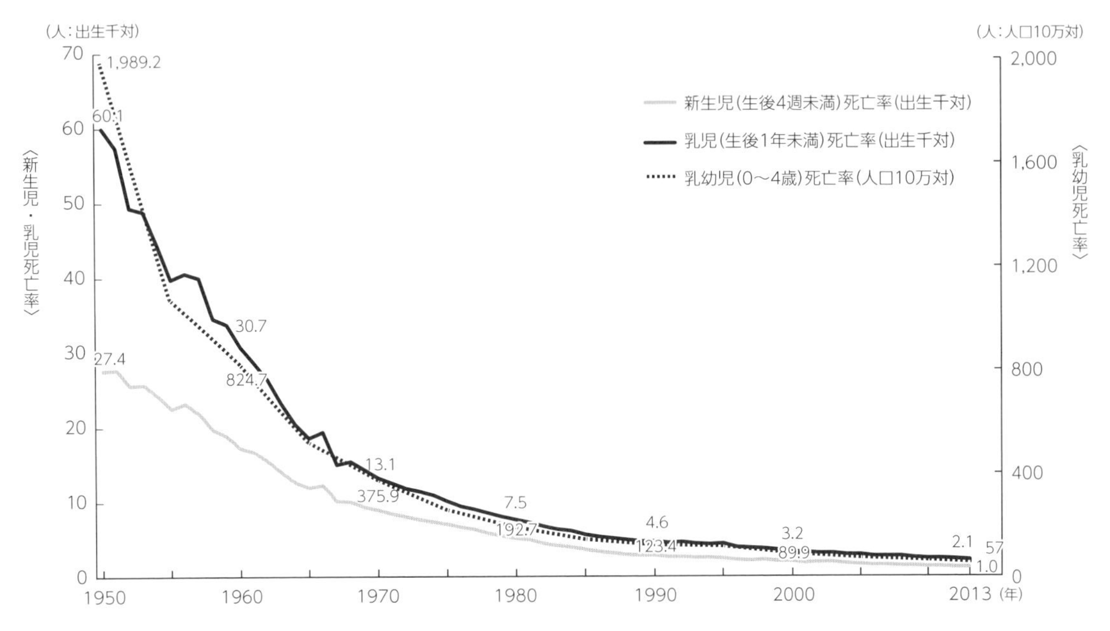

[資料]厚生労働省：平成25年人口動態統計
注：1950～1970年には沖縄県を含まない。目盛りが2種類あること(何に対する死亡率か)に注意。

1. 母子保健

059

妊産婦死亡率の推移

妊産婦死亡率も減少を続け、これも世界で最も低い水準である。しかし、まだゼロではない。早くゼロにしたい。戦後のついこの間まで今の50倍リスクが高かった。母に感謝。

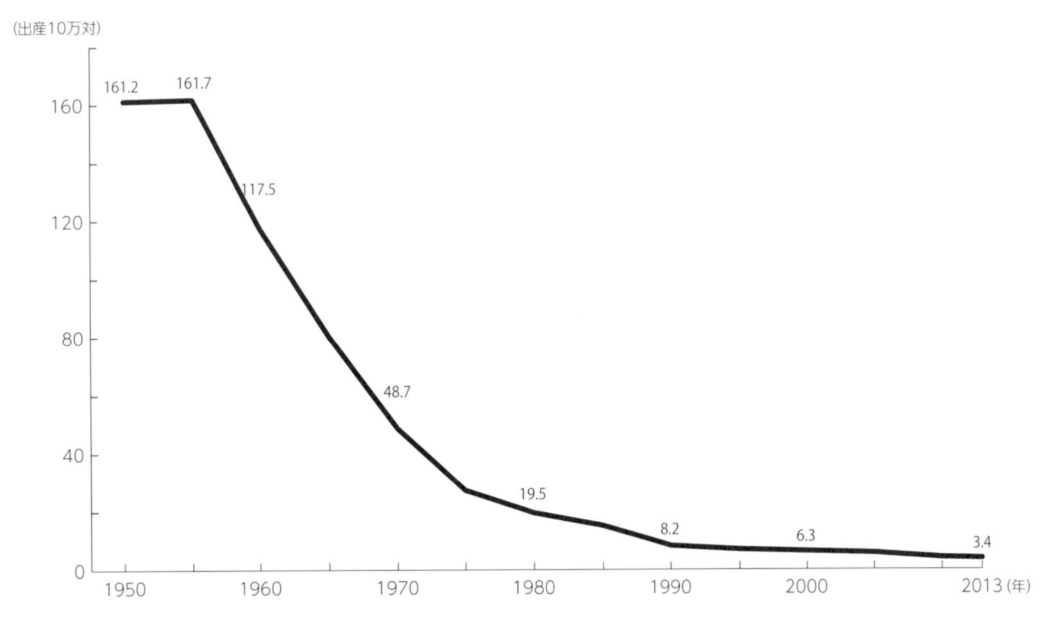

[資料]厚生労働省：平成25年人口動態統計
注：1950～1970年には沖縄県を含まない。

1. 母子保健

060

身長・体重の平均値の推移

幼児の体格は戦後向上を続けていたが1980年あたりで一段落している。特に体重の増加は肥満に注意するようになった。幼児は大人のミニ版ではないが、考えなくてはならない。

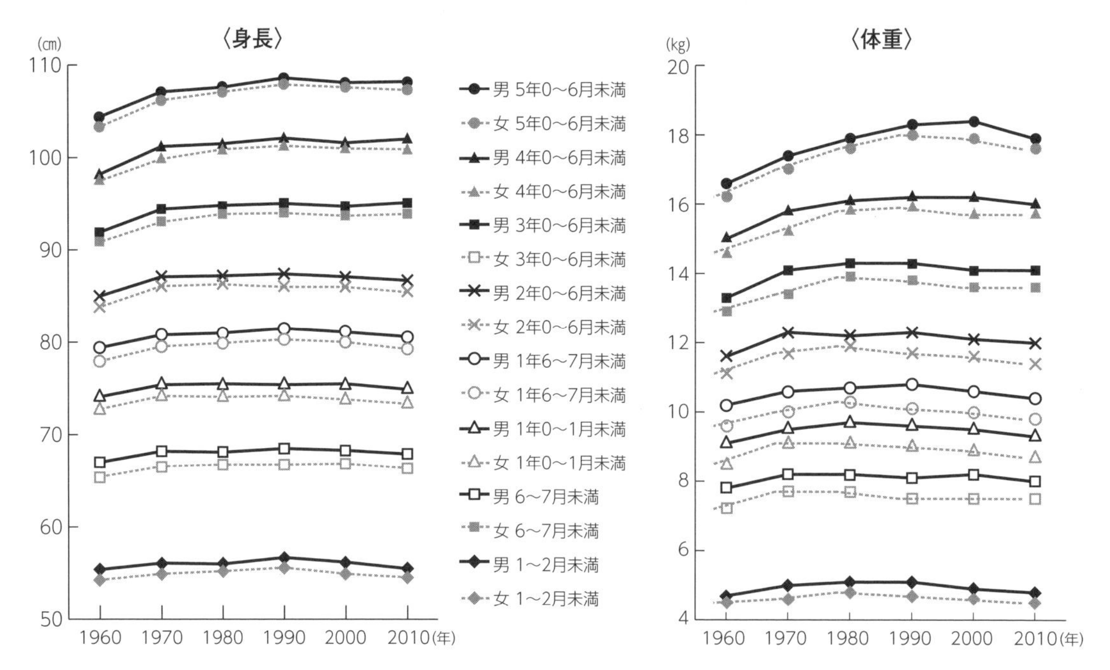

[資料]厚生労働省：平成22年度乳幼児身体発育調査

1. 母子保健

061

人工妊娠中絶件数の推移

生まれる前の胎児は刑法で保護されている。しかしまだまだ望まない妊娠は多い。悲劇をなくすためにも性教育をしっかり行うことが大切。助産師はじめ看護職の活躍が期待される。

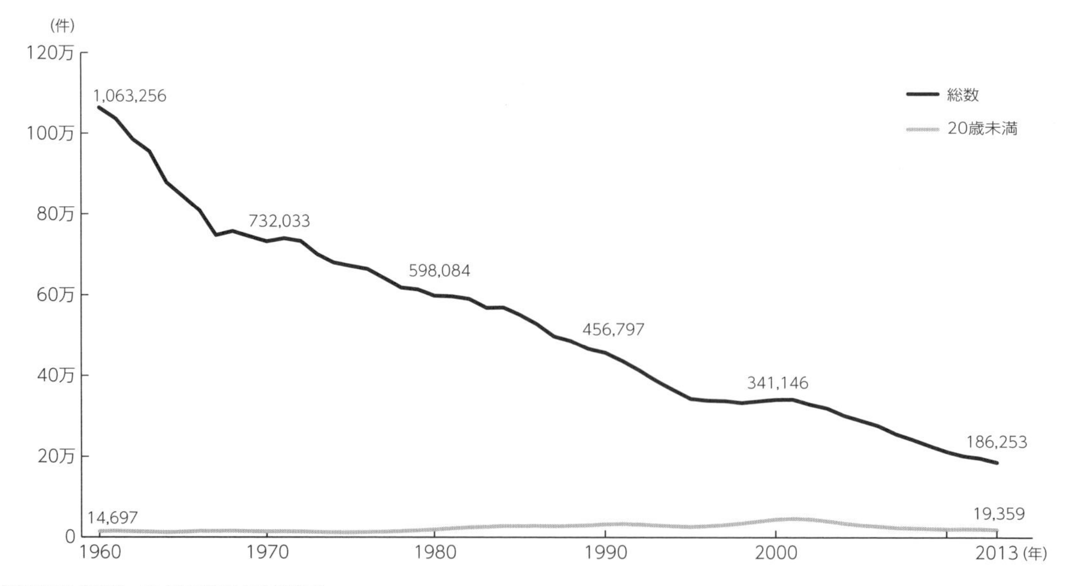

[資料]厚生労働省：平成25年衛生行政報告例

注：1)2001年までは「母体保護統計報告」による暦年の数値であり、2002年以降は「衛生行政報告例」による年度の数値である。
2)2003年度からの「20歳未満」は再掲である。
3)2010年度は東日本大震災の影響により、福島県の相双保健福祉事務所管轄内の市町村が含まれていない。

062 男女・部位別がん死亡数

2013年のデータである。男性は肺が最多である。直腸と結腸を合わせた大腸は女性の最大の原因である。かつては胃がんが最も多かった。いずれにしても性差は大きいが、煙草(たばこ)の影響があろう。吸わない人にも影響を及ぼしていることは問題である。

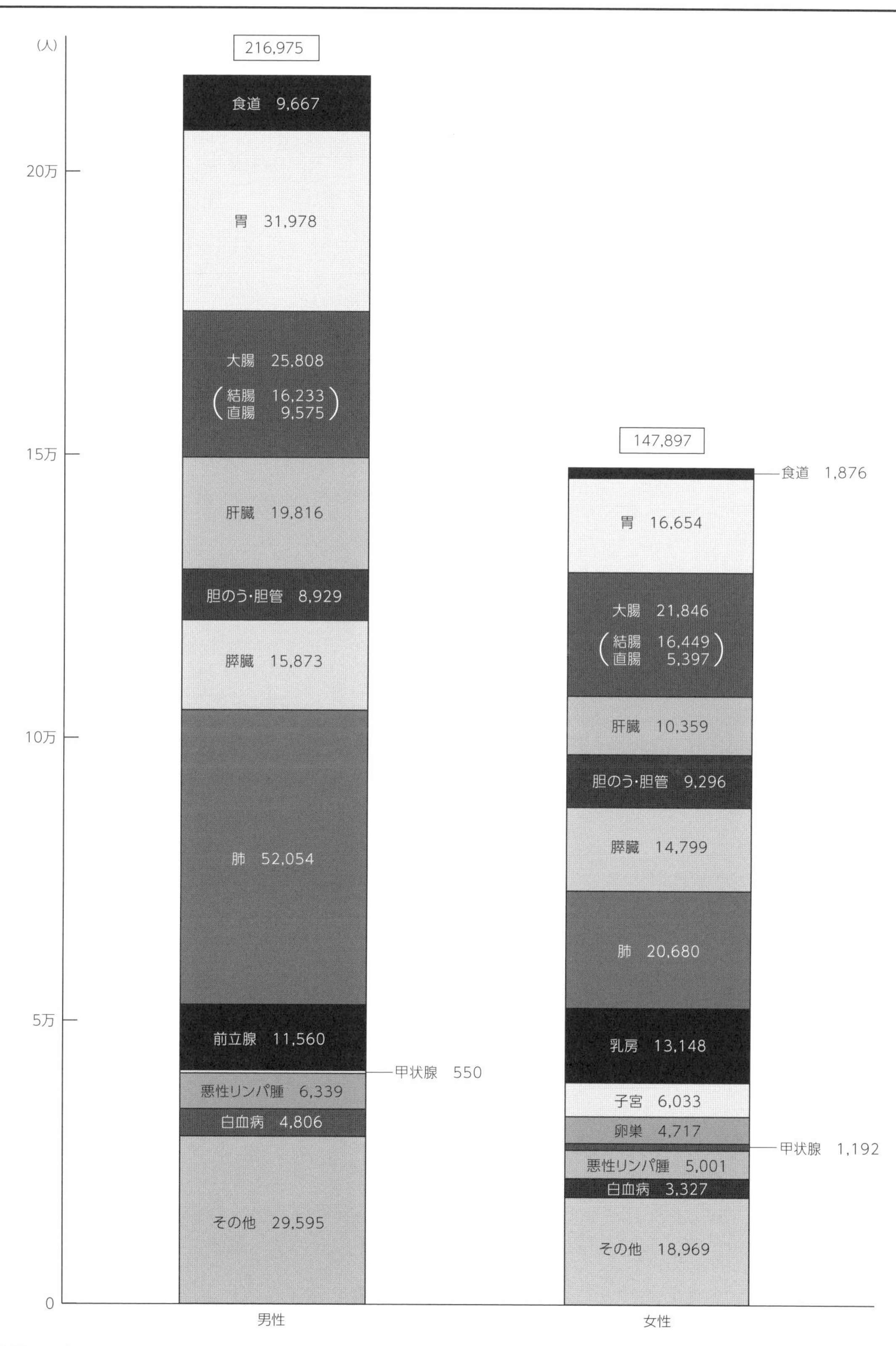

［資料］公益財団法人がん研究振興財団：がんの統計 '14

063

部位別がん死亡率

男女で差はあるが、肺、胃、大腸がトップ3であることに変わりはない。いずれもがん検診における標準的な検診項目である。検診率を上げて早期発見が有力な方策であろう。

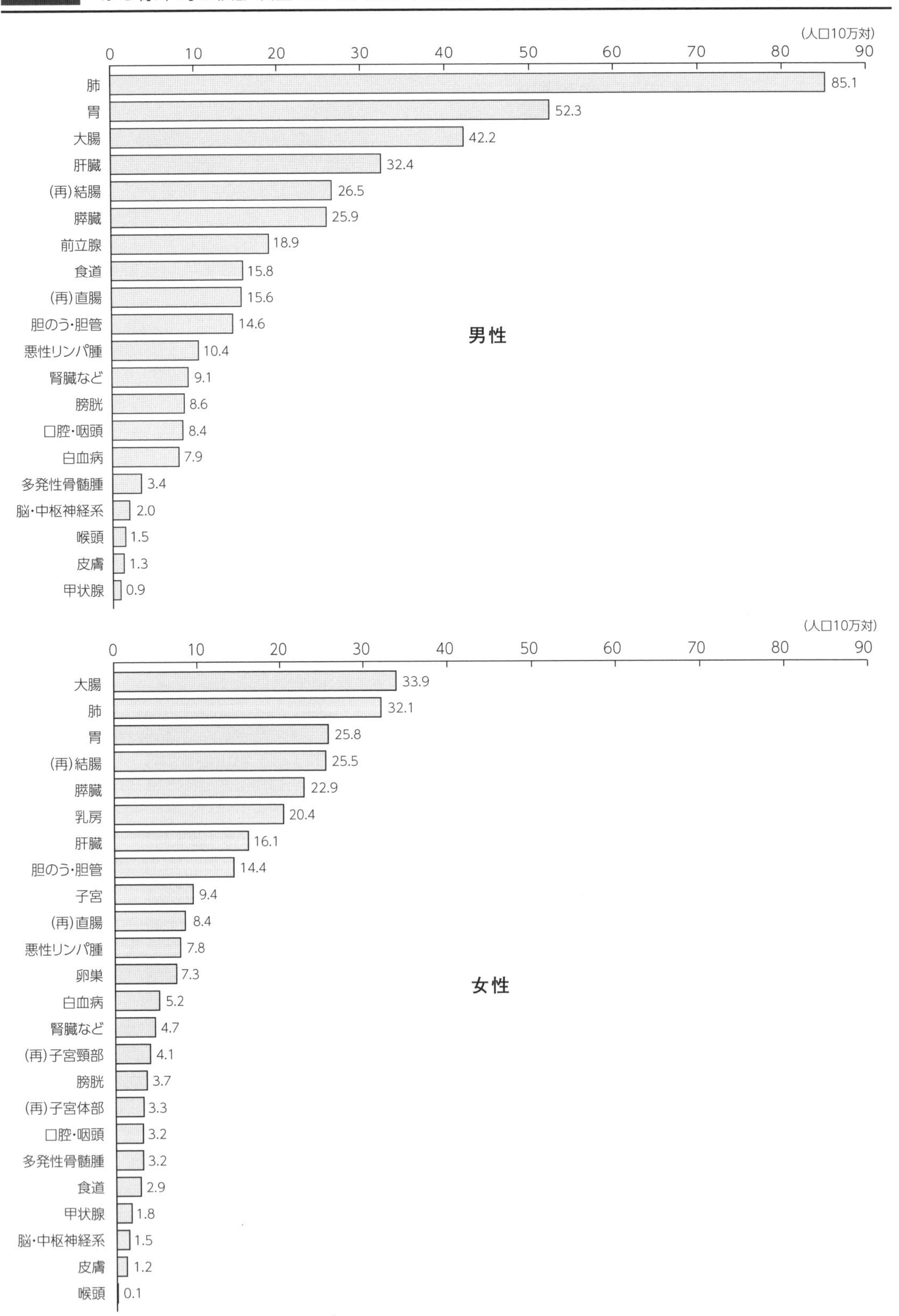

［資料］公益財団法人がん研究振興財団：がんの統計 '14

064 年齢階級・部位別がん死亡

男女で部位に差があるのは前述のとおりであるが、年代によっても差がある。死亡数をみると、児童では脳・中枢神経と白血病が大きな割合を占めている。罹患率とは異なっている。

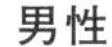

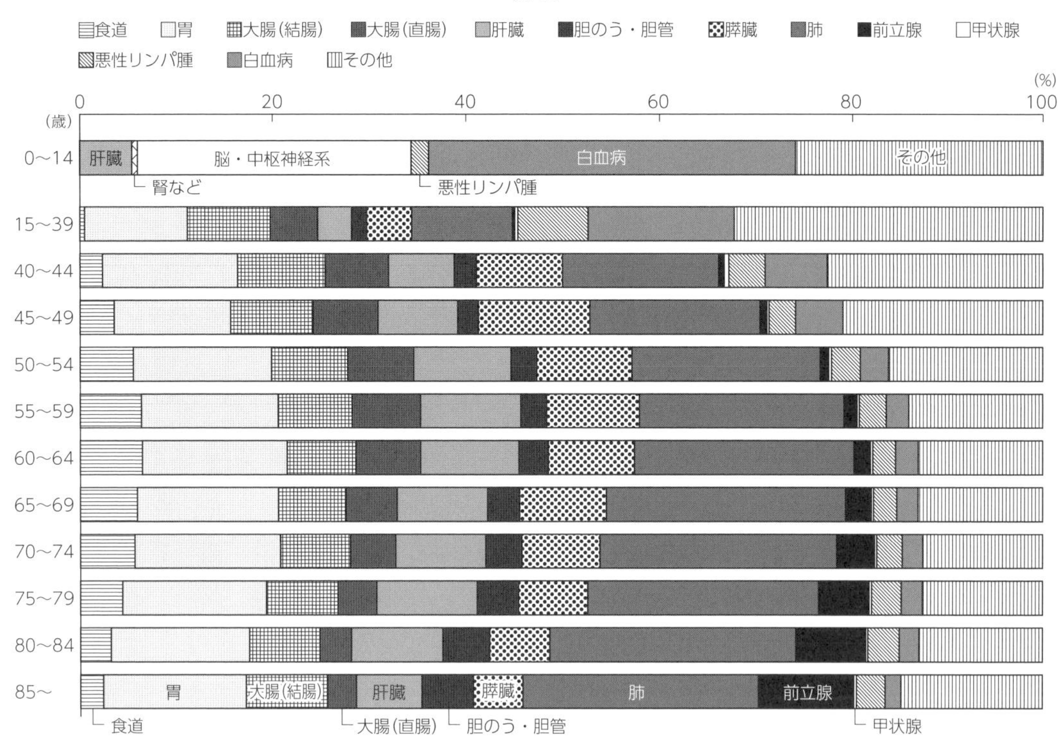

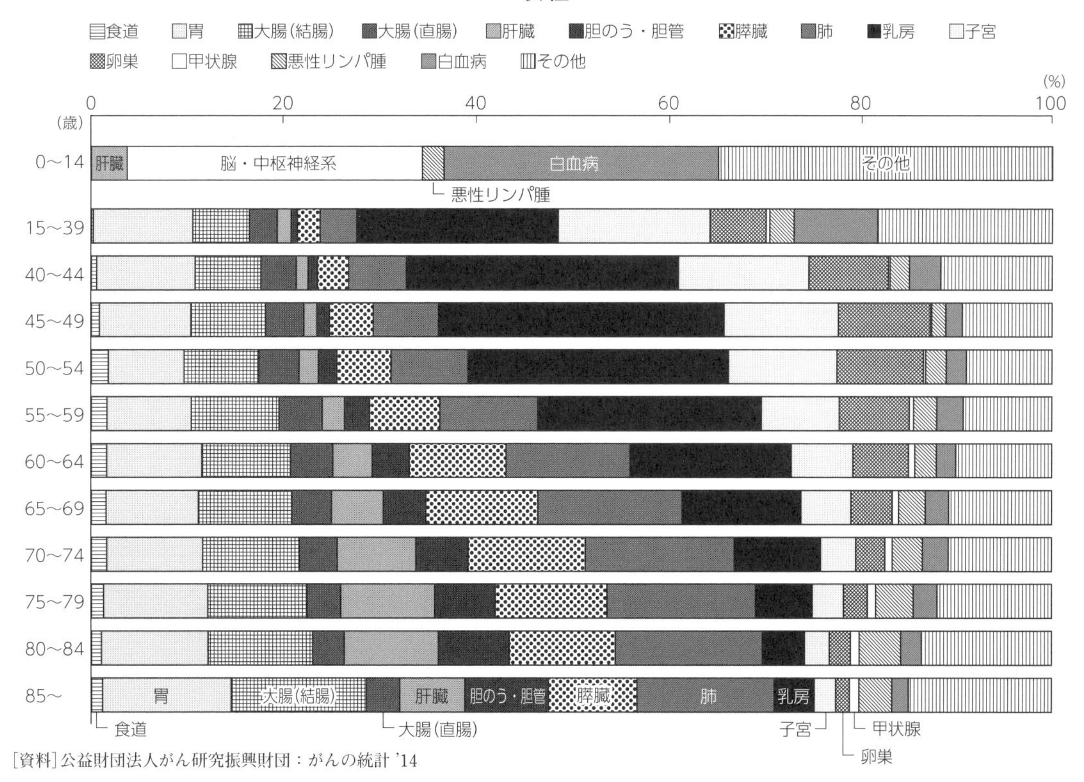

［資料］公益財団法人がん研究振興財団：がんの統計 '14

2. がん

065

がん検診受診率の推移

がん検診の受診率は男女ともにまだまだ低い。6年間の比較であるが、乳がん・子宮がんのように性差によるものがある。女性の負担は大きい。楽に検診ができるようになりたい。

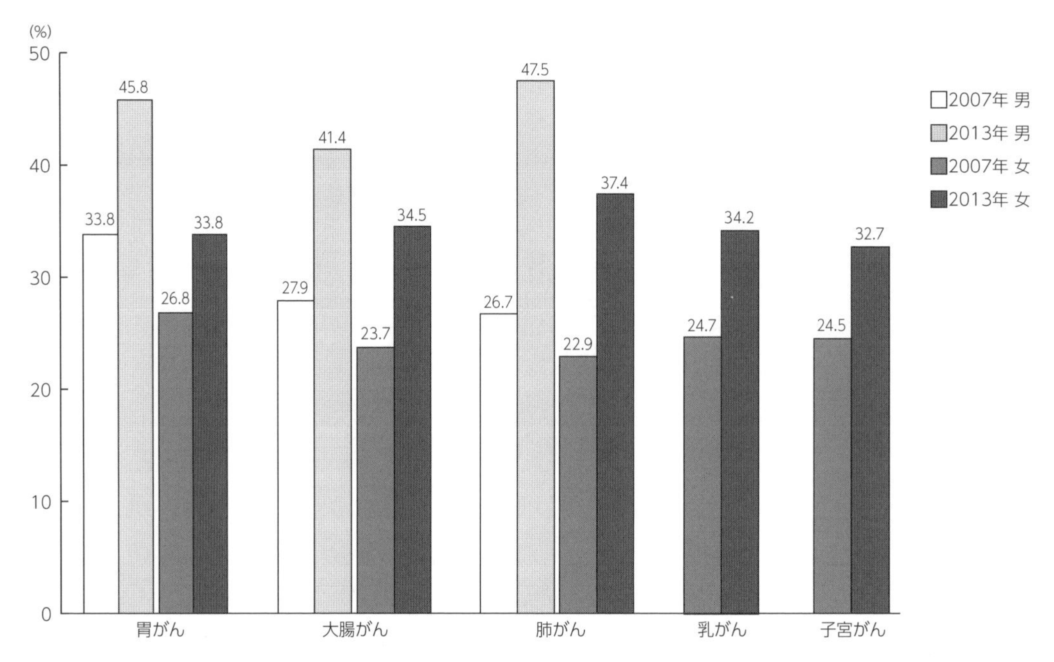

［資料］公益財団法人がん研究振興財団：がんの統計 '14

3. 心疾患

066

心疾患の死亡率の推移

死亡原因の第2位であり増加しているが、1990年代に心不全という表記を抑制するようになり、代わって急性心筋梗塞が増えるなど、統計上の変化が生じた。

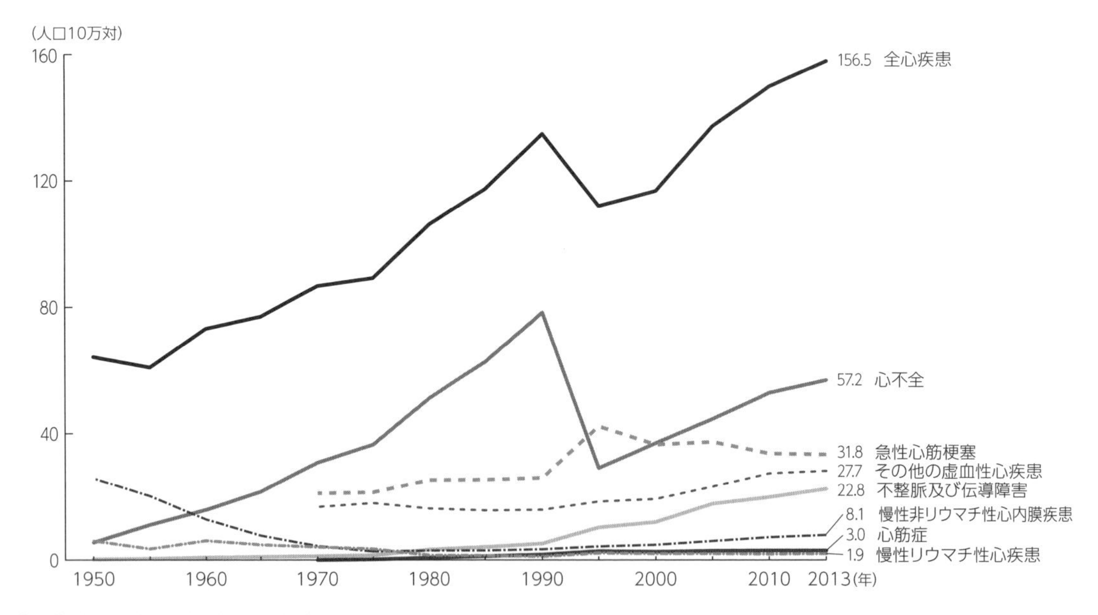

［資料］厚生労働省：平成25年人口動態統計

注：1994年以前の「心疾患」には肺塞栓及びその他の肺血管疾患を含み、心臓併発症を伴うリウマチ熱及び心臓併発症を伴うリウマチ性舞踏病を含まない。

4.肺炎と結核

067

肺炎の年齢階級別死亡率

乳児以外の若い世代は肺炎ではあまり亡くならないが、中高年になると増え始め80歳以上では圧倒的な死亡数であり、日本人の全死因の第3位である。

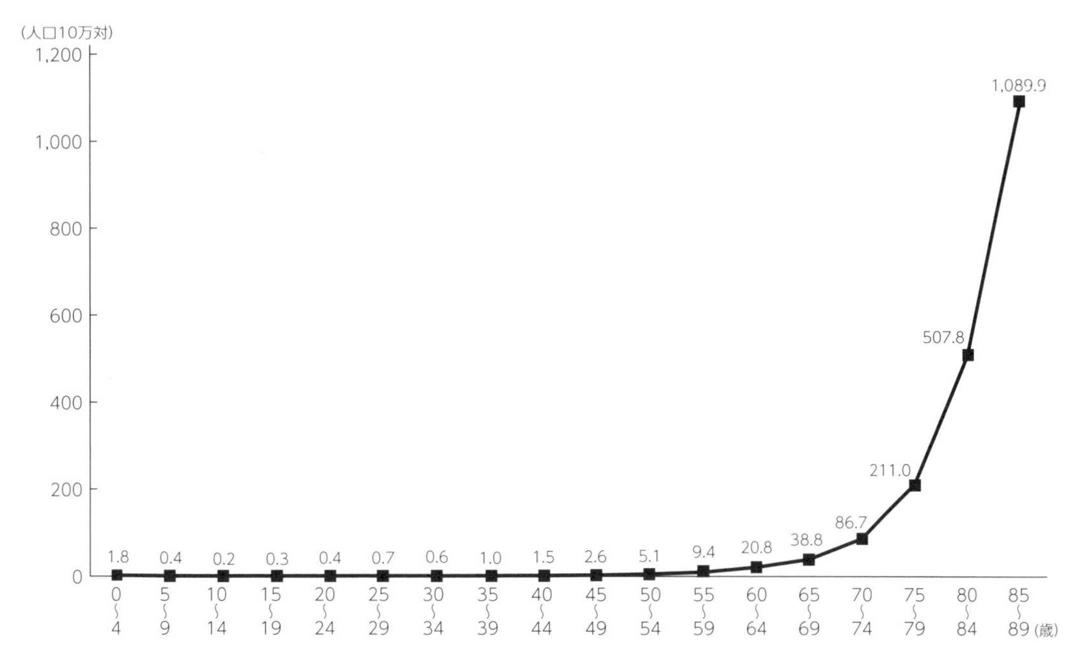

［資料］厚生労働省：平成25年人口動態統計

4.肺炎と結核

068

結核登録者数と罹患率の推移

学校保健制度の管理下では結核も抑制されるが、社会人になってからの罹患が増える。自己管理も大切である。高齢期になると免疫力が低下するため急激に多くなる。

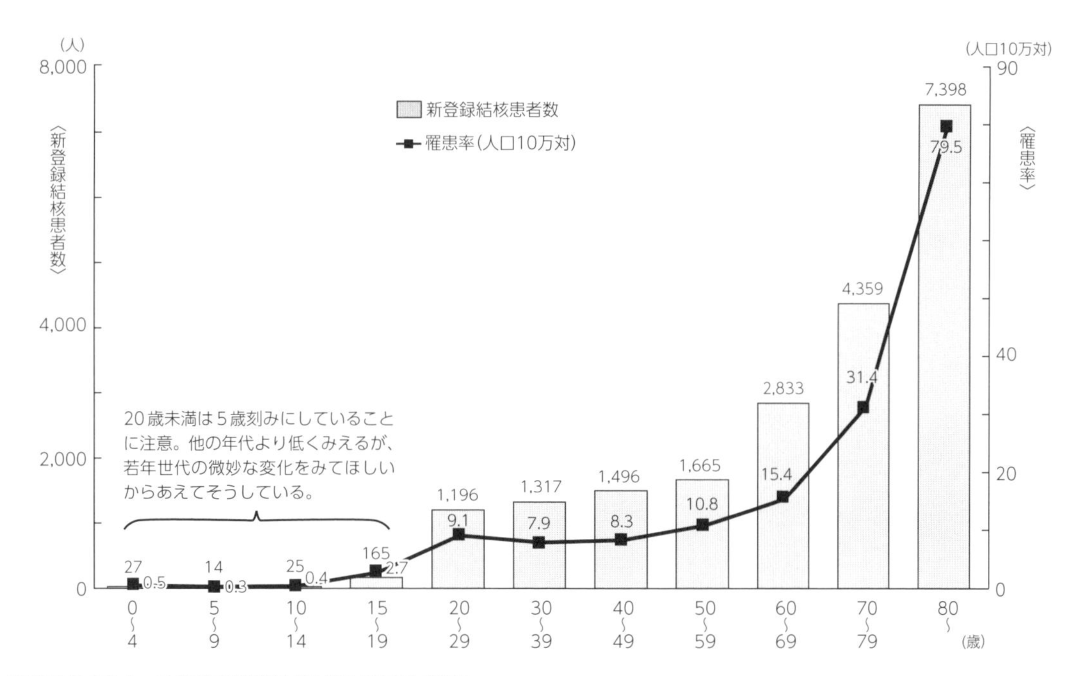

［資料］厚生労働省：平成25年結核登録者情報調査年報集計結果

4.肺炎と結核

069

結核死亡数・死亡率の推移

昔は年間20万人近くが死亡。1950年代以降に生活水準向上と新薬登場で激減したが、今でも2,000人が亡くなっている。まだまだ油断できない恐ろしい疾患である。

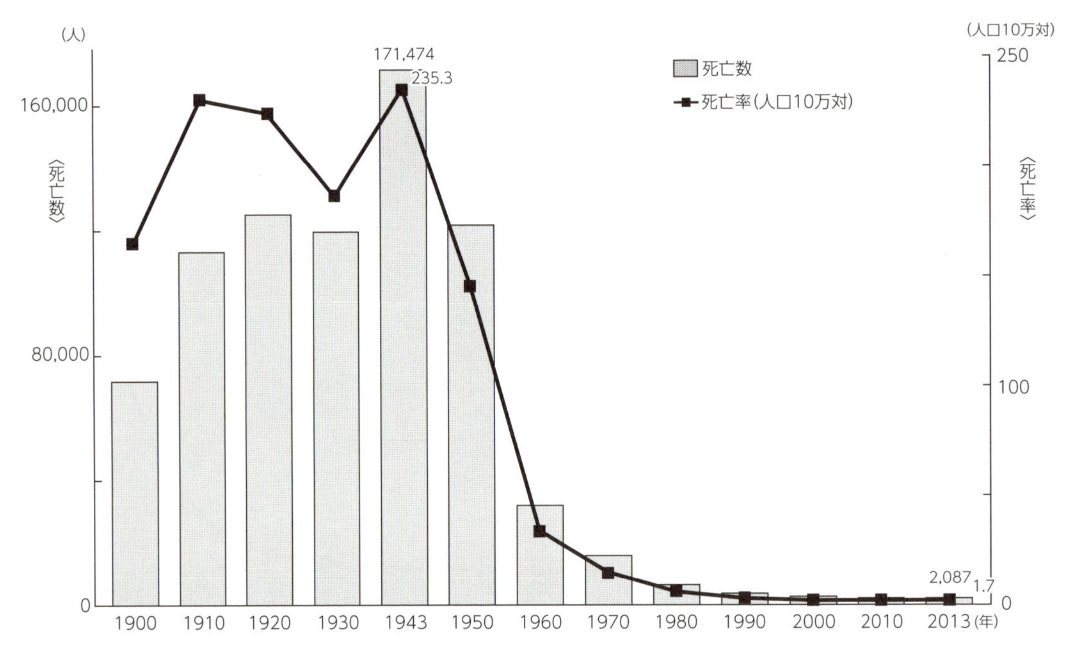

[資料]公益財団法人結核予防会結核研究所疫学情報センター

5.脳血管疾患

070

脳血管疾患の死亡率の推移

全体に微減傾向だが、脳内出血、くも膜下出血は横ばいである。1990年代の脳梗塞急増は、066の心不全という記述を抑制したことの代替か。近年、肺炎よりも死亡率が下がった。

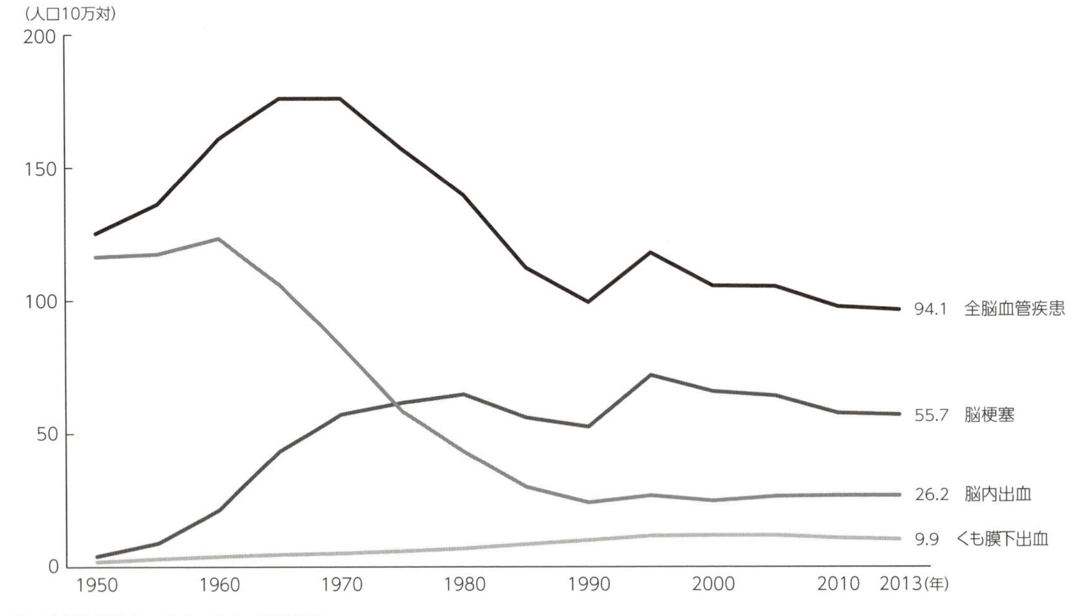

[資料]厚生労働省：平成25年人口動態統計

注：1994年以前の「脳血管疾患」は、一過性脳虚血を含む。1978年以前の「脳内出血」は、非外傷性頭蓋内出血を含む。

6. 自殺

071

自殺者数・自殺率の推移

自殺対策基本法により社会全体で防ごうとの機運はあるが、バブル崩壊後、3万人を超えていた。最近減少傾向にあるのは対策の効果か景気がよくなったため。

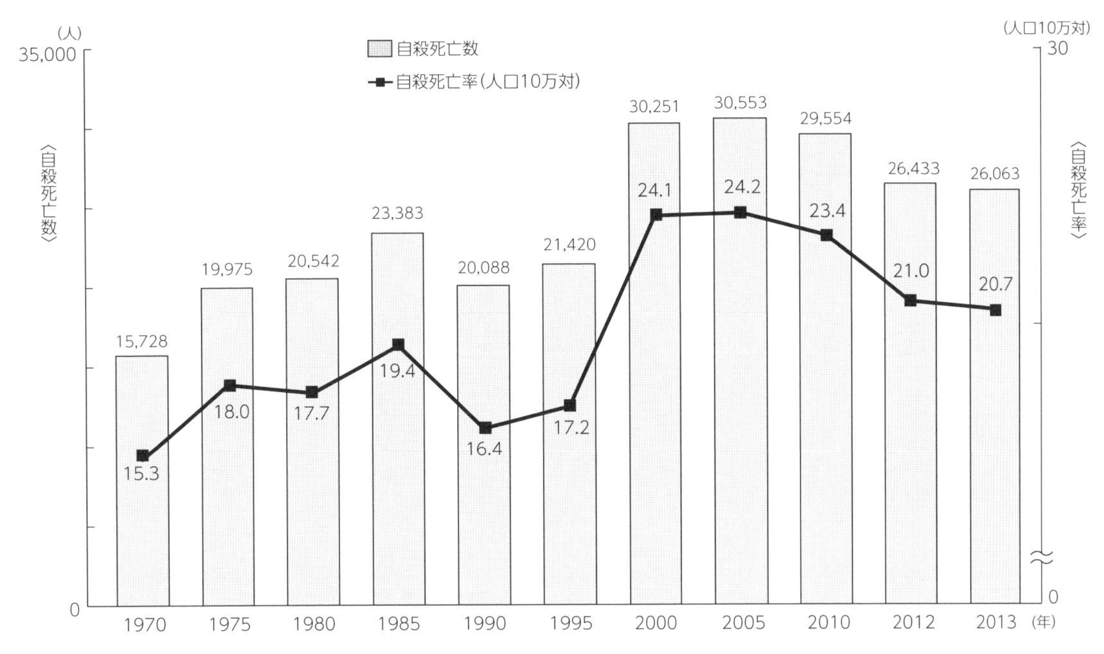

[資料]厚生労働省：人口動態統計特殊報告　自殺死亡統計の概況(2004)、人口動態統計(各年)より

6. 自殺

072

男女・年齢別自殺者数

男性に多く、しかも働き盛りに多い。男性の平均寿命が女性より低い原因の一つ。保健師はじめ看護職の役割は大きい。小中学生は1年のうちで9月1日が最も多いという分析あり。

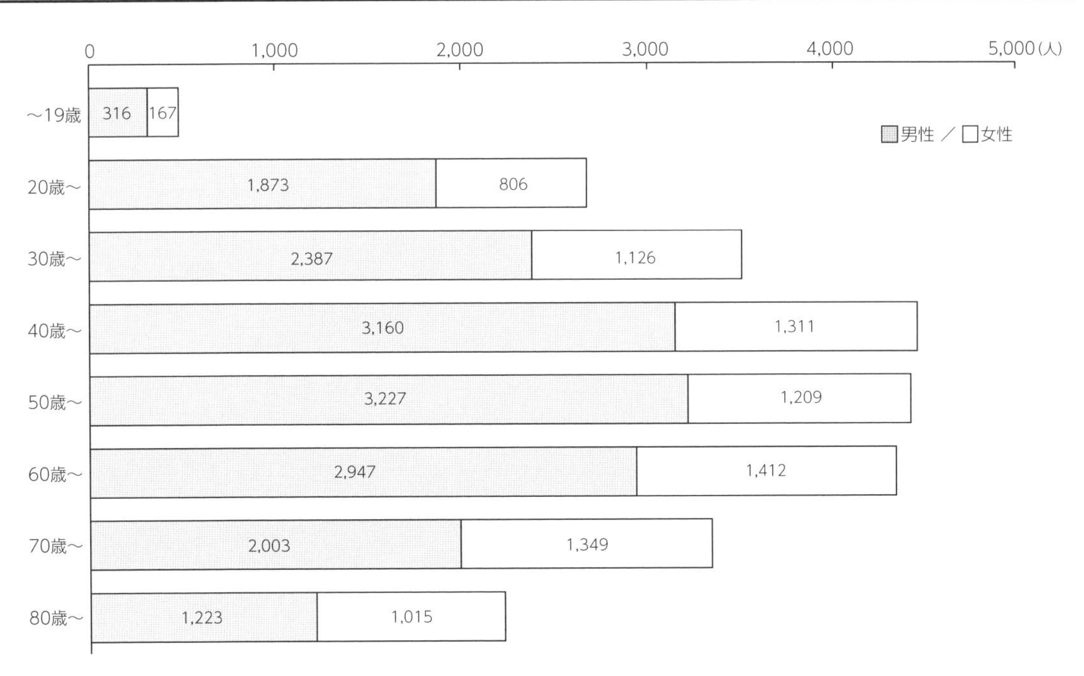

[資料]内閣府、警察庁：平成26年中における自殺の状況

6. 自殺

073

諸外国の自殺率

先進国の自殺率はロシアを除いて日本より低い。気候・風土や経済などに加えて宗教の影響もあるかもしれない。いずれにしても決定対策がないため各国とも対応に苦しむ。

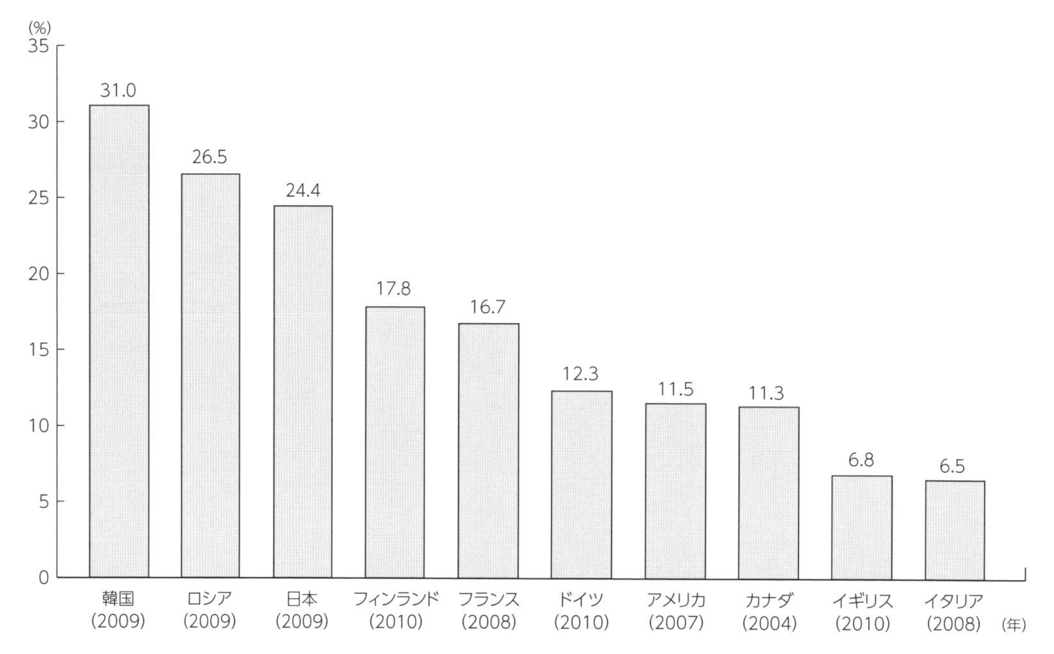

[資料]内閣府：平成26年版自殺対策白書(世界保健機関資料より内閣府作成)

Column

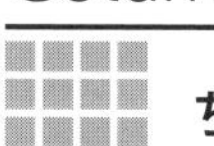

ちょっと休憩⑤　都道府県による自殺率の違い

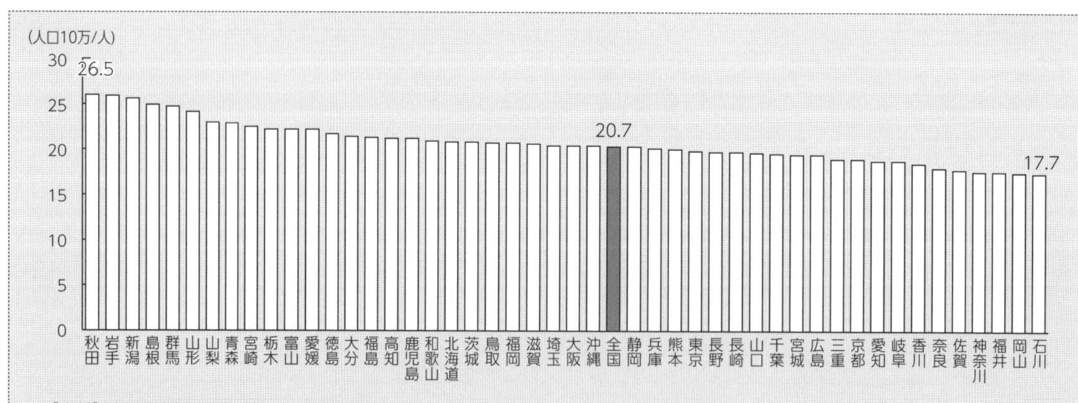

[資料]厚生労働省：平成25年人口動態統計

最近は自殺を自死と言う考えも出てきた。人が自分の命を絶つのであるからよほどのことであり、うかがい知れない深い事情があろう。残された家族や友人の悲しみや心の痛みは計り知れない。防がねばならない。国家も自殺対策基本法を策定しいろいろと努力をしているが、まずは現状把握が第一である。そこで都道府県によって割合が異なることから始めたい。人口10万人当たりでは、最高が秋田県の26.5、最低は石川県の17.7である。気候、高齢化、産業などなど、この差が生じるのはなぜかを考えてみたい。なお人口の少ない県は年により変動が大きくなる。

7. 各種疾患

074

HIV感染者・エイズ患者報告数の推移

年々増加しているが、感染者の実数はもっと多いだろうといわれている。保健所では匿名検査も行っている。献血ではすり抜けることもあるので、検査目的の献血はやってはいけない。

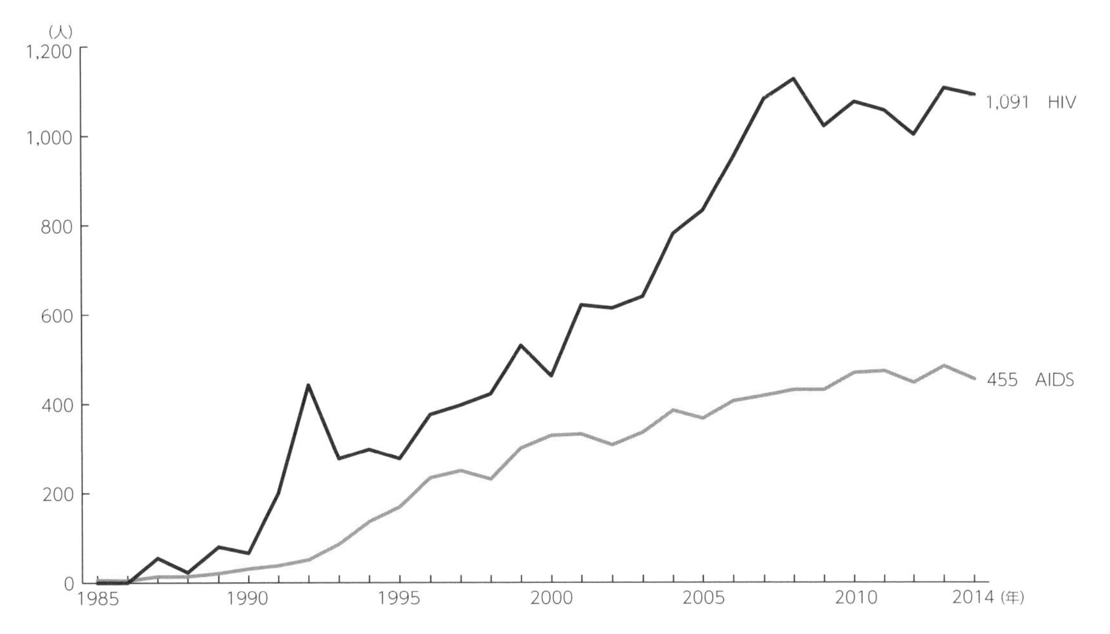

[資料]厚生労働省エイズ動向委員会

注：報告数は凝固因子製剤によるHIV感染を含まない。

7. 各種疾患

075

慢性透析患者数と人工腎臓台数の推移

患者数は高齢化の進展で年々増加している。それに伴い台数も増加している。障害者総合支援法で医療費の公費負担があるので経済的に軽減される。1990年以前に減少しているが、腹膜透析法が普及した時期である。

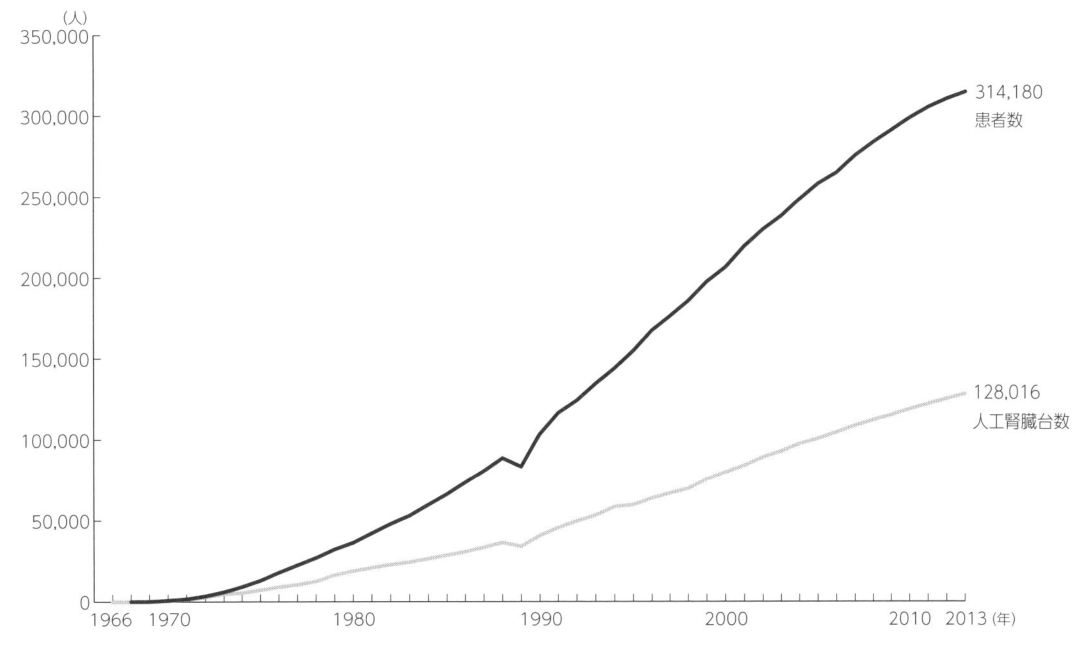

[資料]日本透析医学会調べ(施設調査より)

Ⅳ 保健衛生の基礎

7. 各種疾患

076

日本国内の感染症の発生状況

医療の歴史は感染症との闘いの歴史。感染症に対して各種の対策がとられているが、まだ多くの人が苦しんでいる。まだまだこんな疾患が発生しているのかとの思いがある。

●一～五類感染症（全数把握）

（件）

分類	感染症	件数
一類感染症	エボラ出血熱	0
	クリミヤ・コンゴ出血熱	0
	痘そう	0
	南米出血熱	0
	ペスト	0
	マールブルグ病	0
	ラッサ熱	0
二類感染症	急性灰白髄炎	1
	結核	27,052
	ジフテリア	0
	重症急性呼吸器症候群	0
	鳥インフルエンザ（H5N1）	0
	鳥インフルエンザ（H7N9）	0
三類感染症	コレラ	4
	細菌性赤痢	143
	腸管出血性大腸菌感染症	4,044
	腸チフス	65
	パラチフス	50
四類感染症	E型肝炎	127
	ウエストナイル熱	0
	A型肝炎	128
	エキノコックス症	20
	黄熱	0
	オウム病	6
	オムスク出血熱	0
	回帰熱	1
	キャサヌル森林病	0
	Q熱	6
	狂犬病	0
	コクシジオイデス症	4
	サル痘	0
	重症熱性血小板減少症候群	48
	腎症候性出血熱	0
	西部ウマ脳炎	0
	ダニ媒介脳炎	0
	炭疽	0
	チクングニア熱	14
	つつが虫病	344
	デング熱	249
	東部ウマ脳炎	0
	鳥インフルエンザ*1	0
	ニパウイルス感染症	0
	日本紅斑熱	175
	日本脳炎	9
	ハンタウイルス肺症候群	0
	Bウイルス病	0
	鼻疽	0
	ブルセラ症	2
	ベネズエラウマ脳炎	0
	ヘンドラウイルス感染症	0
	発しんチフス	0
	ボツリヌス症	0
	マラリア	47
	野兎病	0
	ライム病	20
	リッサウイルス感染症	0
	リフトバレー熱	0
	類鼻疽	4
	レジオネラ症	1,124
	レプトスピラ症	29
	ロッキー山紅斑熱	0

＊1：H5N1、H7N9以外

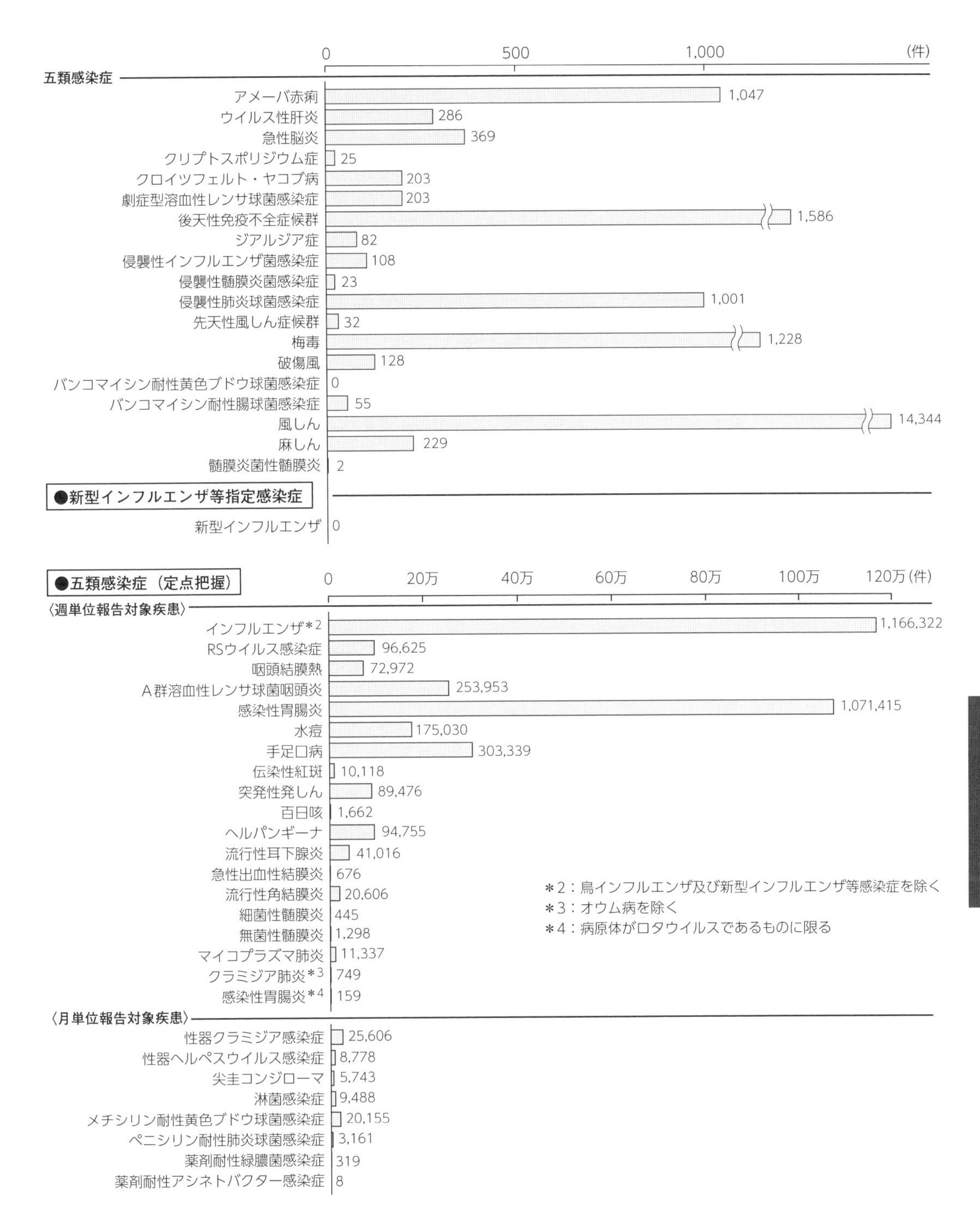

[資料]厚生労働省健康局結核感染症課／国立感染症研究所感染症情報センター：感染症発生動向調査事業年報2013年

注：この表における疾患の順序は出典資料の分類による。新型インフルエンザに重篤さがあれば一類・二類に相当することがあるかもしれない。

7. 各種疾患

077

性・年齢階級別にみた受療率

毎日どのくらいの人が医療機関にかかっているのかをみると、乳幼児期と高齢期がいずれも高い。現役世代は免疫力が高いこと、勤務の都合で医療機関に行きにくいこともあろう。

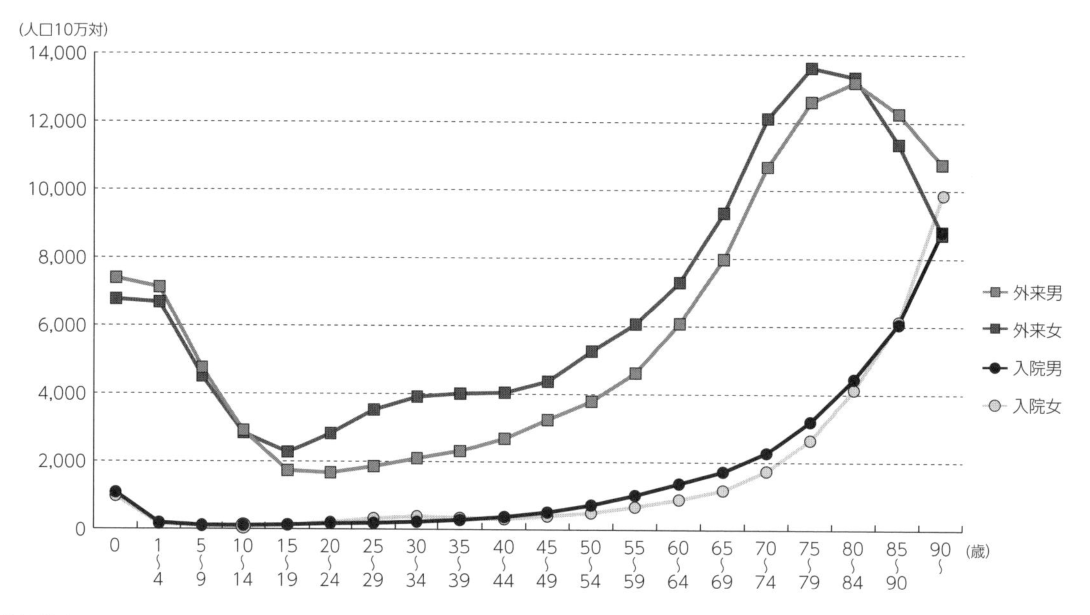

［資料］厚生労働省：平成23年患者調査

注：1) 受療率とは、推計患者数を人口 10 万対であらわした数。受療率（人口 10 万対）＝推計患者数/推計人口×100,000
2) 宮城県の石巻医療圏、気仙沼医療圏及び福島県を除いた数値である。

7. 各種疾患

078

年齢階級別にみた在宅医療を受けた推計患者数

高齢者の在宅医療を担うのは訪問診療である。多くを担っているのは診療所であり、特に高齢者に対する役割は大きい。また歯科の訪問診療もかなり多い。

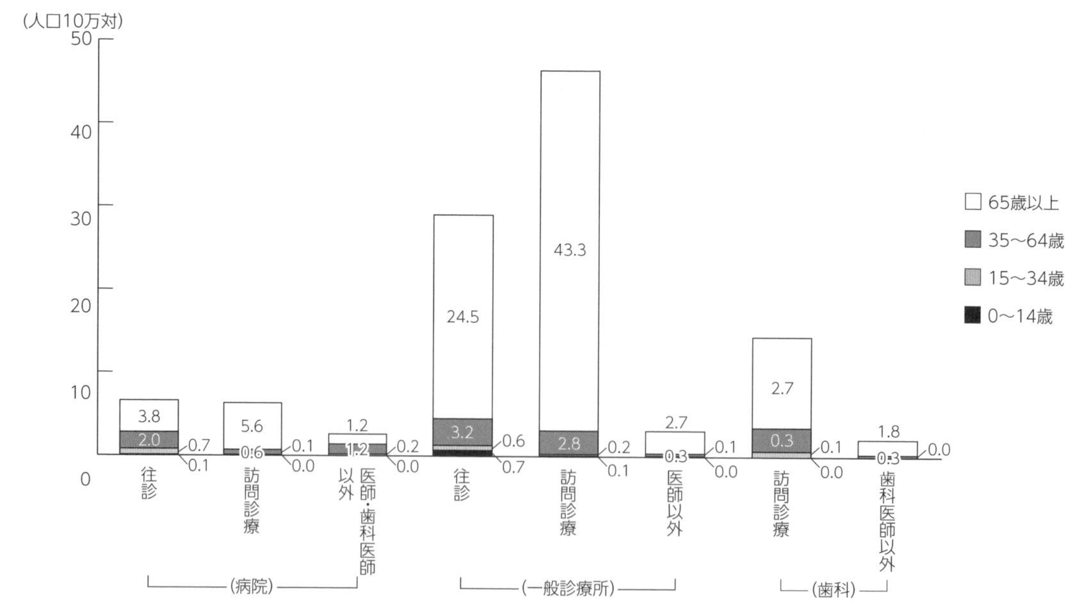

［資料］厚生労働省：平成23年患者調査

注：宮城県の石巻医療圏、気仙沼医療圏及び福島県を除いた数値である。

079

傷病分類別にみた受療率

どのような疾患で医療機関に入院・通院しているかは、日本の保健医療のみならず社会の状況を表している。入院と外来では疾患に差がある。入院が多いのは精神及び行動の障害である。

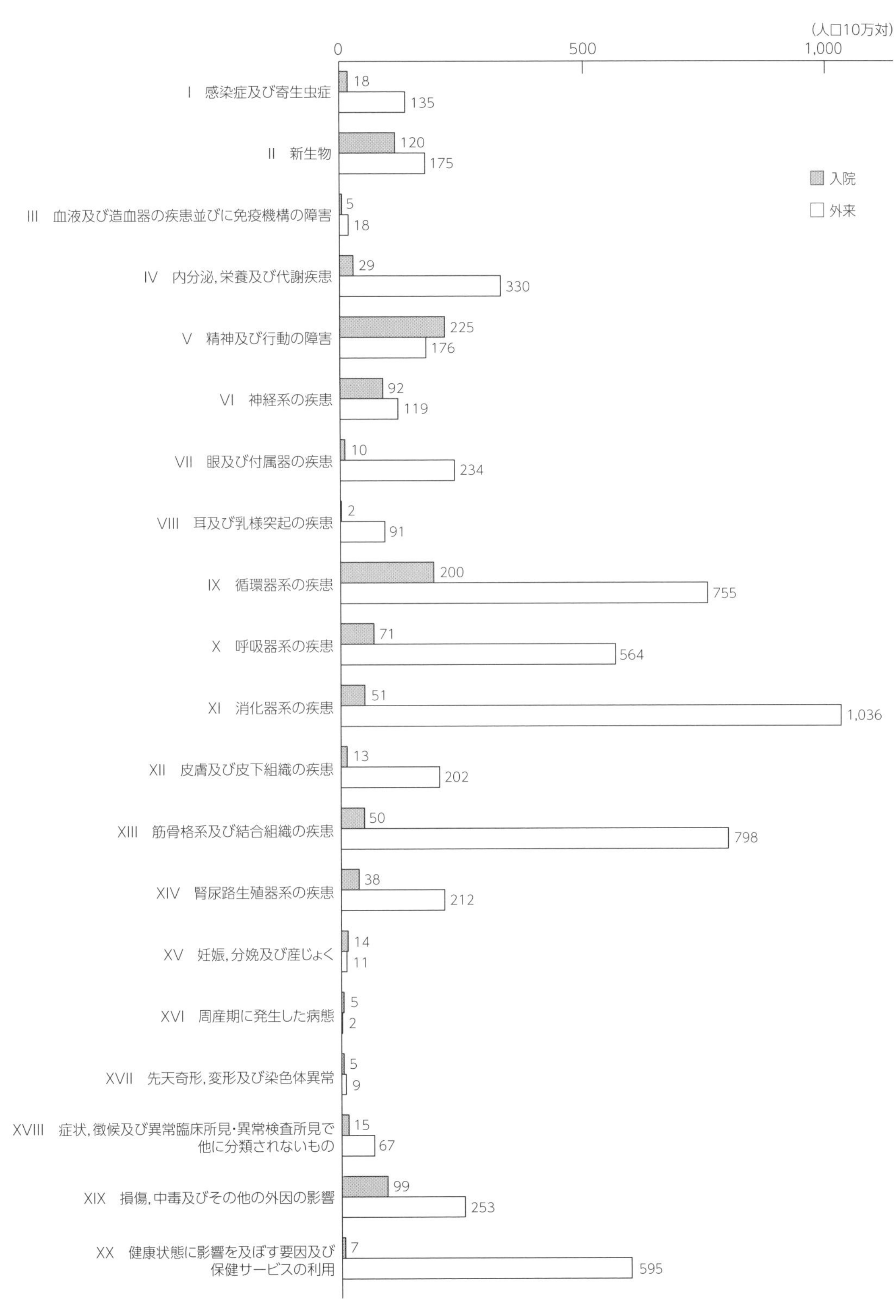

[資料]厚生労働省：平成23年患者調査

注：宮城県の石巻医療圏、気仙沼医療圏及び福島県を除いた数値である。

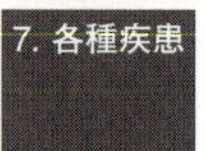

080

原子爆弾被爆者健康手帳の交付状況

広島と長崎では瞬時に30万人が亡くなったほか、100万人近い人が放射線の影響を受けた。今でも20万人近くが原子爆弾被爆者手帳を持ち、医療費助成や各種手当を受けている。

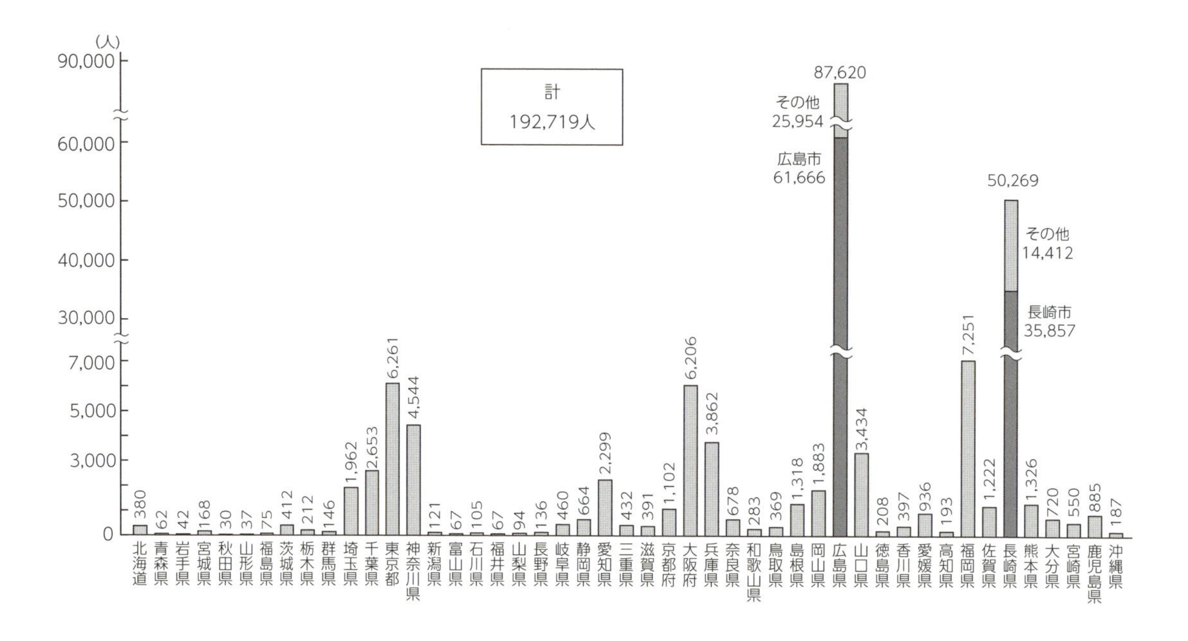

[資料]厚生労働省：被爆者援護施策に関するデータ(平成26年3月末現在)

Part V

保健指導

1　保健の概況

保健衛生水準が高くなっても、なかなか克服できない疾病がある。かつては成人病と言われていた生活習慣病である。その代表例が年間30万人以上が亡くなり死因のトップを走り続ける悪性新生物、悪性腫瘍などと言われるがんである。がんは“岩のように固いしこり”という意味を表す日本語である。胃がんや子宮がんなどは克服されつつあるとはいえ、まだまだ多い死亡数である。男性と女性は人口こそ半々なのに、がん死亡数は女性15万人に対して男性は22万人であったのは前パートで紹介したとおり。喫煙習慣の有無が影響すると言われており、私はそれを信じている。もちろん煙草を吸わなくとも隣の人が吸う副流煙の影響を受けるであろう。死因の第2位は心疾患であるが、これも同様に生活習慣病と言われている。死因の第3位は3年前までは脳血管疾患であったが、脳内出血死亡が減少し、最近は脳梗塞も減少したことにより順位が低下し、かつて4位であった肺炎が長寿化の影響で伸びてきて逆転している。肺炎は高齢者の疾患と思われがちであるが、体力や免疫力が低下すると若い人も気をつけなければならない。

2　保健師

日本の保健衛生水準が向上した理由は、人々の生活が豊かになり生活水準が向上し教育水準の高さと相まって保健概念が普及したからだけではない。保健師の活躍と保健所の存在が大きい。保健師は看護学に基礎を置いて、1年間の上乗せ教育で保健指導の学問を修める資格と日本では位置づけられている。看護師は世界中どの国にもある資格であるが、保健師は日本をはじめ先進国で保健の重要性を認識している国にしか存在しない。日本でも看護師が150年の歴史を持っているのに保健師は80年ほど前にようやく制度化された。全国の保健師は看護師としても働けるために病院で看護師として働いている者が多く、保健師として保健指導で活動する者は6万人しかいない。うち半分近くが市町村及び市町村保健センターなどで行政職員として活動し、7,000人ほどが都道府県とその保健所で活動している。都道府県保健師は保健福祉事業つまり直接の保健指導に3割､次いで地区管理、これは保健師の力の一つである地域社会のアセスメント能力を生かした仕事である。そして住民組織のコーディネートに従事しているが、そのほかに役所の仕事が4分の1を占めている。また市区町村では、保健指導が半分を占めていることが特徴である。

3　保健所

戦後日本の保健衛生水準の向上に力を発揮したもう一つのしくみは保健所であり、加えてミニ保健所とでもいうべき市町村保健センターがある。面積や人口の多寡、自治体の方針もあり地域に一律に配置されているものではないが、戦後の急性伝染病の撲滅、結核の減少、乳幼児死亡率の低減、栄養水準の向上、男女共同参画の推進などに果たしてきた役割は大きい。生活が豊かになったことや医学・医術の進歩などにより、国民の保健衛生水準は大きく向上した。全国486の保健所、2,477の市町村保健センター、市区町村が住民の保健指導や衛生監視にあたっている。その中心は保健師である。全国には3万人近い保健所職員がいるが、圧倒的に多い専門職は保健師で4分の1以上を占める。次いで薬剤師、獣医師、管理栄養士、医師などの専門職がおり、事務吏員も多数いる。これらの職種が協働して戦後の日本の保健衛生水準の向上に寄与してきたのである。

1. 保健師と保健所

081

都道府県保健所と市区町村における保健師の活動状況

行政分野の保健師の活動も都道府県と市区町村では保健福祉事業の比重が違い、市町村では保健福祉事業が半分以上を占める。ただ業務管理・連絡の割合はほぼ同じ。

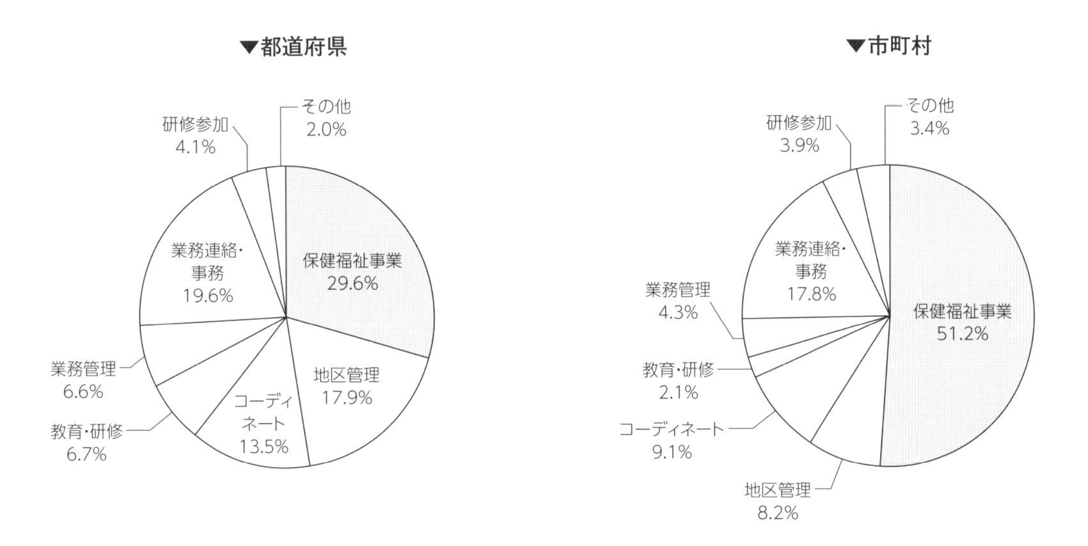

[資料]厚生労働省：平成24年度保健師活動領域調査

注；1) 保健福祉事業：家庭訪問、健康相談、健康教育等の実施と準備、整理等
2) 地区管理：地区管理のための情報収集・分析・管理・地峡、保健福祉計画の策定と進行管理、保健師活動計画、事業の企画・管理等
3) コーディネート：ケースへのサービスが総合的なものとなるための調整や地域ケア体制構築、整備、維持のための連携・調整
4) 業務管理：保険師業務を統括する者の管理的業務
5) 業務連絡・事務：業務に関係する連絡や保健福祉事業における助成・交付等の処理事務

1. 保健師と保健所

082

保健所の職種別常勤職員数

保健所の中核的な職種は保健師であり4分の1以上を占める。専門職の中で最大の集団である。また多くの専門職が働いている。

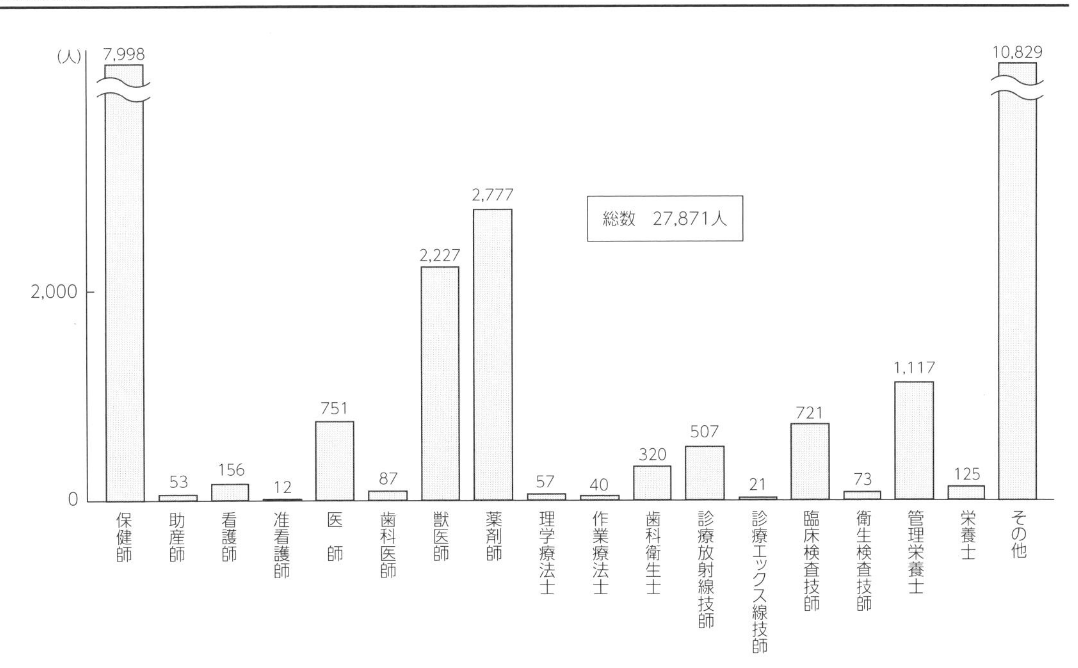

[資料]厚生労働省：平成25年度地域保健・健康増進事業報告

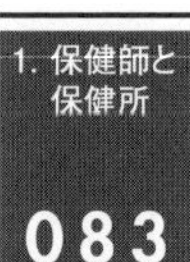

保健所・市町村保健センターの数

保健所と市町村保健センターは地域住民の健康を守る基幹施設であり、その配置は必ずしも人口に比例しているわけではなく、地域の広がりや自治体の方針もある。

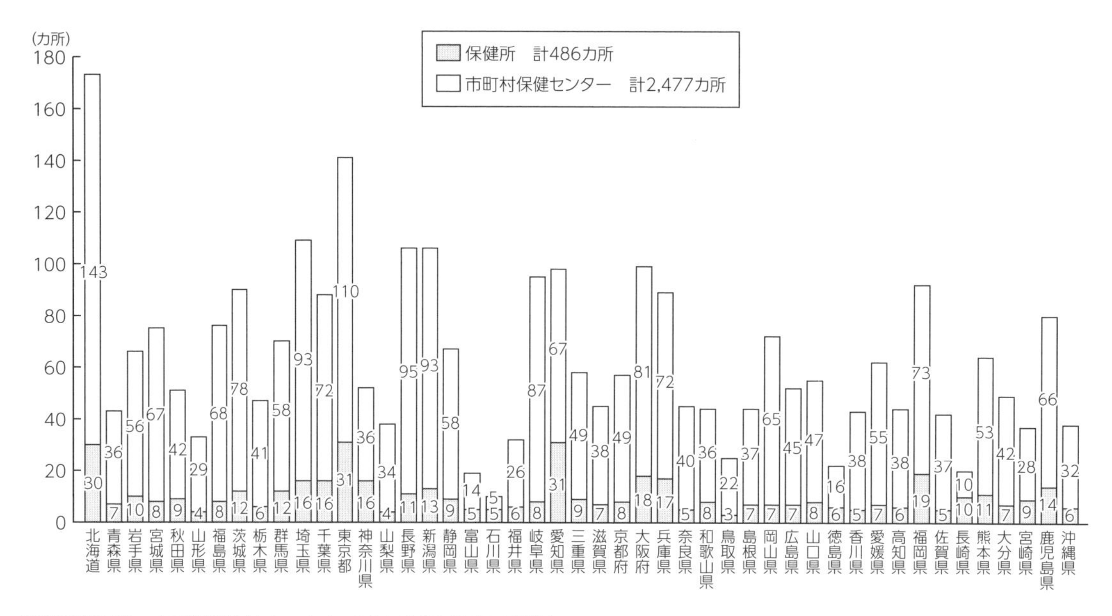

［資料］保健所数：全国保健所長会ホームページより平成27年7月12日現在
市町村保健センター数：厚生労働省健康局がん対策・健康増進課地域保健室調べ平成27年4月1日現在

注：指定都市、中核市、特別区と保健所政令市の保健所は、当該都道府県に加えた。

2. 保健指導内容

084

保健所における健康増進関係事業の内容別保健指導状況

今は生活習慣病対策が課題であるためか栄養指導とその運動指導が断然多い。禁煙指導も若干ではあるが増えている。長い期間で見たい。住民のニーズで変わってくる。

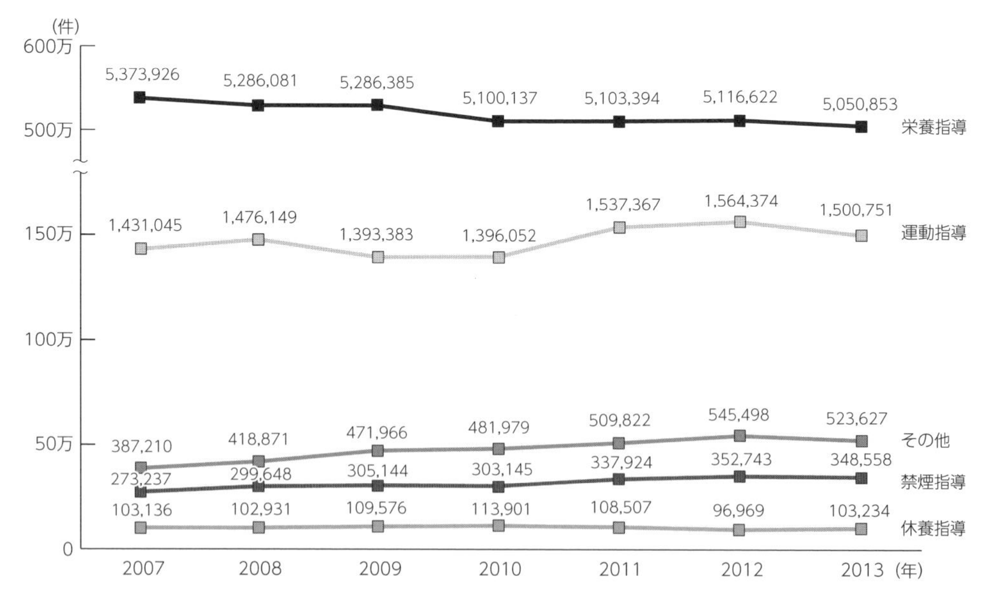

［資料］厚生労働省：平成25年度地域保健・健康増進事業報告

注：2010年度は、東日本大震災の影響により、岩手県の一部の市町村(釜石市、大槌町、宮古市、陸前高田市)、宮城県のうち仙台市以外の保健所及び市町村、福島県の一部の市町村(南相馬市、楢葉町、富岡町、川内村、大熊町、双葉町、飯舘村、会津若松市)が含まれていない。

2. 保健指導内容

085

保健所における歯科健診・歯科保健指導等の実施状況

歯科保健は保健所の大きな役割であるが、健診・保健指導以外の治療や予防処置は増減を繰り返し少し増加傾向であろうか。歯科口腔保健法の施行も大きいかもしれない。

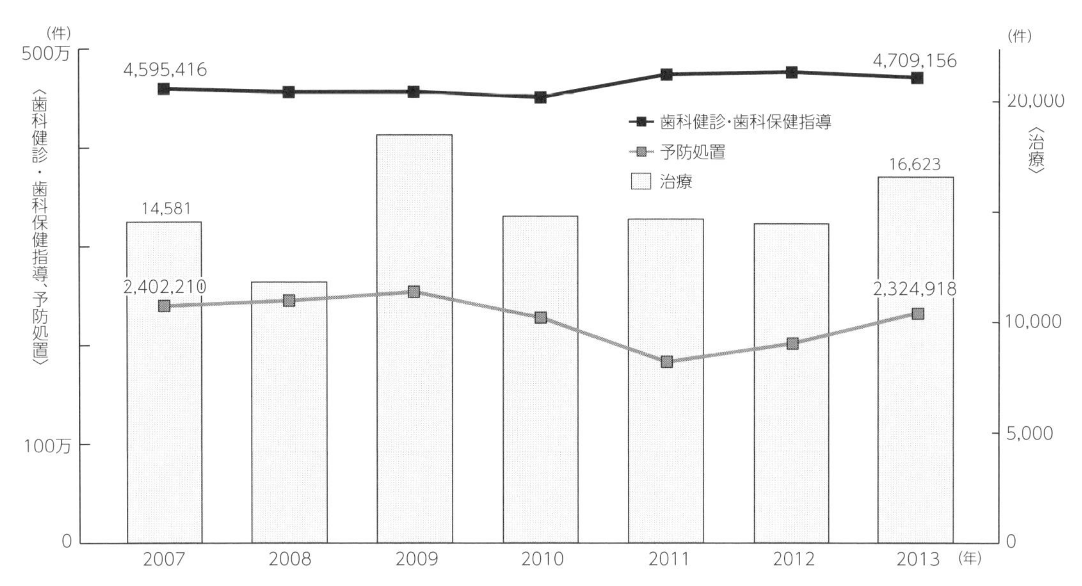

[資料]厚生労働省：平成25年度地域保健・健康増進事業報告

注：1)訪問によるものを除く。
2)2010年度は、東日本大震災の影響により、岩手県の一部の市町村(釜石市、大槌町、宮古市、陸前高田市)、宮城県のうち仙台市以外の保健所及び市町村、福島県の一部の市町村(南相馬市、楢葉町、富岡町、川内村、大熊町、双葉町、飯舘村、会津若松市)が含まれていない。

2. 保健指導内容

086

保健所における禁煙指導の実施状況

喫煙は健康にはよくないが諸般の事情から法律で禁止できない。健康増進法でも受動喫煙の防止にとどまっている。そこで喫煙者本人の納得いく個別指導を行うことが重要になる。

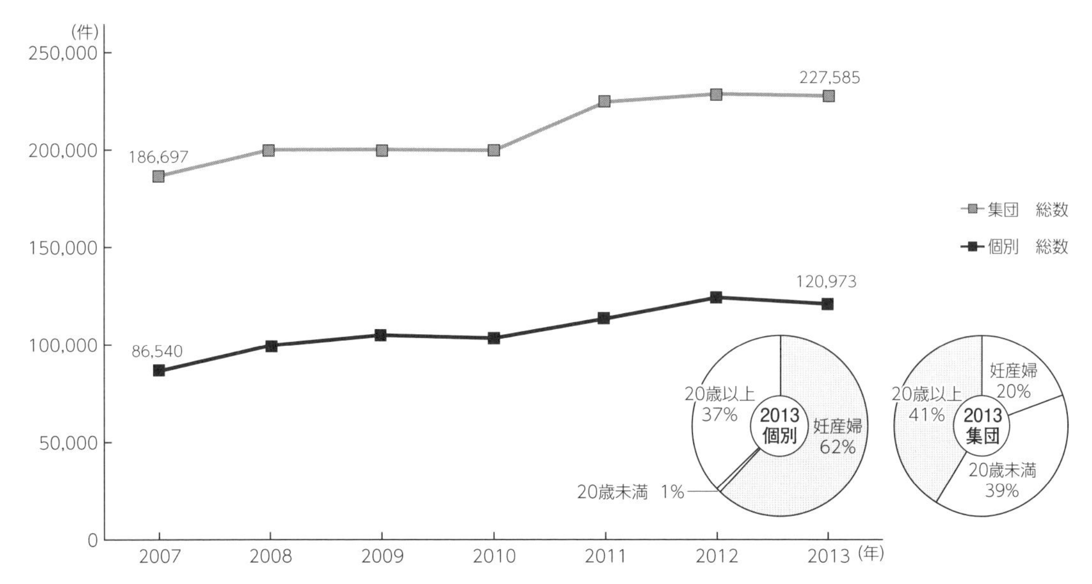

[資料]厚生労働省：平成25年度地域保健・健康増進事業報告

注：1)訪問によるものを除く。
2)2010年度は、東日本大震災の影響により、岩手県の一部の市町村(釜石市、大槌町、宮古市、陸前高田市)、宮城県のうち仙台市以外の保健所及び市町村、福島県の一部の市町村(南相馬市、楢葉町、富岡町、川内村、大熊町、双葉町、飯舘村、会津若松市)が含まれていない。

2. 保健指導内容
087

喫煙状況の国際比較

喫煙率による比較であり、男女を合計したため理論的には総和は200%である。先進国の中で日本は男性喫煙率がフランスに次いで高い。先進国には女性の喫煙率も高い国があるが自慢できない。

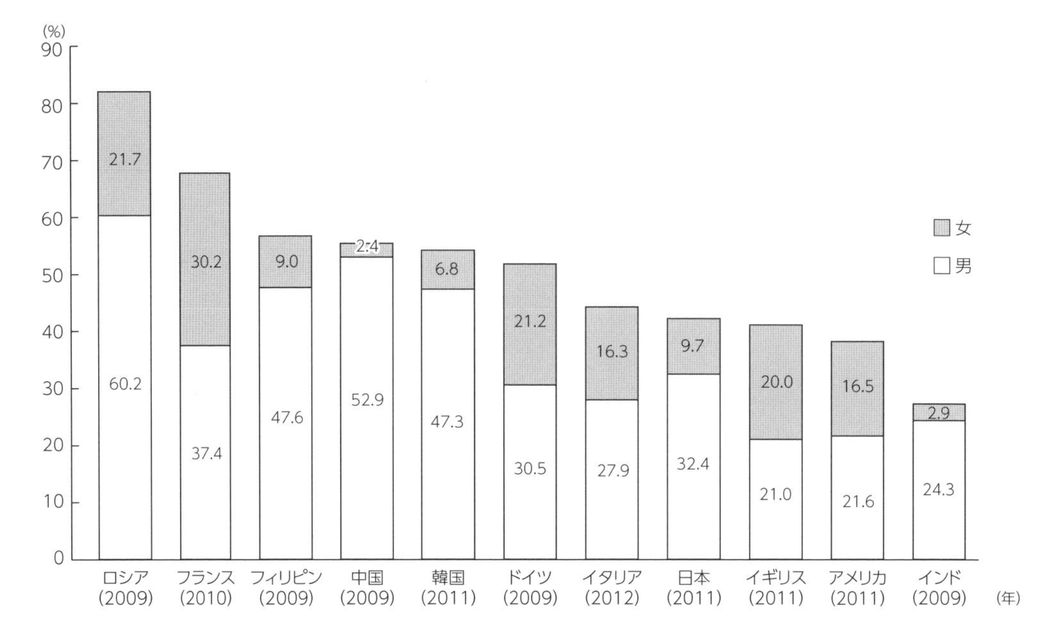

［資料］WHO：WHO report on the global tobacco epidemic, 2013

注：「current tobacco(cigarettes) smoking」(現在喫煙している者)の指標である。

2. 保健指導内容
088

肥満の状況

生活習慣病予防のためにも肥満指導は重要な役割である。全般的に男性の方が太っている。中高年男性の肥満も問題だが、若い女性がやせているのも問題。過剰なやせ願望は大問題。

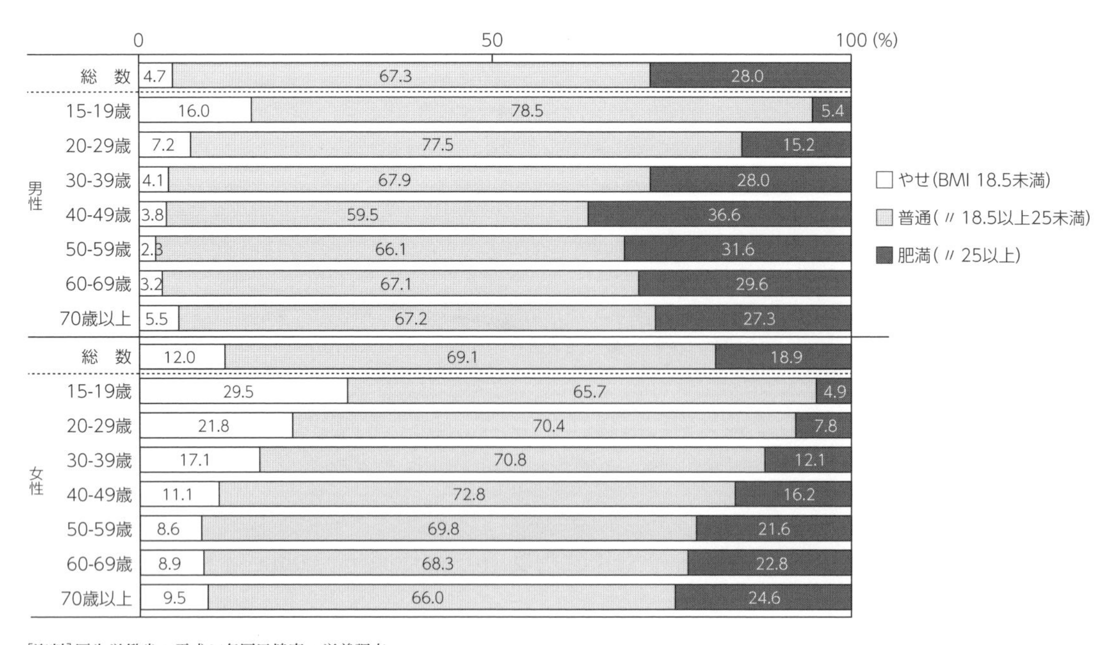

［資料］厚生労働省：平成24年国民健康・栄養調査

注：妊婦は除外した。BMI(Body Mass Index)＝体重 kg/(身長 m)^{2}を用いて判定した。

2. 保健指導内容

089

高血圧の状況

年をとれば動脈が硬くなるので血圧が高くなる。それに肥満等が重なれば大変なことになる。自分だけは例外と思わないで、若いうちから規則正しい生活に努めよう。

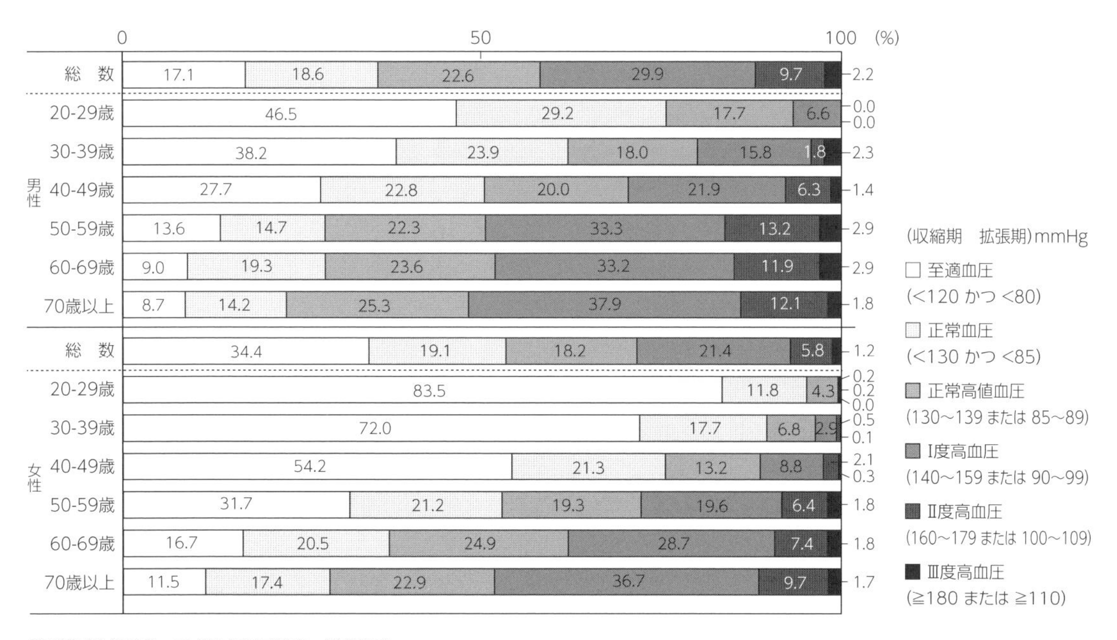

［資料］厚生労働省：平成24年国民健康・栄養調査
注：数値は2回の測定値の平均値を用いた。なお、1回しか測定できなかった者については、その値を採用した。

Column

ちょっと休憩⑥ 「梗塞」を１つの疾患としてとらえると？

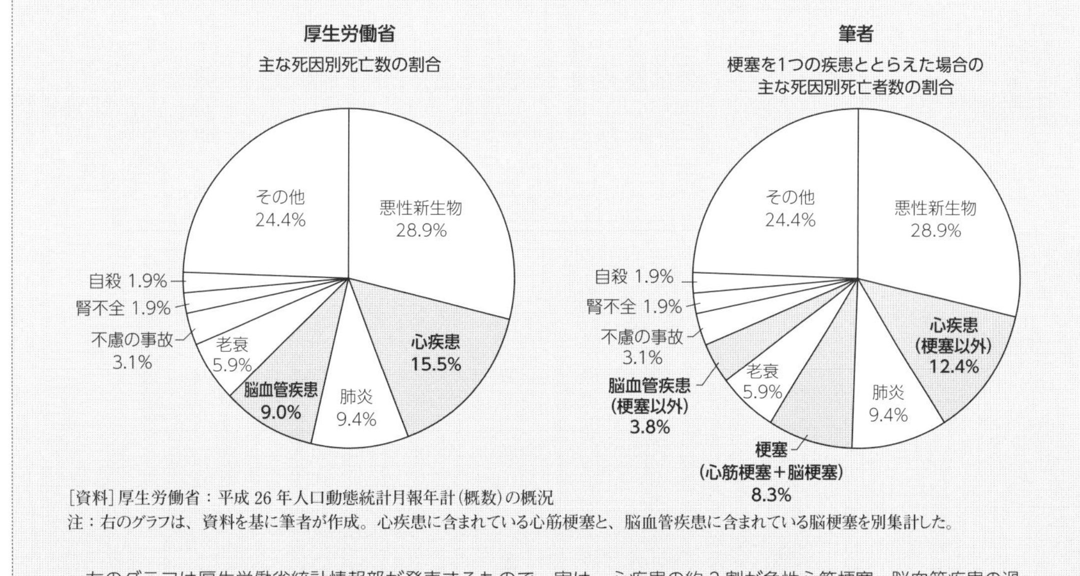

［資料］厚生労働省：平成 26 年人口動態統計月報年計（概数）の概況
注：右のグラフは、資料を基に筆者が作成。心疾患に含まれている心筋梗塞と、脳血管疾患に含まれている脳梗塞を別集計した。

左のグラフは厚生労働省統計情報部が発表するもので、実は、心疾患の約２割が急性心筋梗塞、脳血管疾患の過半数が脳梗塞である。これら梗塞性２疾患を「梗塞」というくくりでとらえなおすと筆者が作った右のグラフのようになる。部位別から原因別に見方を変えると、疾患対策にも新たな面が出てくるであろう。

Part
Ⅵ

介護

1　介護問題の発生と介護保険制度への転換

人々が長生きをするようになると、今までとは異なる問題が現れる。昔は平均寿命も短く退職して長くない期間で死亡していたが、長生きをするようになると生きがいの再創出とともに介護の問題が発生する。生きがいはともかく、介護の問題は超高齢社会を迎えた現在において我々に重くのしかかる。介護はかつて老人福祉法に基づき特別養護老人ホームやホームヘルパー制度により行われていたが､税金を基にした福祉の制度であるために、どうしても利用しづらいという声があった。

最近まで介護は家庭内で完結させるべきという風潮があった。現実に介護を担う大部分が女性であり、妻、娘、嫁の負担は大きかった。その介護負担を軽減するには介護を社会化して社会全体で担う工夫が必要である。そのために、社会保険方式として介護が身近な40歳以上の者が保険料を出して支え合い、各種の介護サービスを受けられるようにしたのが介護保険である。保険とすることで、利用者は制度を支える被保険者でもあり、全額を税金でまかなう方法より介護サービスを受ける側として心の負担が軽くなる。家族にとっても同様であり、これが個人レベルでの介護負担軽減に役立っている。

2　介護保険制度の成果

介護保険は、制度を保険の仕組みで運営することによって、多くの効果をもたらした。高齢者が「被保険者」つまり「制度を支える者」であることから、サービスを利用するハードルが下がった。また加えて、保険料という税金ではない別の財源を確保して財政基盤をより強固に構築した。このため、介護サービスが安定的に供給されること、それまで介護の多くを負担していた病院や診療所、医療保険各制度が治療と療養に集中できるようになったことなどである。医療が医療に特化できるためにも、介護に関する諸制度の充実は重要である。その介護を支えるのも多くの看護職であり、165万人の看護職のうち3万人程度が介護分野で働いている。看護職は介護分野でも一層の活躍が期待されている。

3　介護から保健への流れ

高齢になったら皆が介護を必要とするわけではない。介護保険で要介護または要支援の認定を受けている者は高齢者全体の18%程度であり、実際に介護保険サービスを受けている者はさらに3ポイント低い15%程度である。年をとれば要介護の割合は高くなるであろうが、すべての人が寝たきりになって亡くなるわけではない。最期まで寝たきりにならずに亡くなる高齢者も多い。介護予防の重要性が叫ばれる所以（ゆえん）である。保健師や看護師は高齢者施設における役割だけではなく、高齢者の介護予防や健康維持の面でも大いに期待される。亡くなる寸前まで健康で充実した人生を送れるように支援し、そういった元気な人々の割合を高めていくことが求められている。その人自身にとって素晴らしいことであり、国民負担軽減の面からも好ましいことである。

1.介護保険

090

介護保険サービス給付の種類

介護保険は高齢者の生活のすべての部門をカバーするのでメニューが多い。さらに予防と介護とに分かれているうえ市町村の地域支援事業もある。

	予防給付におけるサービス	介護給付におけるサービス
都道府県が指定・監督を行うサービス	◎介護予防サービス 【訪問サービス】 ○介護予防訪問介護* ○介護予防訪問入浴介護 ○介護予防訪問看護 ○介護予防訪問リハビリテーション ○介護予防居宅療養管理指導 【通所サービス】 ○介護予防通所介護* ○介護予防通所リハビリテーション 【短期入所サービス】 ○介護予防短期入所生活介護 ○介護予防短期入所療養介護 ○介護予防特定施設入居者生活介護 ○介護予防福祉用具貸与 ○特定介護予防福祉用具販売 *：2015年4月から2017年4月までに、市町村が実施する地域支援事業に移行	◎居宅サービス 【訪問サービス】 ○訪問介護 ○訪問入浴介護 ○訪問看護 ○訪問リハビリテーション ○居宅療養管理指導 【通所サービス】 ○通所介護 ○通所リハビリテーション 【短期入所サービス】 ○短期入所生活介護 ○短期入所療養介護 ○特定施設入居者生活介護 ○福祉用具貸与 ○特定福祉用具販売 ◎居宅介護支援 ◎施設サービス ○介護老人福祉施設 ○介護老人保健施設 ○介護療養型医療施設
市町村が指定・監督を行うサービス	◎介護予防支援 ◎地域密着型介護予防サービス ○介護予防小規模多機能型居宅介護 ○介護予防認知症対応型通所介護 ○介護予防認知症対応型共同生活介護（グループホーム）	◎地域密着型サービス ○定期巡回・随時対応型訪問介護看護 ○小規模多機能型居宅介護 ○夜間対応型訪問介護 ○認知症対応型通所介護 ○認知症対応型共同生活介護（グループホーム） ○地域密着型特定施設入居者生活介護 ○地域密着型介護老人福祉施設入居者生活介護 ○看護小規模多機能型居宅介護（旧・複合型サービス）
その他	○住宅改修	○住宅改修

市町村が実施する事業	◎地域支援事業 ○介護予防・日常生活支援総合事業 (1)介護予防・生活支援サービス事業 ・訪問型サービス ・通所型サービス ・生活支援サービス（配食等） ・介護予防支援事業（ケアマネジメント） (2)一般介護予防事業 ・介護予防把握事業 ・介護予防普及啓発事業 ・地域リハビリテーション活動支援事業 ・一般介護予防事業評価事業 ・地域介護予防活動支援事業 ○包括的支援事業 (1)地域包括支援センターの運営（従来のものに加え、地域ケア会議の推進等） (2)在宅医療・介護連携の推進 (3)認知症施策の推進（認知症初期集中支援チーム等） (4)生活支援サービスの体制整備（コーディネーターの配置等） ○任意事業

［資料］厚生労働省資料を基に作成

1.介護保険

091

第１号被保険者数の推移

介護保険の被保険者には65歳以上の第1号と40歳以上の第2号とがあり、第1号のうち団塊の世代が高齢者となった今は第1号被保険者が増えている。

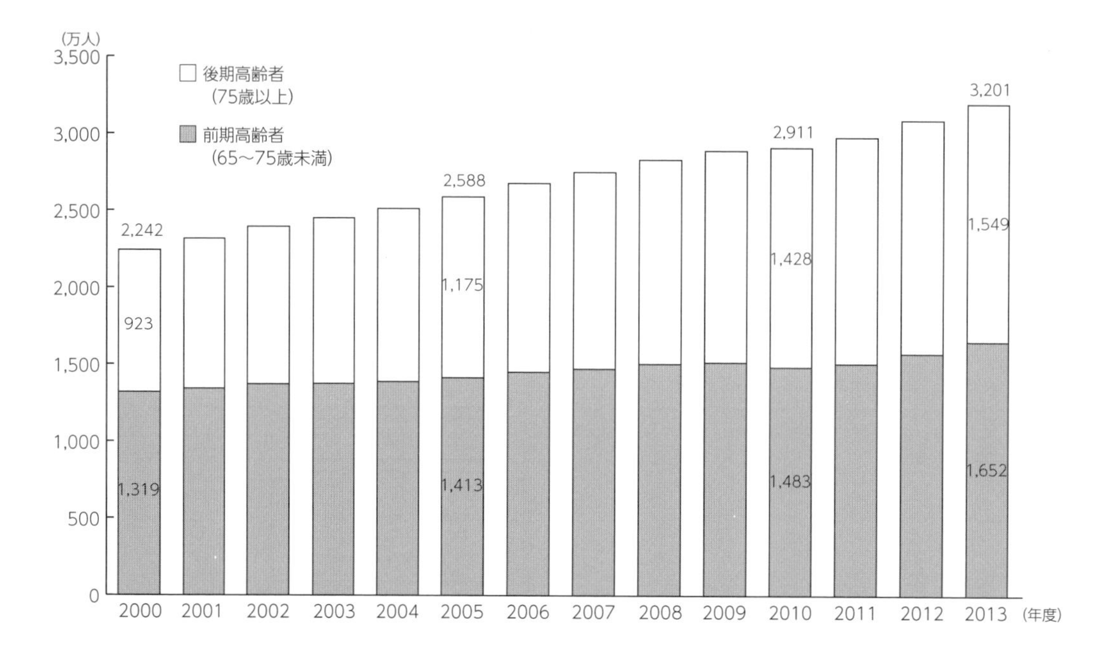

［資料］厚生労働省：平成25年度介護保険事業状況報告（年報）

1.介護保険

092

要介護・要支援度別認定者数の推移

高齢化が進むと要介護及び要支援の高齢者も増える。割合では高齢者全体の18%を占めるが、要支援者を除くと13%である。割合は少しずつ高くなっている。

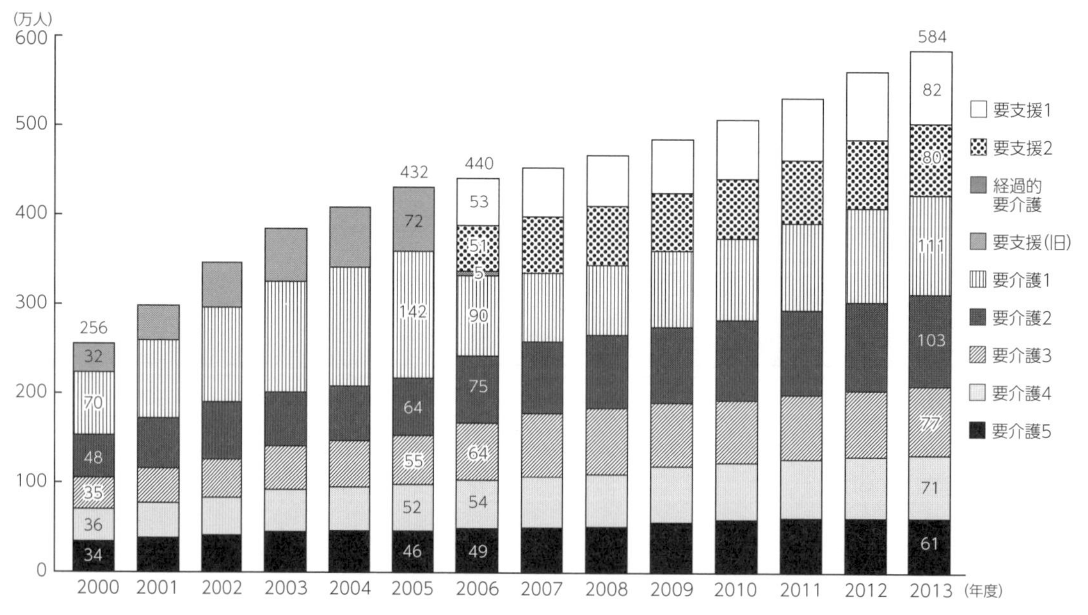

［資料］厚生労働省：平成25年度介護保険事業状況報告（年報）

注：東日本大震災の影響により、2010年度の数値には福島県内５町１村の数値は含まれていない。

1.介護保険

093

介護保険サービス受給者数の推移

要支援・要介護の認定を受けた者のうち実際にサービスを受けているのは83%である。これは全高齢者の15%に当たり施設入所者は同じく全高齢者の3%である。お年寄りの30人に1人は施設にいる。

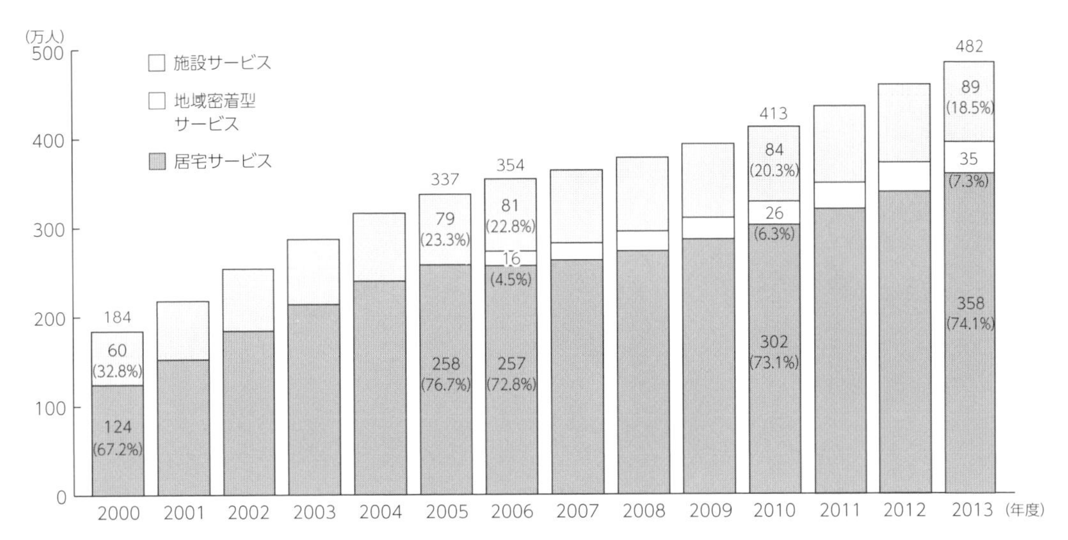

[資料]厚生労働省：平成25年度介護保険事業状況報告(年報)

注：1)(　)は各年度の構成比。
2)各年度とも3～2月サービス分の平均(但し、2000年度については、4～2月サービス分の平均)。
3)2006年度の地域密着型サービスについては、4～2月サービス分の平均。
4)受給者数は、居宅サービス、地域密着型サービス、施設サービス間の重複利用がある。
5)東日本大震災の影響により、2010年度の数値には福島県内5町1村の数値は含まれていない。

1.介護保険

094

第1号被保険者1人当たり給付費の推移

年間に介護保険から支給された総給付費を第1号被保険者数で割ったもの。1人当たり給付費は増加し、介護保険制度創設当初の1.8倍程度になっている。長寿化は重度化につながる。

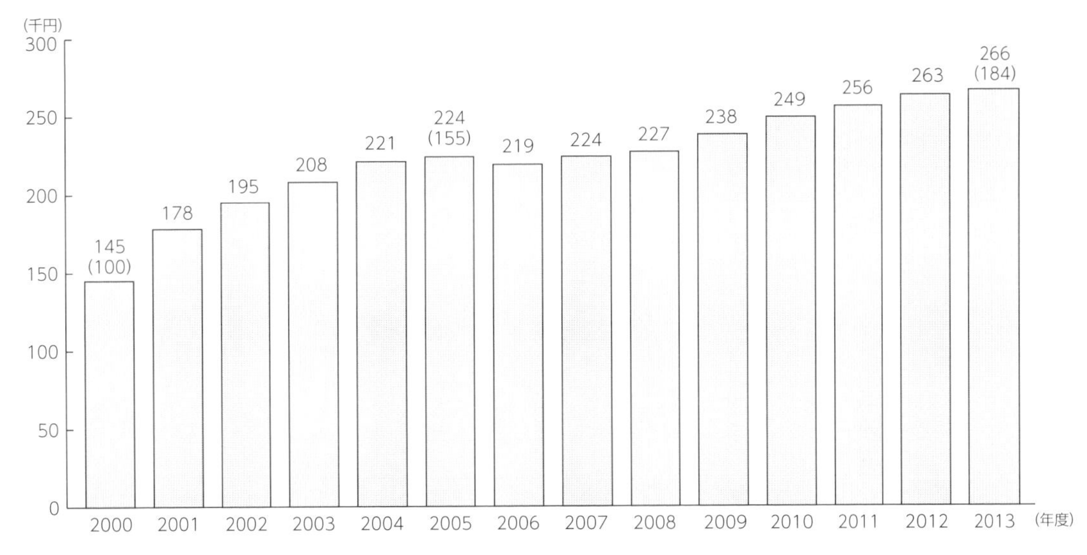

[資料]厚生労働省：平成25年度介護保険事業状況報告(年報)

注：1)(　)は2000年度を100とした場合の指数。
2)各年度の給付費累計(高額介護サービス費、高額医療合算介護サービス費、特定入所者介護サービス費を含む)を各年度末の第1号被保険者数で除している。
3)東日本大震災の影響により、2010年度の数値には福島県内5町1村の数値は含まれていない。

2.施設サービス

095

介護保険各施設の要介護度別在所者割合

福祉施設では「終の住処（ついのすみか）」という意識があるのか重度の人が多い。老人保健施設では要介護1・2の人も多い。医療施設では要介護4・5の人が9割である。

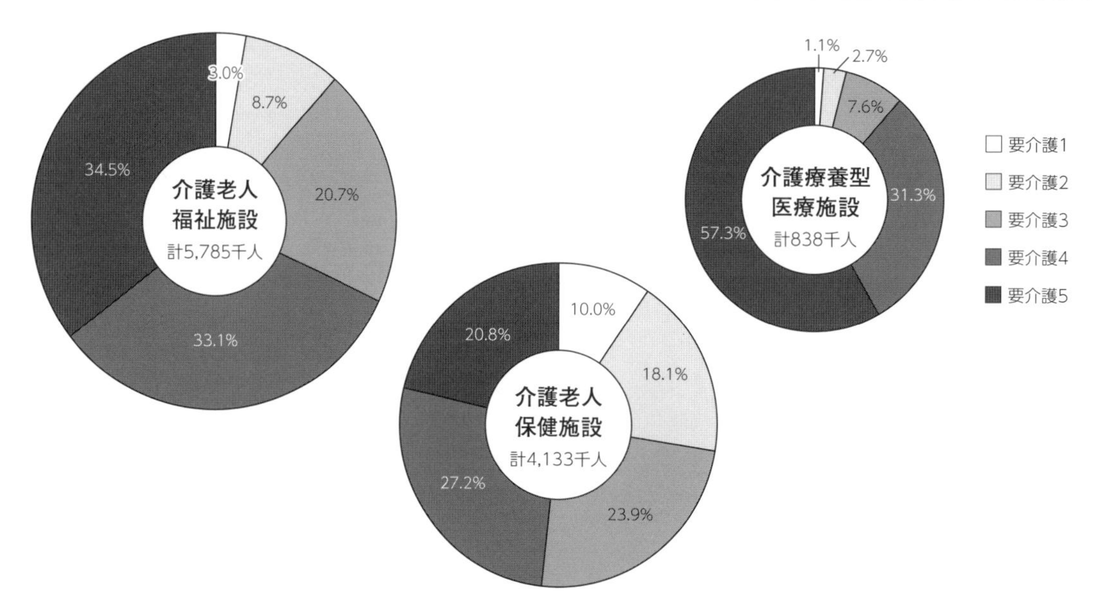

［資料］厚生労働省：平成25年度介護保険事業状況報告（年報）

注：同一月に2施設以上でサービスを受けた場合、施設ごとにそれぞれ受給者数を1人と計上するが総数には1人と計上しているため、3施設の合算と総計が一致しない。

2.施設サービス

096

介護保険各施設の常勤換算従業者数

介護の現場では福祉から医療まで多くの分野にまたがる。なかでも介護職員が圧倒的に多い。そこでも看護師や准看護師などの医療職が大きな役割を果たしている。

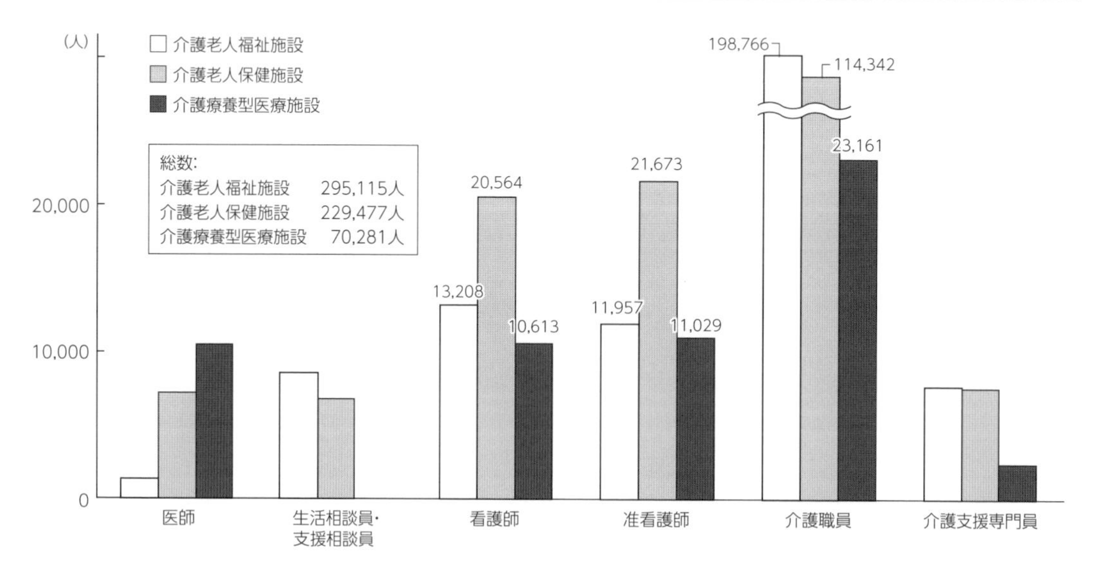

［資料］厚生労働省：平成25年介護サービス施設・事業所調査

注：1）従事者不詳の事業所を除いて算出した。
2）介護療養型医療施設には介護療養病床を有する病棟の従事者を含む。
3）看護師には保健師を含む。
4）主な職種のみを掲載している。

3.訪問看護ステーション

097

訪問看護ステーション数・利用者数の推移

介護保険の目玉のひとつが訪問看護ステーションである。制度開始当初しばらくは順調に増加を続けていたが、最近は統計の手法変化もあり停滞していた。2012年度以降は報酬改定が伸びにつながり、2015年は約8,000と見込まれる。

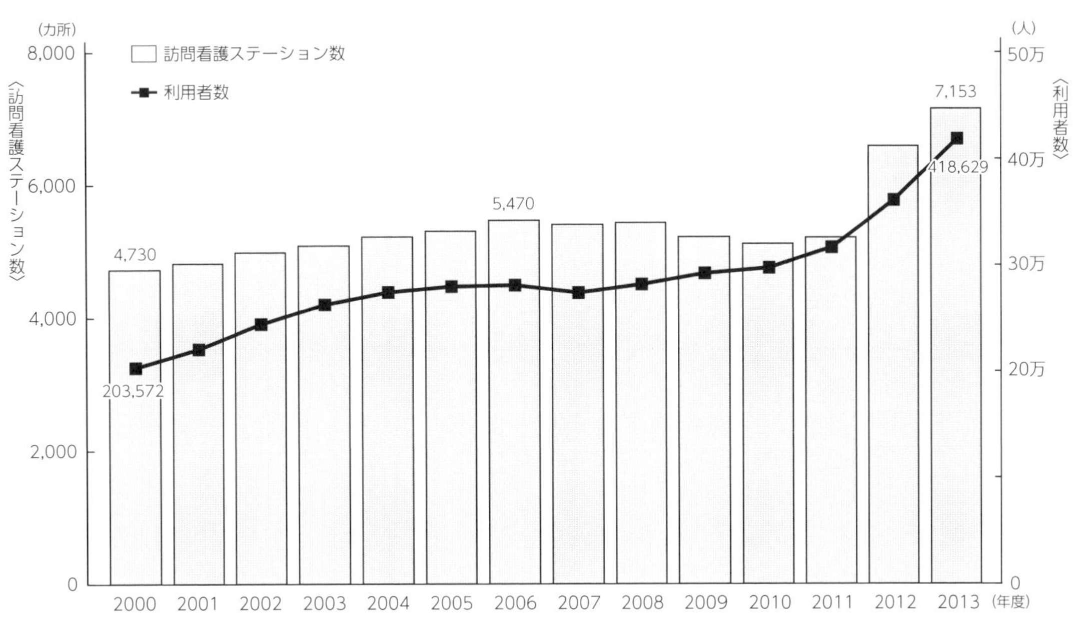

[資料]厚生労働省：介護サービス施設・事業所調査(各年)

注：2009年以降の各年は、調査方法の変更等による回収率変動の影響を受けているため、数量を示す実数は前年以前と単純に年次比較できない。

Column

ちょっと休憩⑦　介護保険の総費用の推移

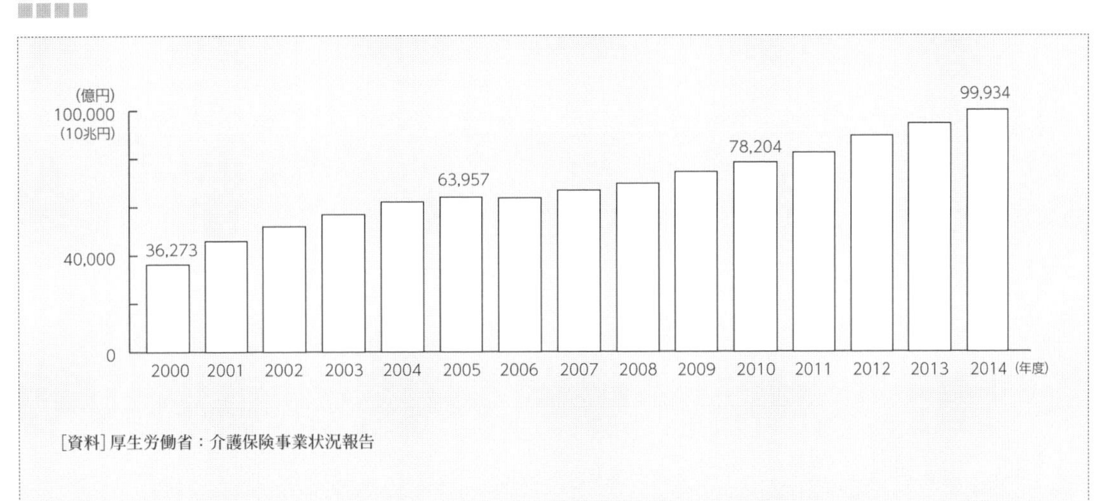

[資料]厚生労働省：介護保険事業状況報告

我々は 10 兆円近くを介護に使っている。高齢化を迎えて介護保険に要する費用が大きく増えていることを理解してほしい。このうち税金と保険料が 9 割、利用者の自己負担が 1 割である。税金と保険料は半々の割合である。消費税率を引き上げた意味が目で見て実感できるであろう。

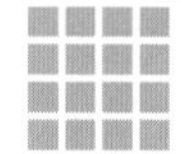

Column

ちょっと休憩⑧　国家最大の課題?!　認知症

2012年に462万人の認知症高齢者がいるというデータが発表された時はショックであった。それまでは300万人と思われていたから、実際は1.5倍にもなっていたのである。現在は500万人を超えているであろう。2025年には730万人となり、日本の人口が1億人を割り込む2050年には1,000万人となろう。ということは、本人と支える配偶者、子まで合わせると、3,000万人の人が認知症看護、介護と向き合い国民の3割にも及ぶ。これを国家最大の課題と言わずとして何と言う。

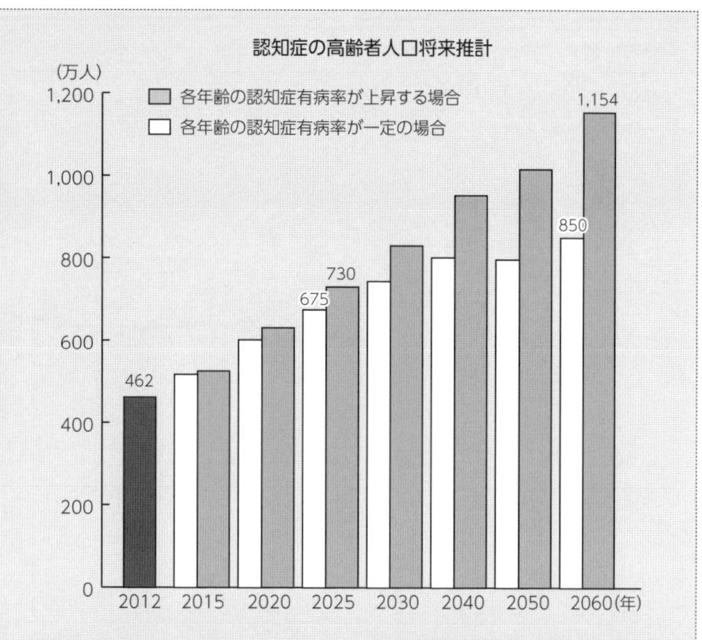

［資料］日本における認知症の高齢者人口の将来推計に関する研究（平成26年度厚生労働科学研究費補助金特別研究事業 九州大学 二宮教授）による速報値

Part
Ⅶ

福祉

Part Ⅶ
解説

1　福祉は個人の尊重と尊厳

少子高齢人口減少社会の日本を支えるためにも、医療や保健とともに福祉の充実は必要である。福祉とは哀れみや同情ではなく、人々が人生の目的を達成し、自己実現を図ることを支援することである。社会福祉の充実により、人々の生活不安が解消され、個性豊かな人生を送れるようになる。我々は福祉や保健、医療、年金、労働行政などを合わせて社会保障と呼んでいるが、福祉の基本は、日本国憲法第13条の「すべて国民は、個人として尊重される」という条文であり、生活保護を基盤とする生存権や公衆衛生・社会福祉などの国家の責務を定めた第25条である。

2　ノーマライゼーション

福祉施策の基本は、障害のある人もない人も、高齢者も若い人も、ともに住み慣れた地域や家庭で個人としての尊厳を持って、個性を活かした生活が送れるように支えるノーマライゼーションである。自らの責任を原則としつつ、自らの努力だけでは自立した生活を維持できない場合には公的施策が責任を持って対応することとなる。このため住民に身近な市区町村が福祉行政を推進することが求められており、都道府県や国がこれをバックアップする。そしてこの基盤体制の下、住民の多様なニーズに合わせた福祉の提供主体とサービス内容の多元化を進め、民間事業者の創意をも活かしたさまざまな福祉サービスの展開により、住民一人ひとりの福祉需要にきめ細かに応えることを目指している。

3　福祉分野の改革の動き

このような保健医療福祉の持続的安定のために消費税が導入され、2014年4月からは消費税率が再度上がった。消費税は医療など社会保障のみに使われるものであるが、気をつけてほしいのは、社会保障は消費税のみでまかなわれるものではないということである。逆は必ずしも真ではない。社会保障は消費税のみでまかなわれると言う人もいるが、間違いであり、第一、不可能である。

現在、国においては、戦後の福祉制度を評価しつつ、福祉は利用者本位であることをより鮮明にした新しい福祉制度を目指す社会福祉基礎構造改革を推進している。

利用者本位の福祉システムを構築する目的で、社会福祉法の下、利用者保護のために日常生活自立支援事業、苦情解決、利用契約の説明、契約書面交付、福祉サービスに関する情報公開、第三者評価などを進め、利用者が選択できる福祉サービスを提供することとしている。さらに都道府県と市区町村の地域福祉計画の策定などにより福祉の基盤整備も進んでいる。なお、情報公開については、独立行政法人福祉医療機構のWAM NETというホームページを中心とした情報網が有効なことから、その普及を進めている。

4　福祉人材の重要性

福祉で必要なことは質の高いサービスの提供であり、資質の高いマンパワーの養成確保が重要である。福祉の相談と援助については、大学で福祉の教育を受けた後に国家試験に合格した社会福祉士が、専門高度な介護実施については、2年間の介護教育を受け厚生労働大臣免許を受けた介護福祉士が存在する。これら国家資格を有する福祉実務者の活躍が期待される。処遇の向上により、よりよい人材を確保すれば、福祉サービスの質が向上していくことであろう。

1.福祉の体制

098

社会福祉施設等の従事者数

看護や医療とは切っても切れない福祉である。福祉も医療と同様に多くの職種が担っている。多いのは保育所の保育士、介護施設の介護職員などであるが、看護職も多いことがわかる。

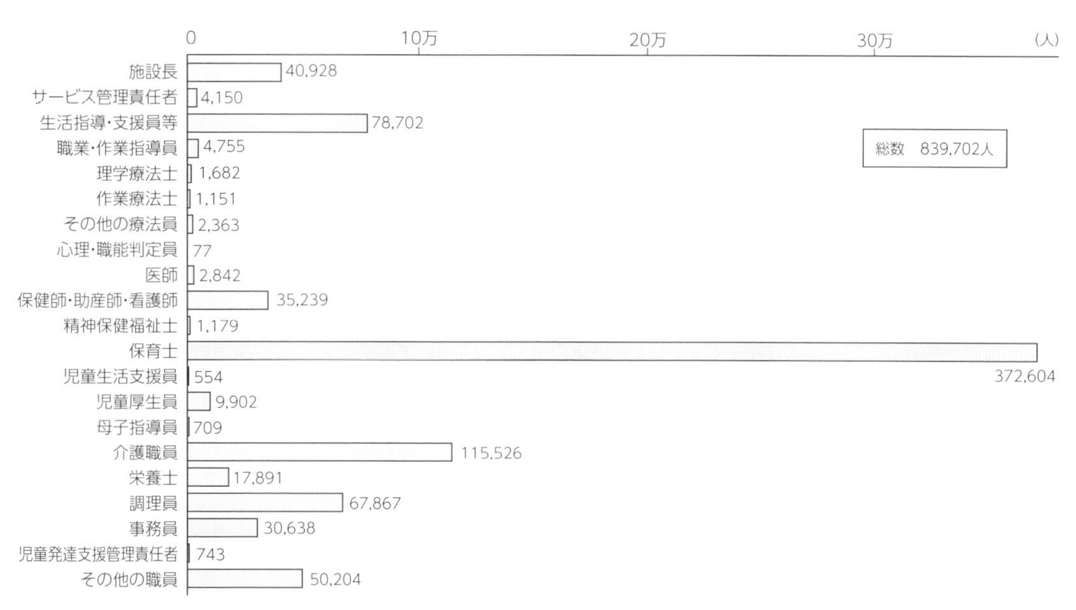

[資料]厚生労働省：平成25年社会福祉施設等調査報告

注：従事者数は常勤換算のもの。生活指導・支援員等には、生活指導員、生活支援員、児童指導員、児童自立支援専門員が含まれるが、保護施設及び婦人保護施設は生活指導員のみである。

1.福祉の体制

099

社会福祉法人数の推移

医療に医療法人制度があるように、福祉には社会福祉法人制度がある。福祉の需要の増加で介護関係を中心に増えている。2011年が急増しているように見えるのは震災時の統計処理。

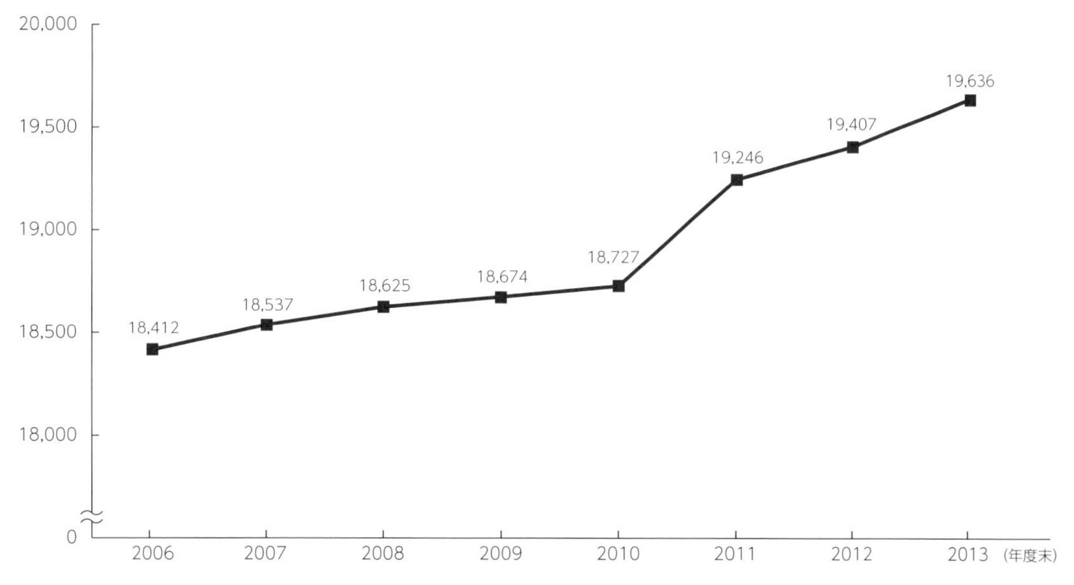

[資料]厚生労働省：福祉行政報告例(各年度末)

注：1)2つ以上の都道府県の区域にわたり事業を行っている法人(厚生労働大臣及び地方厚生局長所管分)は含まれていない。
2)2010年度は、東日本大震災の影響により、福島県(郡山市及びいわき市以外)を除いて集計した数値である。

1.福祉の体制 100

社会福祉士数・介護福祉士数の推移

福祉分野の国家資格である社会福祉士と介護福祉士は1988年の制度創設以来年々増加しているが、資格取得者数であり従事者数ではない。特に介護福祉士は大きくかい離する。

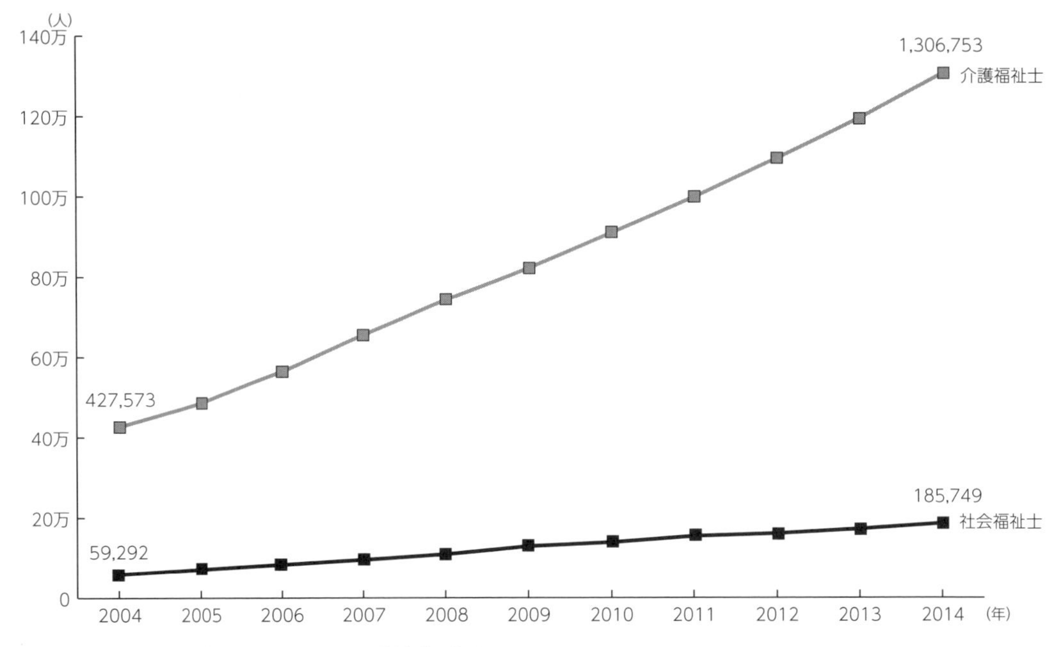

[資料]公益財団法人社会福祉振興・試験センター：登録者数の状況

1.福祉の体制 101

民生・児童委員数の推移

住民に身近な民生委員は児童委員を兼ねており、地域住民の福祉ニーズを把握する重要な役割を持つ。厚生労働大臣が任命する名誉職であるが定数を満たしていない。

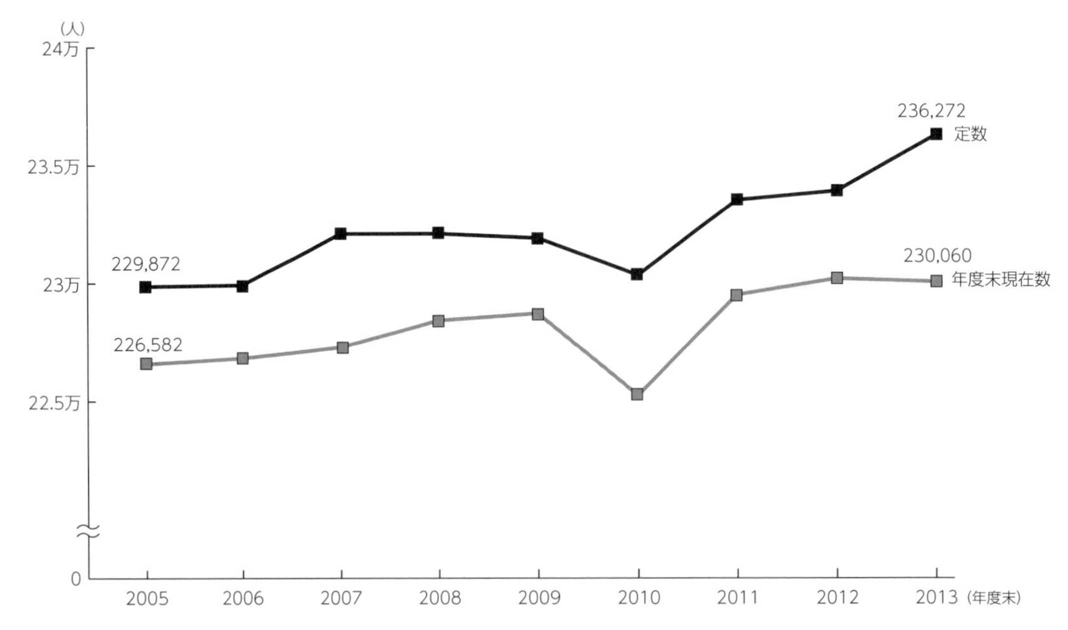

[資料]厚生労働省：福祉行政報告例(各年度末)

注：2010年度は、東日本大震災の影響により、福島県(郡山市及びいわき市以外)を除いて集計した数値である。

2. 児童福祉

102

児童相談所における相談対応件数

児童福祉行政の最前線である児童相談所は相談から虐待児の保護まで幅広い任務を持つ。少子化を迎えても相談件数は減少しない。障害、養護に関する相談が多い。

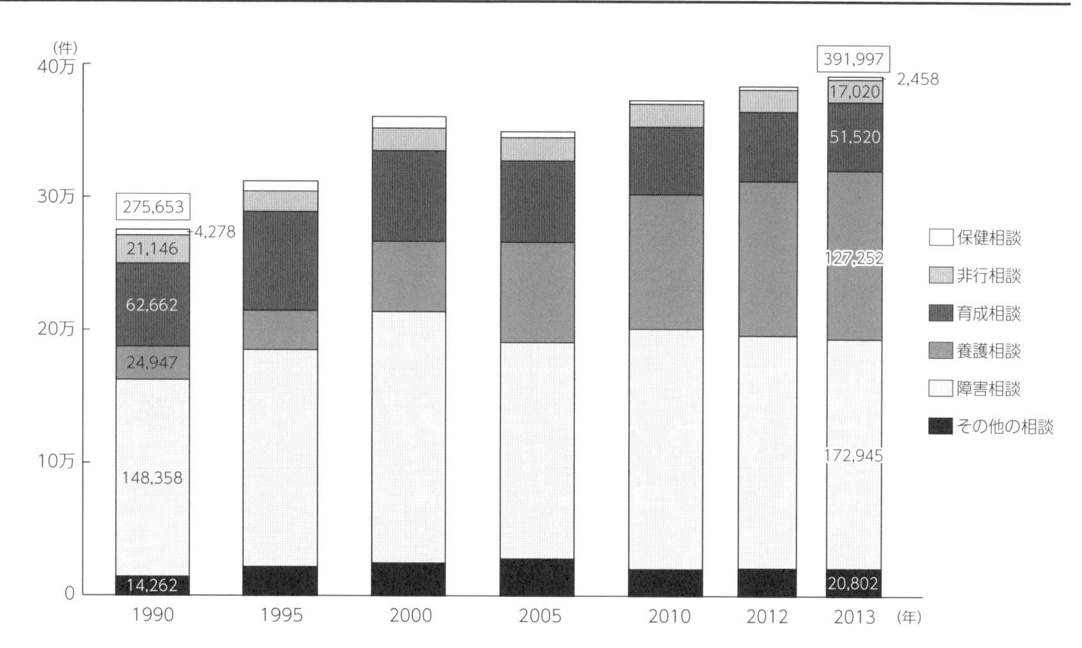

[資料]厚生労働省：福祉行政報告例(各年)

注：2010年度は、東日本大震災の影響により、福島県(郡山市及びいわき市以外)を除いて集計した数値である。

2. 児童福祉

103

児童虐待相談対応件数の推移

虐待が増加したのではなく顕在化したのであろう。虐待には多様な原因があるが、愛する我が子を虐待せざるを得ない親の側も多くの困難を抱えている。この連鎖を断ち切りたい。

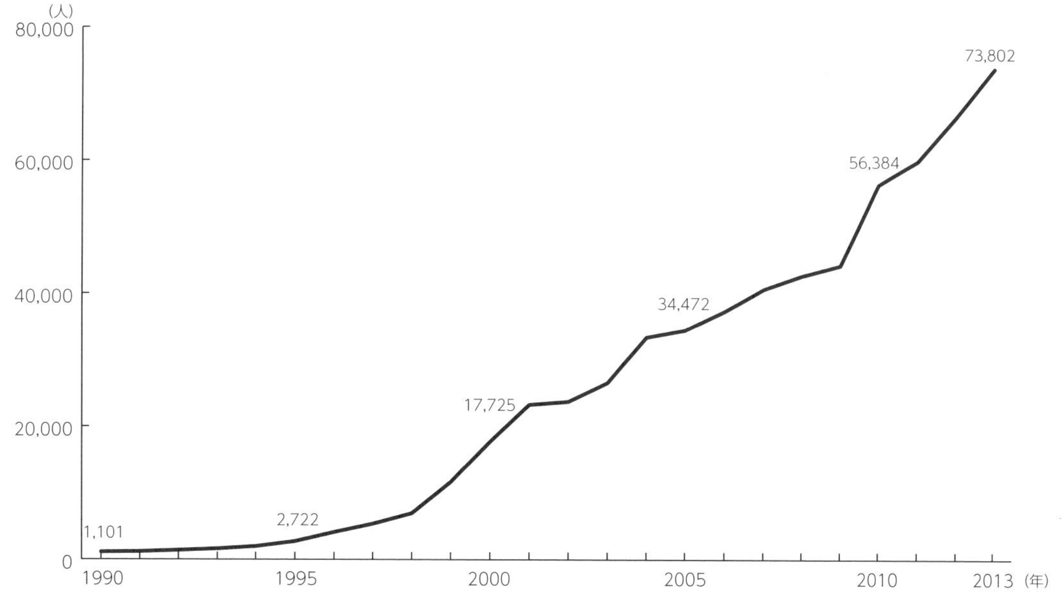

[資料]厚生労働省：福祉行政報告例(各年)

注：2010年度は、東日本大震災の影響により、福島県(郡山市及びいわき市以外)を除いて集計した数値である。

2. 児童福祉

104

虐待を受けた子どもの年齢構成の推移

虐待は103のごとく総数が伸びているので年齢構成比で変化をみることに意味は少ないが、変化があまりなくどの年齢層でも見受けられる、つまり増えているのは重大なことである。

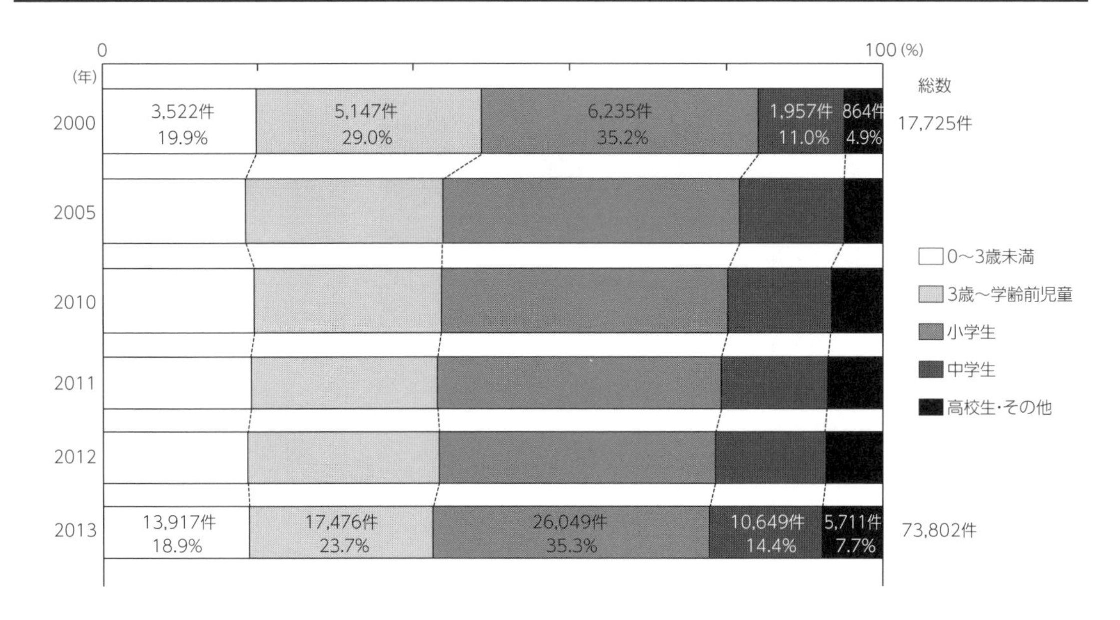

［資料］厚生労働省：平成25年度福祉行政報告例

注：2010年度は、東日本大震災の影響により、福島県（郡山市及びいわき市以外）を除いて集計した数値である。

2. 児童福祉

105

虐待の内容別相談件数の推移

さらに内容でみると、総数が伸びている中で心理的虐待の件数が多いのが気になる。児童虐待防止法ができる前は刑法だけしかなく、これには対応できなかったこともあろう。

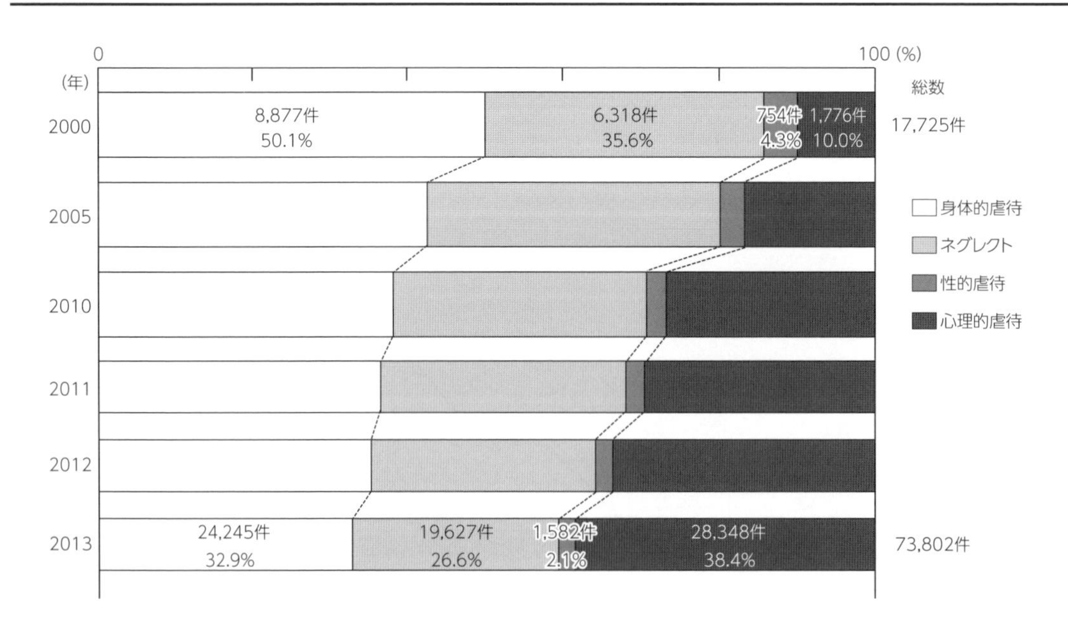

［資料］厚生労働省：平成25年度福祉行政報告例

注：2010年度は、東日本大震災の影響により、福島県（郡山市及びいわき市以外）を除いて集計した数値である。

2. 児童福祉

106

児童扶養手当受給者数の推移

親が1人の家庭に支給される手当で母子世帯の大きな経済的支えであったが、父子世帯にも拡充された。6%は父子世帯であり施策の拡充が役に立ったことがわかる。

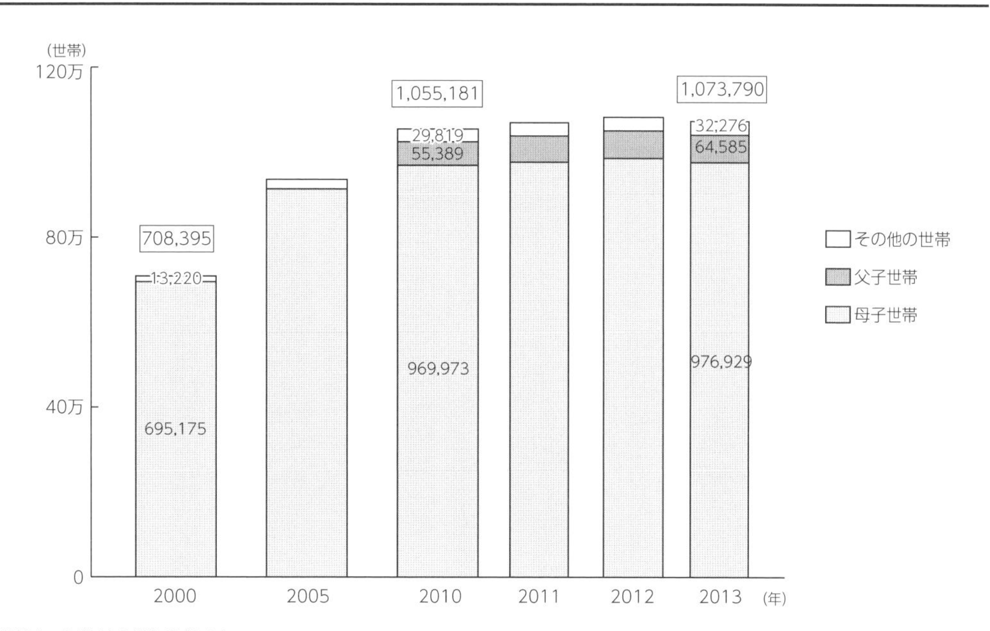

[資料]厚生労働省：福祉行政報告例(各年)

注：1)父子世帯への支給は2010年8月より開始。
2)2010、2011年度は、東日本大震災の影響により、福島県(郡山市及びいわき市以外)を除いて集計した数値である。

2. 児童福祉

107

特別児童扶養手当受給者数の障害別推移

障害を持つ児童のいる家庭への大きな支えであり、20歳を過ぎると額が多い本人の障害基礎年金へと結びつく。精神障害の多くは知的障害の児童である。

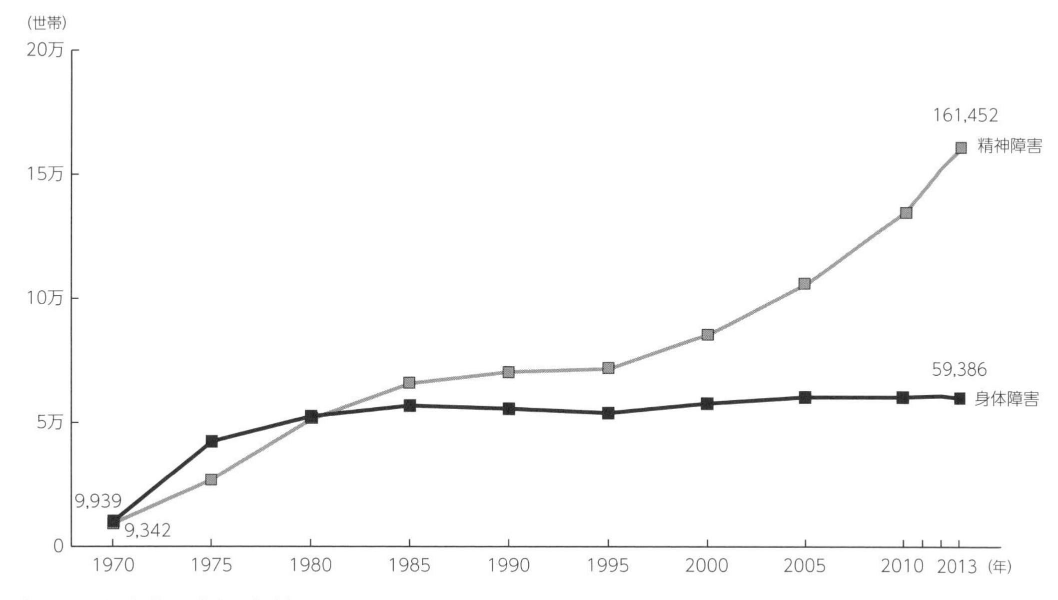

[資料]厚生労働省：福祉行政報告例(各年)

注：1)2010年度から、精神障害の区分を変更した。
2)2010、2011年度は、東日本大震災の影響により、福島県(郡山市及びいわき市以外)を除いて集計した数値である。

2. 児童福祉

108

保育所数・定員・在所児数の推移

少子化だから保育所は減ってもいいとの誤解がある。少子化だからこそ子育ての環境づくり充実のために保育所が必要である。認可施設ではない保育サービスもある。定員過剰が問題。

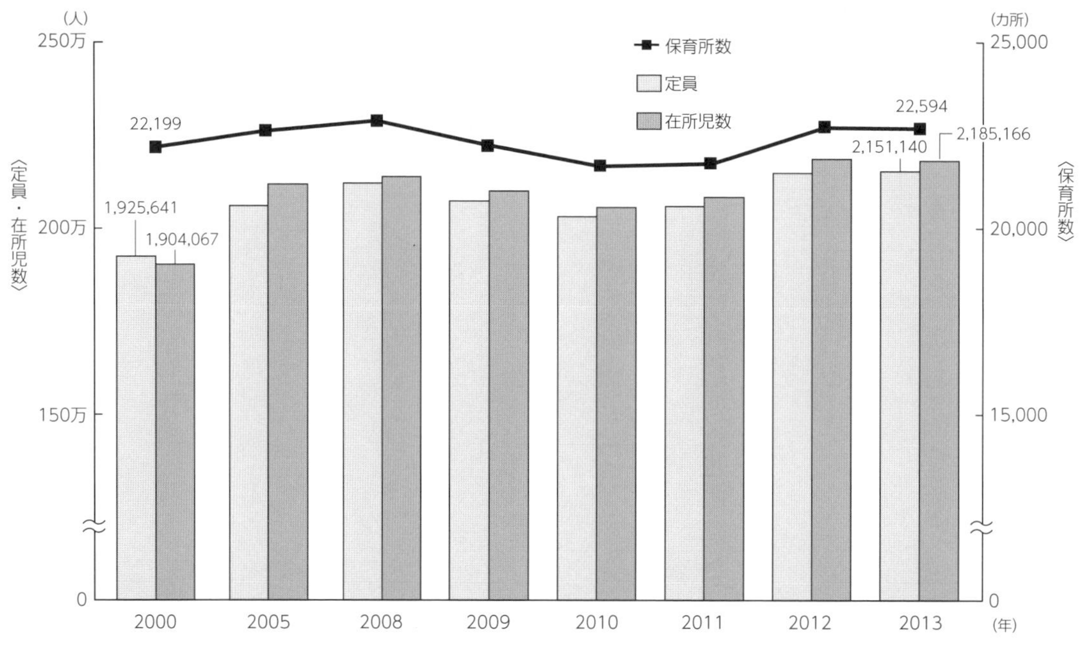

［資料］厚生労働省：社会福祉施設等調査報告(各年)

3. 障害福祉

109

障害者各手帳所持者等割合の推計

身体障害者手帳は施策を受けるための基本であるが、療育手帳と精神障害者保健福祉手帳は必須要件ではなく任意である。重複して持つ者も多い。

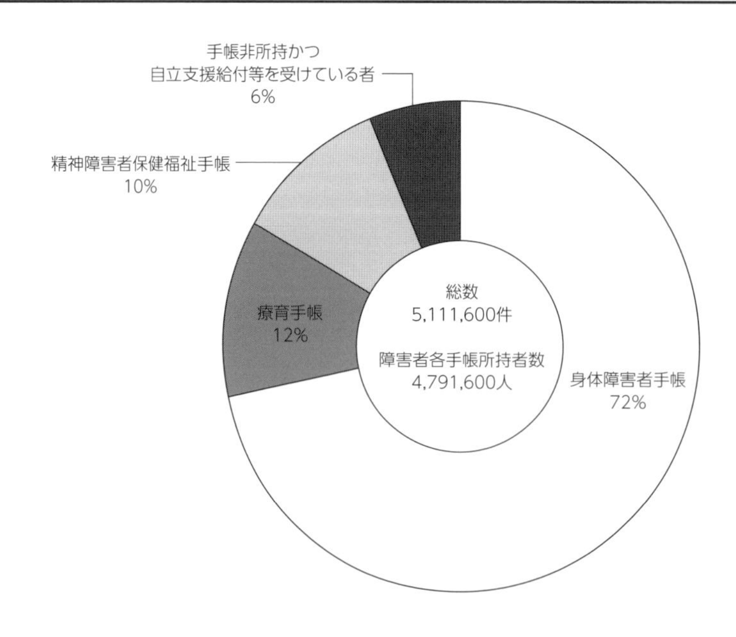

［資料］厚生労働省：平成23年生活のしづらさなどに関する調査(全国在宅障害児・者等実態調査)

注：複数回答。

3. 障害福祉

110

身体障害者数の推移／総数、種類別

身体障害者のうち多いのが肢体不自由であり、次いで内部障害である。高齢化が進むと加齢に伴う肢体不自由や内部障害などの方が増加するであろう。

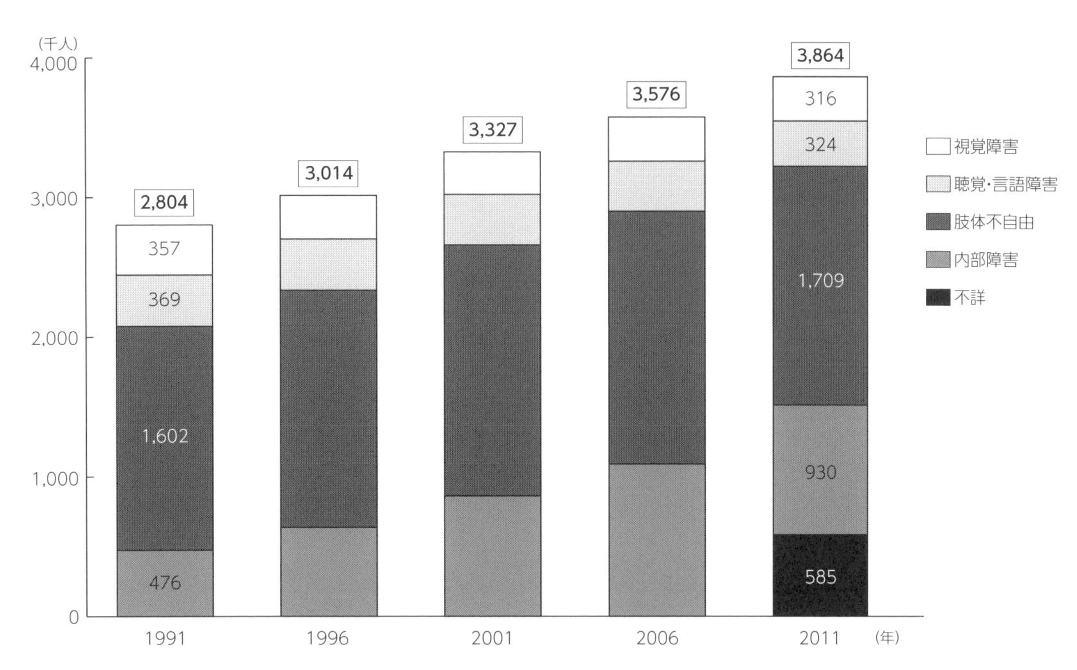

[資料]厚生労働省：平成23年生活のしづらさなどに関する調査(全国在宅障害児・者等実態調査)

3. 障害福祉

111

年齢階級別身体障害者数の変化

70歳以上の者が圧倒的に多くみえるが、そこは10歳刻みになっていないことに注意。50歳から増え始める。50〜59歳が2006年に比べて減少しているのは団塊の世代のため。

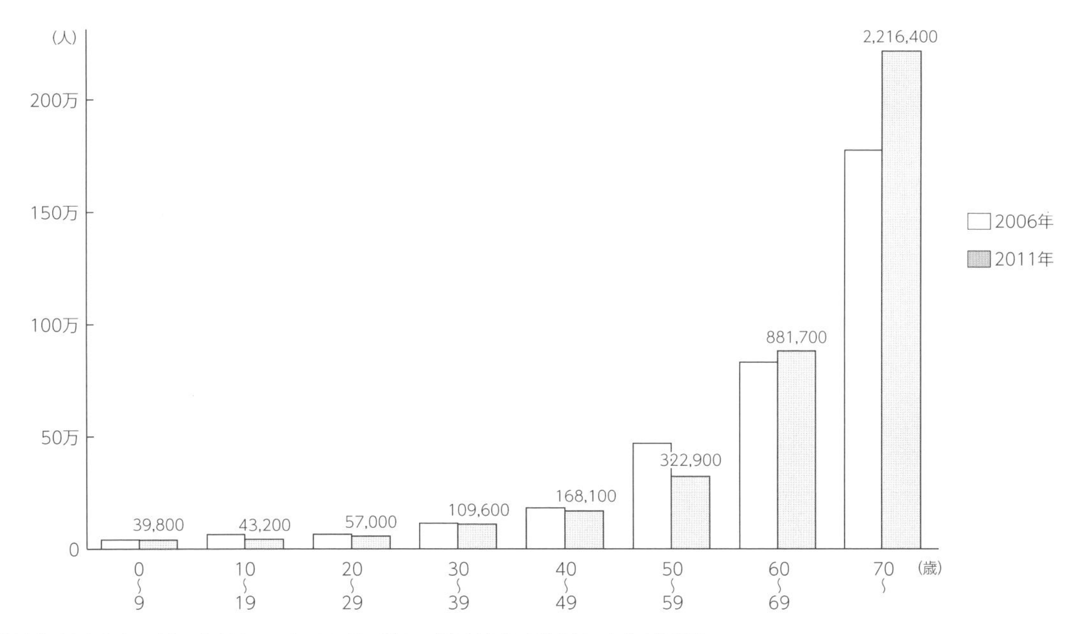

[資料]厚生労働省：平成23年生活のしづらさなどに関する調査(全国在宅障害児・者等実態調査)

注：年齢不詳は割愛。

3. 障害福祉 112

在宅の知的障害者数の推移

在宅の知的障害者はここ数年で急速に増加。社会の認識が変わり受け入れが進んだこと、施設から在宅への動きが進んだことなどが理由であろう。

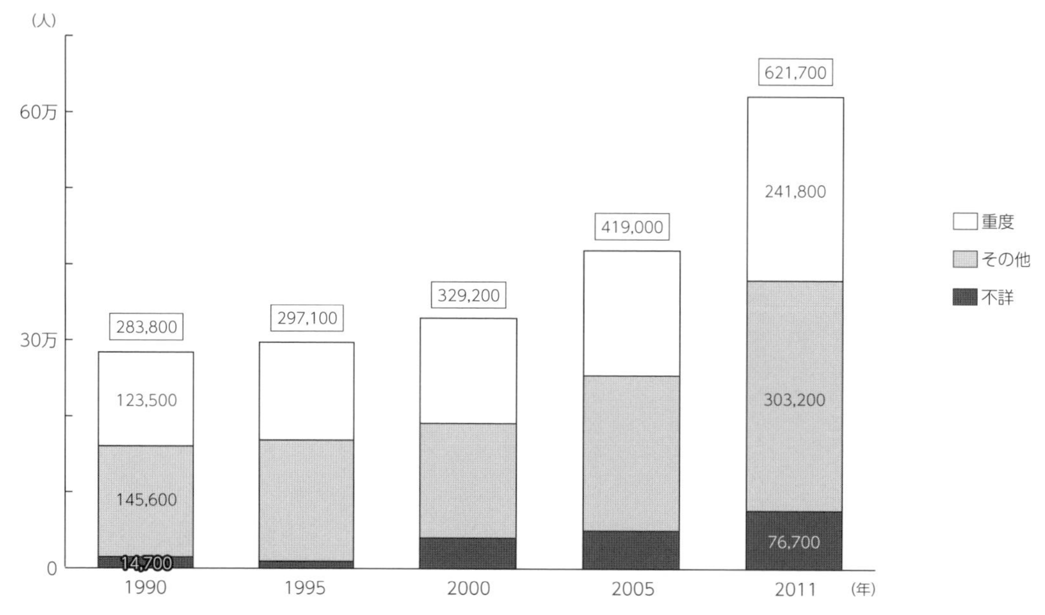

[資料]厚生労働省：平成23年生活のしづらさなどに関する調査(全国在宅障害児・者等実態調査)
注：年齢不詳は割愛。

3. 障害福祉 113

在宅の年齢階級別知的障害者数

知的障害者の人口比は年齢に関係なく一定割合だから、在宅の階級別に分けると日本の総人口構成に対応した表になるはずだがそうではない。親が若い時は在宅、年をとると施設なのか。

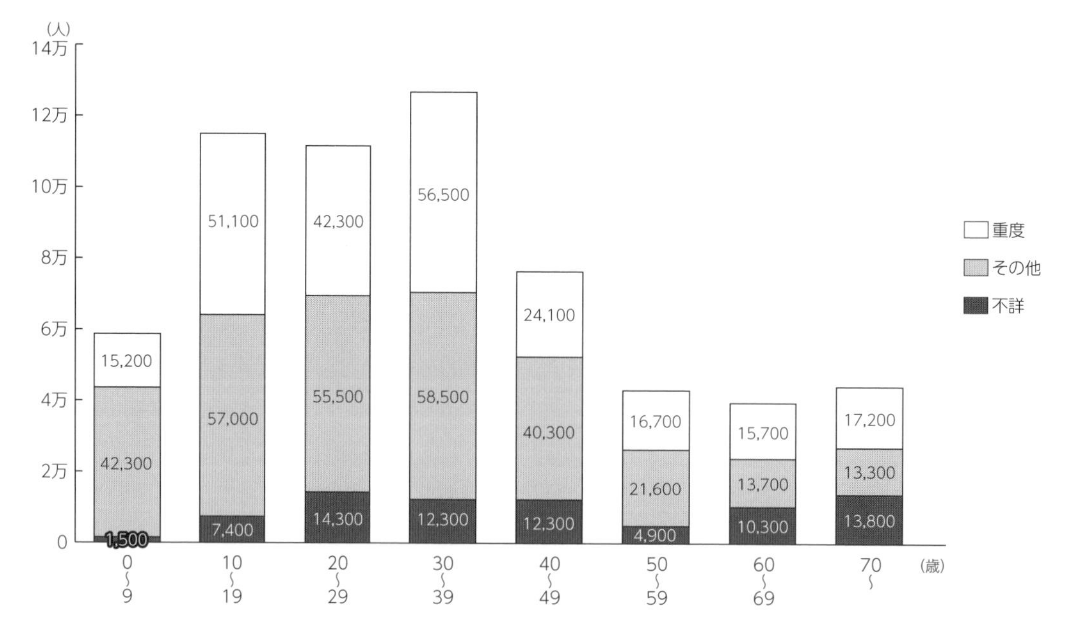

[資料]厚生労働省：平成23年生活のしづらさなどに関する調査(全国在宅障害児・者等実態調査)
注：年齢不詳は割愛。

3. 障害福祉

114

精神疾患患者数の推移

精神障害者の実態は患者調査が近いであろう。気分障害の増加は社会環境や医療の変化か。アルツハイマー病が増えているのは高齢化と社会的関心の高まりから。

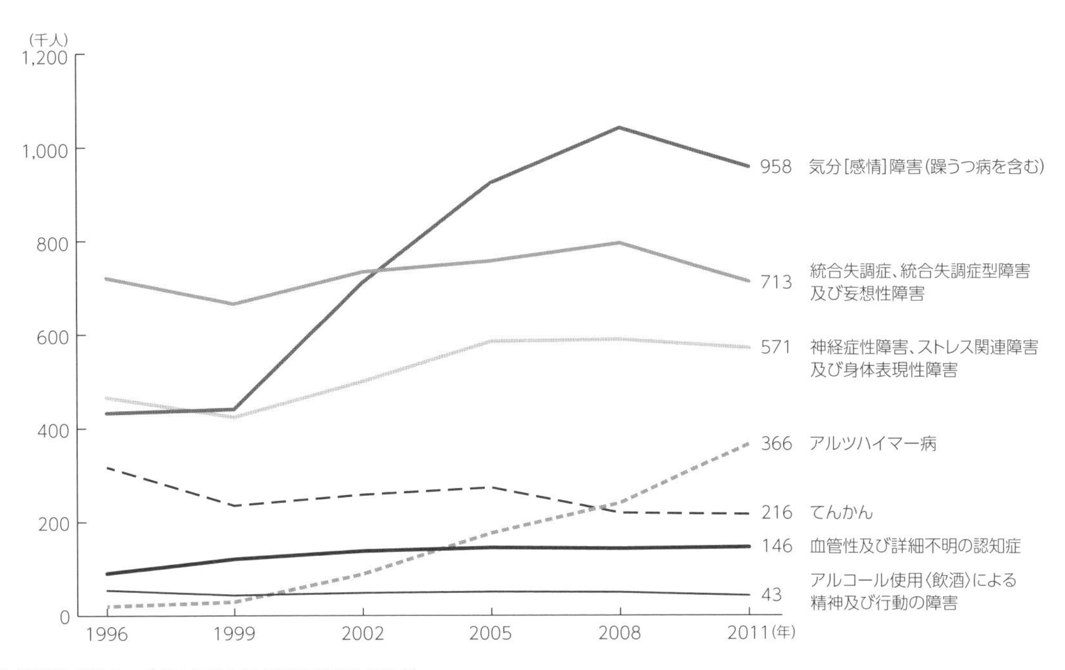

[資料]厚生労働省：平成23年患者調査(傷病別年次推移表)

3. 障害福祉

115

精神障害者保健福祉手帳所持者数の推移

精神障害者保健福祉手帳は行政サービスを受ける要件ではないが、手帳所持者が増えてきたのは社会の理解が深まったのであろう。病院から地域への施策の充実が望まれる。

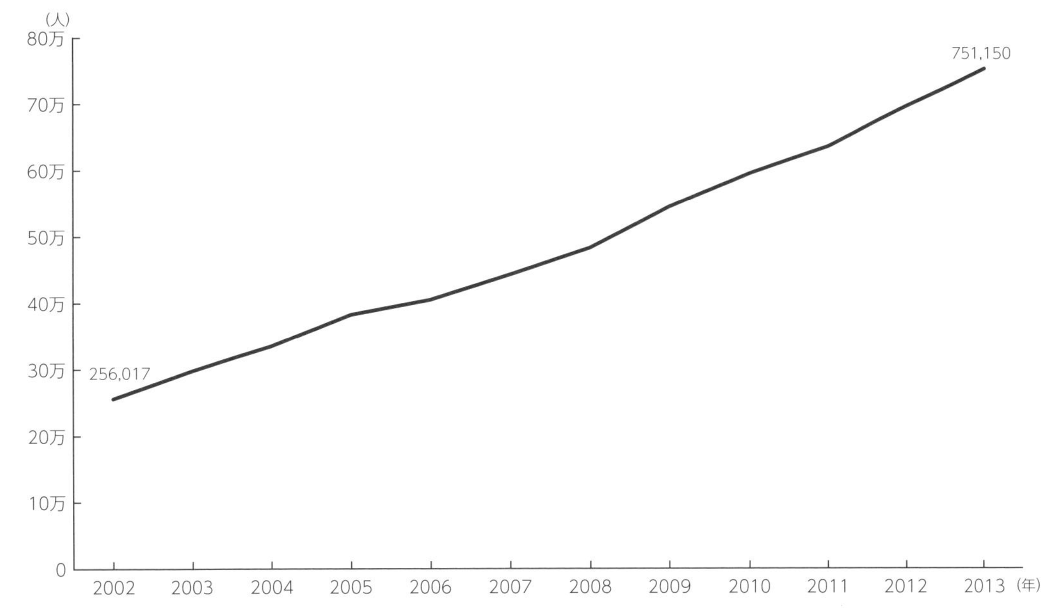

[資料]厚生労働省：衛生行政報告例

注：2010年度は、東日本大震災の影響により、宮城県のうち仙台市以外の市町村が含まれていない。

3. 障害福祉

116

障害者（児）関係施設数の推移

かつて各種別法ごとに分かれていた障害者施設は支援法による再編で大きく様変わりしている。また、ノーマライゼーションの高まりの中で施設から在宅へとの動きもある。

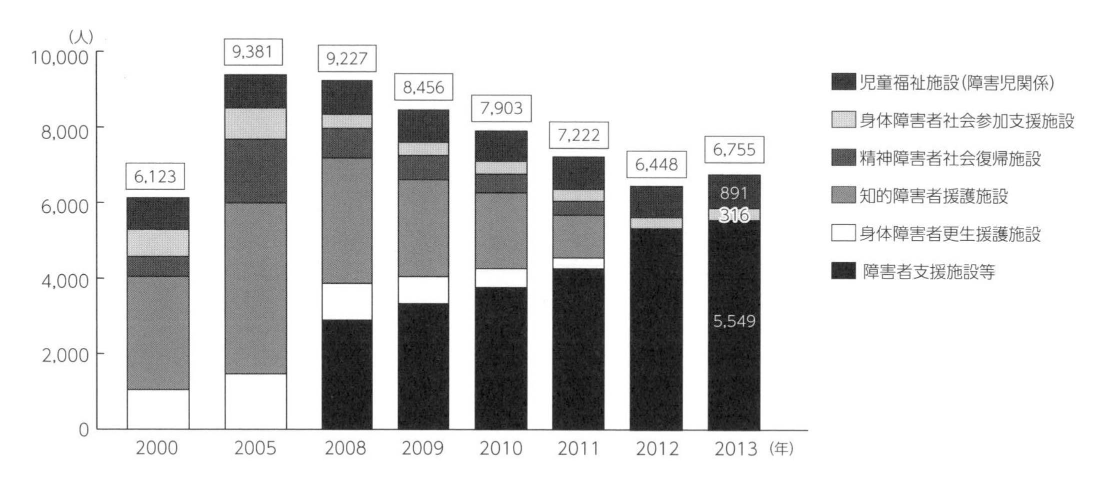

［資料］厚生労働省：社会福祉施設等調査報告（各年）

注：1）障害者支援施設等とは、障害者総合支援法による、障害者支援施設、地域活動支援センター、福祉ホームである。
2）2008年以降の身体障害者更生援護施設、知的障害者援護施設、精神障害者社会復帰施設とは障害者自立支援法の経過措置による旧法（身体障害者福祉法、知的障害者福祉法、精神保健及び精神障害者福祉に関する法律）の施設である（障害者支援施設等に統廃合）。
3）身体障害者社会参加支援施設とは、身体障害者福祉法による、身体障害者福祉センター（A型）、身体障害者福祉センター（B型）、障害者更生センター、補装具製作施設、盲導犬訓練施設、点字図書館、点字出版施設、聴覚障害者情報提供施設である。
4）児童福祉施設（障害児関係）とは、知的障害児施設、自閉症児施設、知的障害児通園施設、盲児施設、ろうあ児施設、難聴幼児通園施設、肢体不自由児施設、肢体不自由児通園施設、肢体不自由児療護施設、重症心身障害児施設及び情緒障害児短期治療施設である。
5）2011年は、東日本大震災の影響により、宮城県・福島県の一部の地域については、調査を見合わせた。

4. 生活保護及び福祉全般

117

世帯類型別被保護世帯数の構成比の推移

以前は傷病者世帯が多かったが高齢化により高齢者世帯が増加。傷病世帯は障害者世帯が分離したため減少しているようにみえる。また、景気低迷の影響でその他世帯が多くなっている。

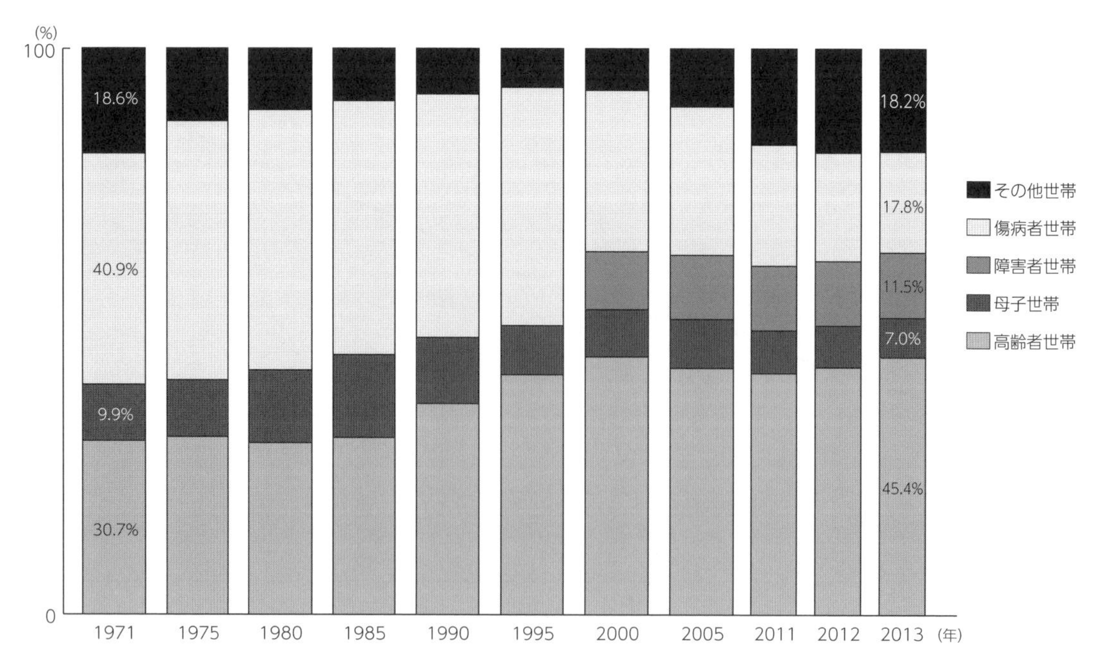

［資料］厚生労働省：被保護者調査（月次調査：平成23年度までは福祉行政報告例）

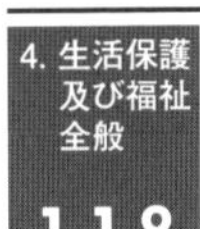

世帯人員別被保護世帯数の構成比の推移

高齢者の1人世帯が増加しているが、それは生活保護にも影響を与えている。高齢期の生活の主柱である公的年金を満額受け取れるようにきちんと保険料を払うことが大事である。

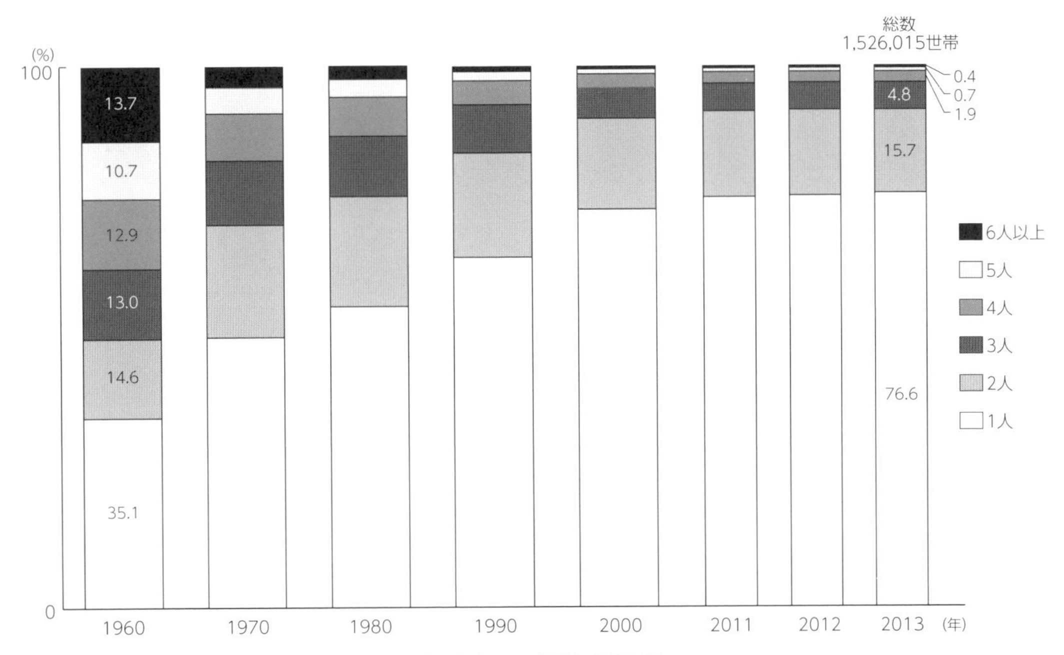

[資料]厚生労働省：被保護者調査年次調査(個別調査：平成23年度までは福祉行政報告例)

4. 生活保護
及び福祉
全般
119

入院・入院外別医療扶助人員の推移

人数とは別に生活保護費でみると、その半分は医療費であるが、人員でみると入院はあまり増えず、通院による対応が多くなっている。

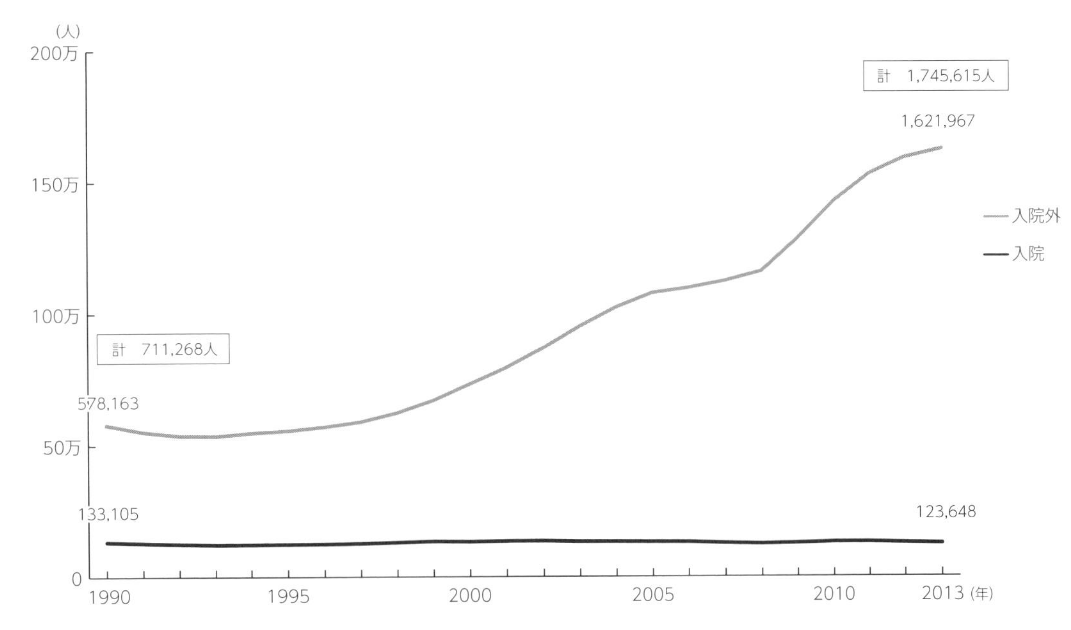

[資料]厚生労働省：平成25年度被保護者調査

注：1カ月平均の人員

4. 生活保護及び福祉全般

120

都道府県別の保護率

生活保護は最後の拠り処、セーフティネットである。しかし全国一律の割合で人々が保護を受けているのではない。地域によって保護率に差があるのはなぜか考えたい。

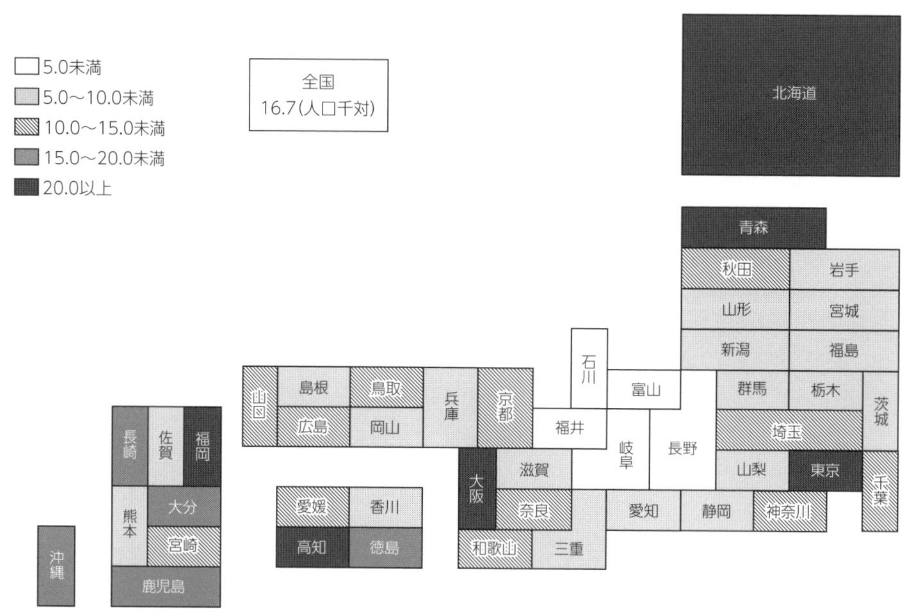

[資料]厚生労働省：平成24年度被保護者調査(月次調査)
注：保護率の算出は1カ月平均の被保護実人員を総務省統計局発表「10月1日現在の推計人口」で除した。

4. 生活保護及び福祉全般

121

生活保護負担金実績額の推移

生活保護に要する費用は3兆8,000億円にも達し、10年前の1.5倍である。高齢化もあろうが2008年のリーマンショック以降の景気低迷で増えている面がある。

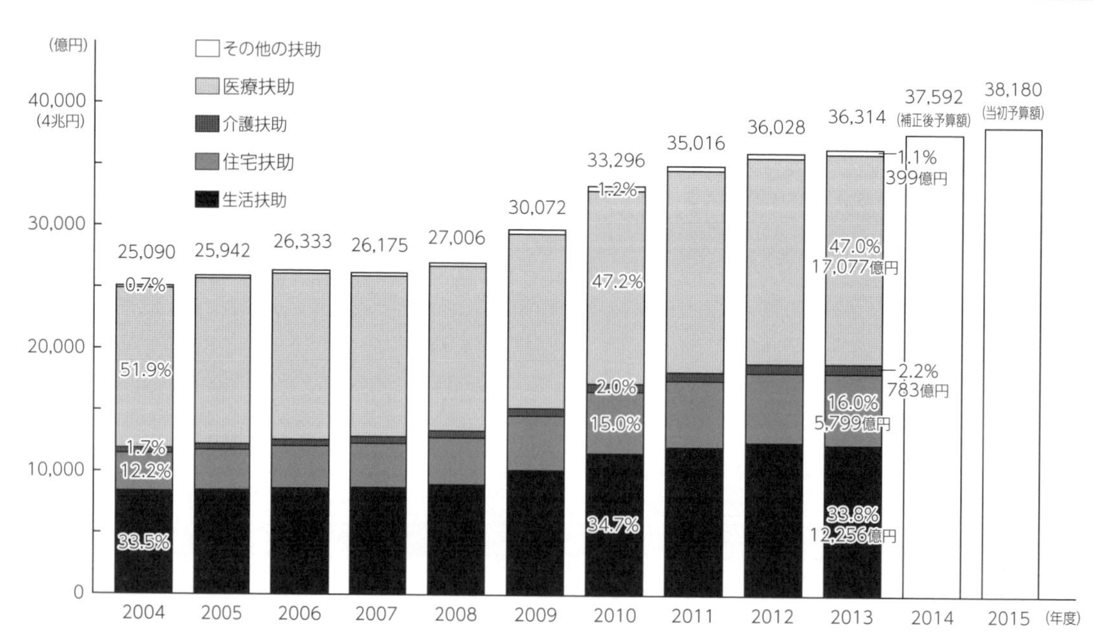

[資料]生活保護費負担金事業実績報告
注：国と地方における負担割合については、国3/4、地方1/4。

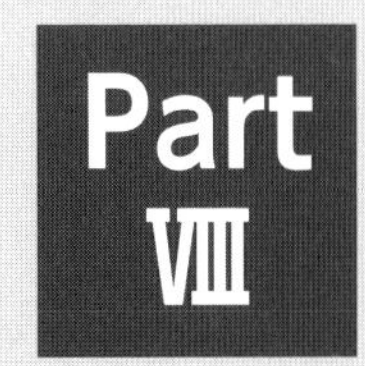

労働

Part Ⅷ
解説

1　市民社会法理の修正が労働法

働く人々を守ることは国家の使命である。かつて19世紀に封建時代から市民社会が芽生えた頃は、市民は平等であり対等な立場で契約を結ぶことができるという前提であった。しかし、産業社会の成熟の下、働く者と雇う側とでは圧倒的に雇う側の力関係が強くなり、対等ではなくなった。実質的な平等を実現するために近代民主主義国家では労働法が必要となったのである。

日本には憲法をはじめ各種の労働法制が存在する。日本で働く者はサラリーマンや工員などが、各種労働法規により保護されている。看護職や医師とて例外ではない。労働基準法により労働時間や残業手当などの労働条件を定め、最低賃金法により都道府県や業種ごとの1時間当たりの最低賃金が定められ、憲法と労働組合法により労働組合をつくる団結権、団体交渉権、ストライキ権などが認められている。本来は雇用主の責任であるが、労働者災害補償保険法により、業務や通勤に起因した災害で負傷し、または死亡した時には労災保険から補償が出ることになっている。

2　労働のセーフティネット

国家予算や医療だけでなく、労働も日本の経済の影響を受ける。日本では現在、6,600万人の勤労者がおり、そのうち220万人つまり3.4%（2015年7月現在）の失業者がいる。25年前の経済のバブル崩壊以来、失業率は戦後初めての高率が続いている。いったんは持ち直したものの、2008年の米国のリーマンブラザーズという金融機関の破たん、いわゆるリーマンショックにより再度、経済雇用情勢は悪化した。こういう場合に雇用のセーフティネットとして、雇用保険法がある。民間被用者は毎月の保険料を払っておけば、失業した時に条件に応じて政府から手当が出る。雇用状況が悪化すると失業率や有効求人倍率にも悪影響が現われる。なお、失業手当は働く意思がある者に出るのであり、病院を辞めて大学院に進学すると出ないことに注意してほしい。

3　男女共同参画と障害者の完全参加と平等

男女共同参画社会の実現は雇用分野から始まった。また、障害者の完全参加と平等も進んでいる。男女雇用機会均等法により職場における男女差を解消し、女性の職業生活における活躍の推進に関する法律もできた。障害者雇用促進法により民間企業は全従業員の2.0%、国や地方公共団体は2.3%の障害者を雇用しなければならない。これに満たない時には不足する障害者1人当たり毎月5万円の納付金を払わなければならず、超えて雇用すれば同様に2万7,000円の給付が出る。なお、強制法規ではなく努力規定ではあるが、障害者以外にも高齢者雇用促進法がある。

4　看護職の役割

このような労働法制に守られた日本の労働の現状を知り、労働者の安全衛生や保健の面で看護の果たす役割を考えてほしい。労働衛生の分野では保健師に期待される役割は大きく、産業保健という学問分野ができるまでになった。

1. 雇用

122

雇用形態別雇用者数

日本の経済発展を支えてきたのは、年功序列、生涯雇用、正社員制度であったのだが、だんだんに崩れてきている。正規の職員は確実に微減、非正規の職員は毎年増加している。

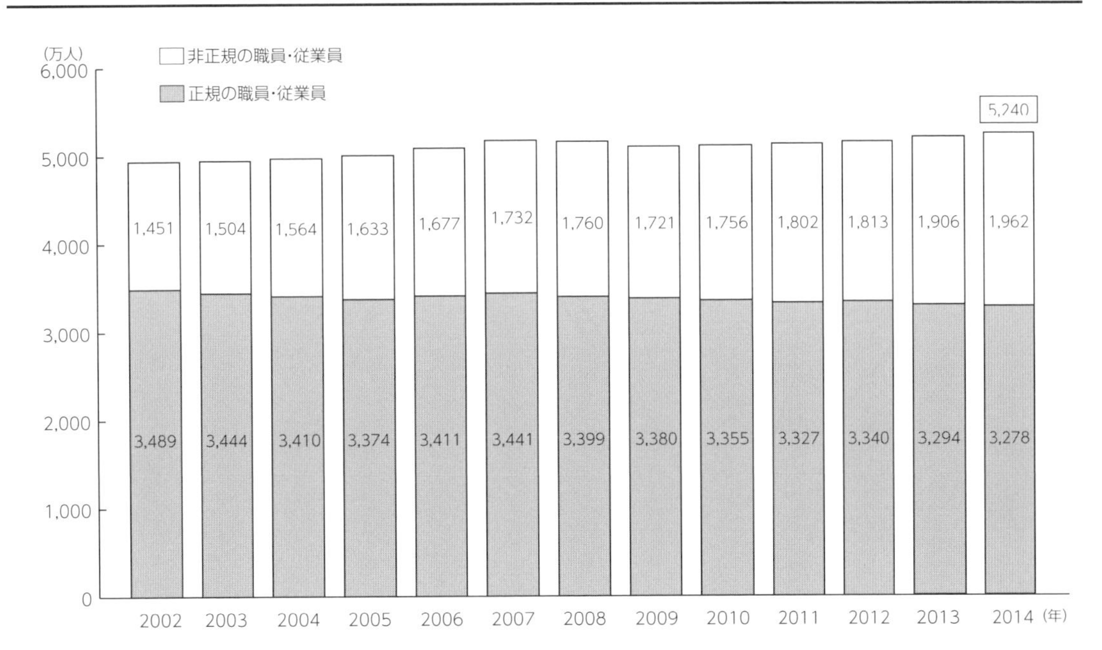

[資料]厚生労働省：労働力調査

注：2011年は補完推計値を用いた参考値。

1. 雇用

123

完全失業率の推移

高度経済成長後にじわりと上昇し石油ショックで増加、その後反転するも1990年頃のバブル期にはいったん下落、バブル崩壊とともに上昇しリーマンショックでまた上昇した。

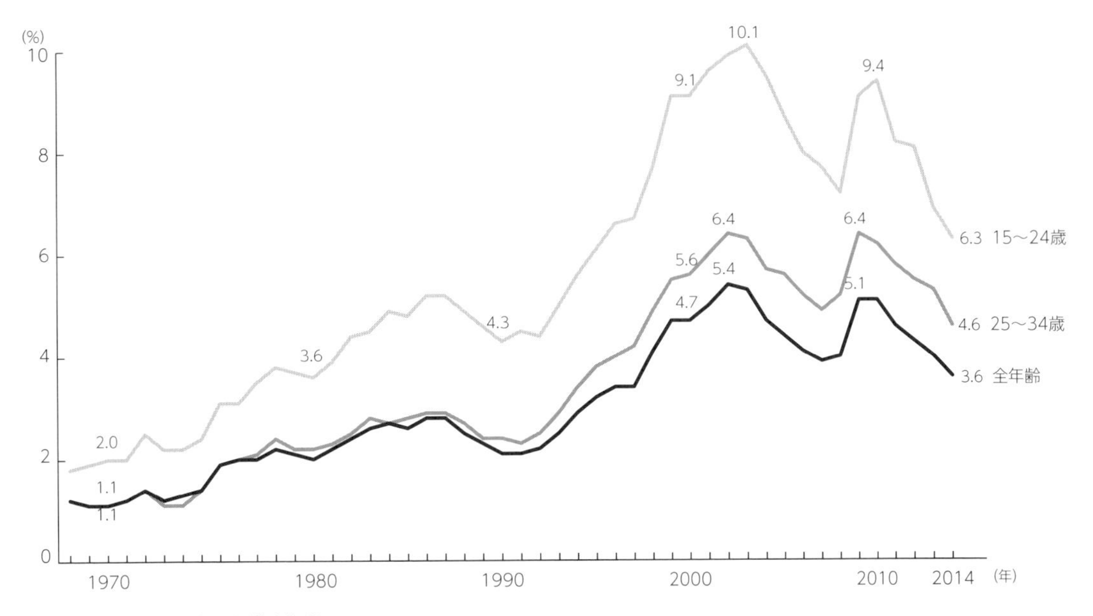

[資料]厚生労働省：労働力調査(基本集計)

注：1)完全失業率は年平均。

2)2010、2011年のデータは、岩手県、宮城県及び福島県を除く全国の結果。

1. 雇用

124

就職内定率の推移

学生の就職内定率は景気の影響を受ける。大学の内定についてあまりに早く青田買いをするのを抑制するため、最近は産学の話し合いがもたれ、変動も少なくなった。

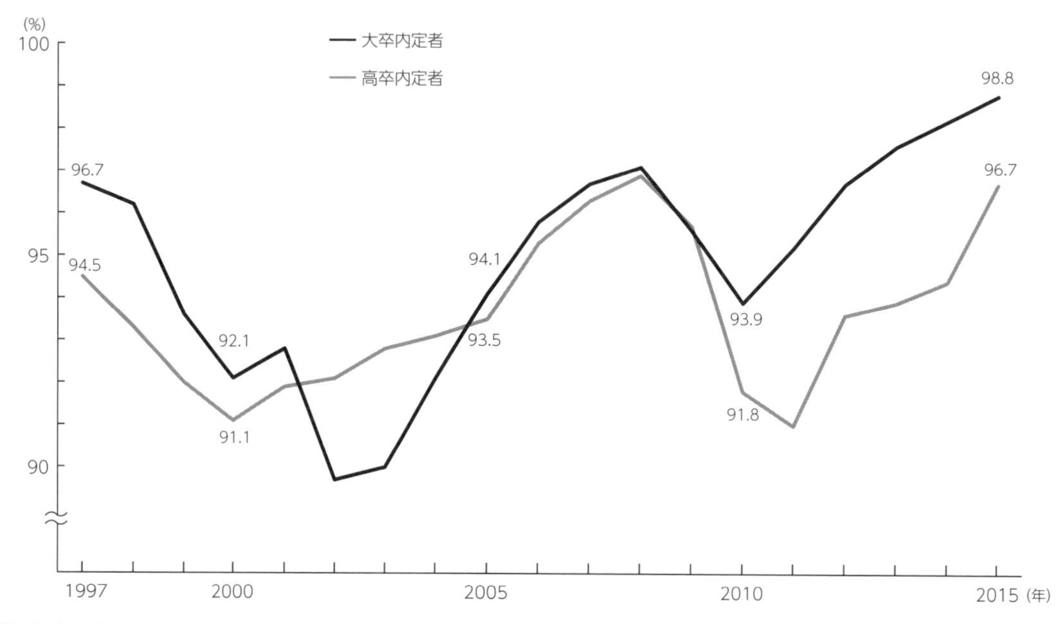

［資料］厚生労働省：職業安定業務統計、大学等卒業予定者の就職内定状況調査

注：内定率とは、就職希望者に占める内定取得者の割合。

1. 雇用

125

都道府県別最低賃金

最低賃金法により、都道府県ごとあるいは業種ごとに1時間当たりの最低賃金が決められている。物価や労働市場などを参考に決められる。2015年の東京は907円。

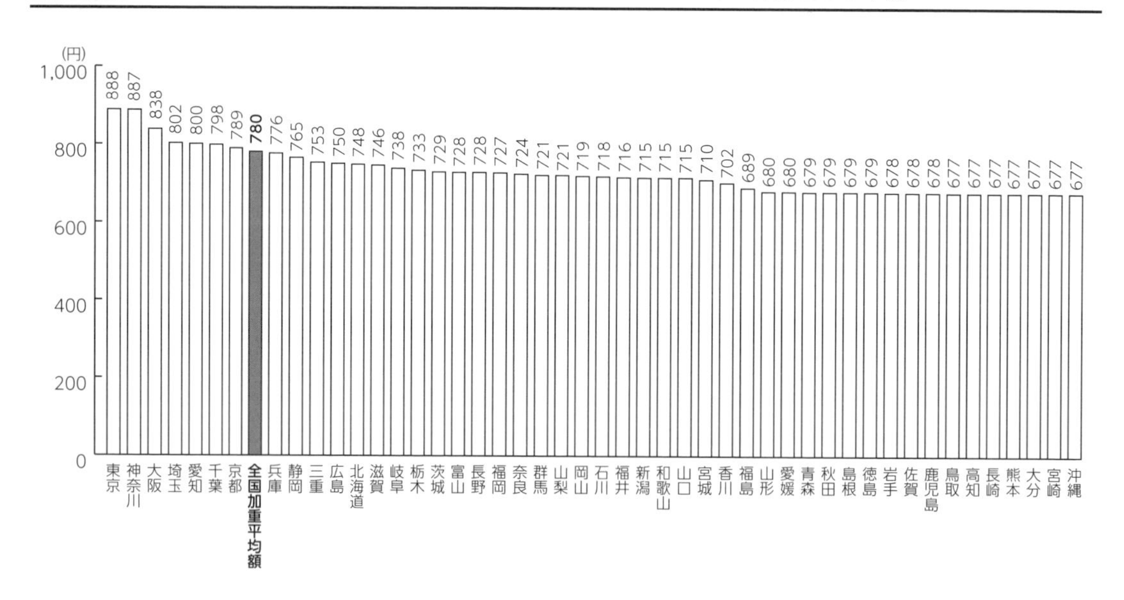

［資料］厚生労働省：地域別最低賃金の全国一覧 平成26年度地域別最低賃金改定状況（2014年9月26日現在）

1. 雇用

126

都道府県別失業率

失業率は地域によって差がある。多くの県が全国平均より低いのは、人口が多い都道府県が上位にいるからである。失業者とは職を探すためにハローワークに登録している人。

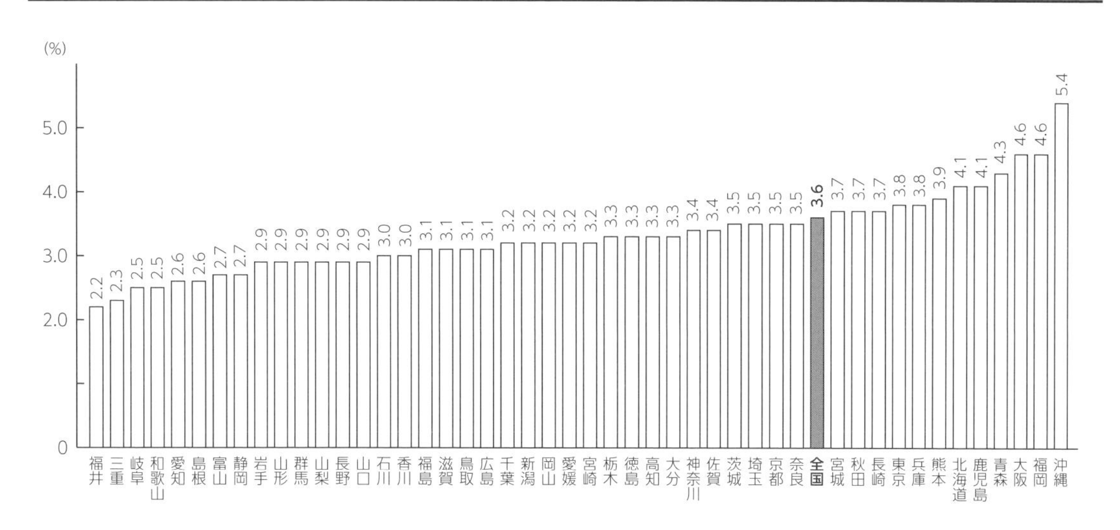

[資料]総務省統計局：労働力調査(基本集計)都道府県別結果(2014年次)

2. 労働保健と労働災害

127

労働災害による死傷者数の推移

高度経済成長期までは多くの労働災害が発生していたが、以降漸減している。しかしまだゼロではない。労働災害は企業の責任であり、費用は全額企業負担の労災保険でまかなう。

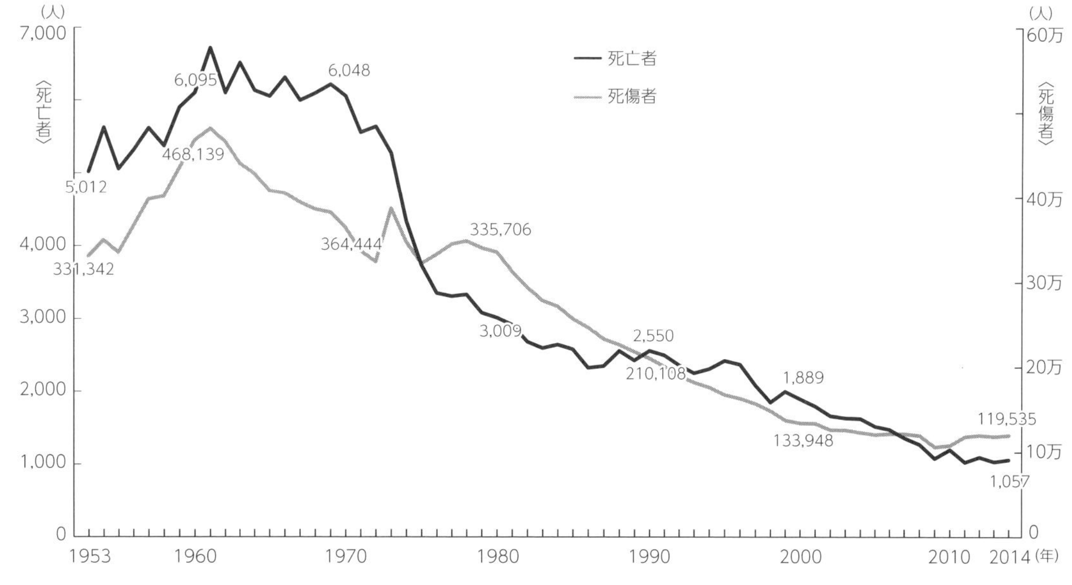

[資料]厚生労働省：労災保険給付データ及び労働者死傷病報告

注：1)死傷者数は、1972年までは休業8日以上、1973年以降は休業4日以上。
2)2011年の数値については、東日本大震災を直接の原因とする死亡災害1,314名を除いている。

Ⅷ 労働

2.労働保健と労働災害

128

業務上疾病者数の推移

かつては業務上の疾病も多かったが、安定経済成長になり世の中が多少落ち着いて生活も豊かになると、漸減してきた。

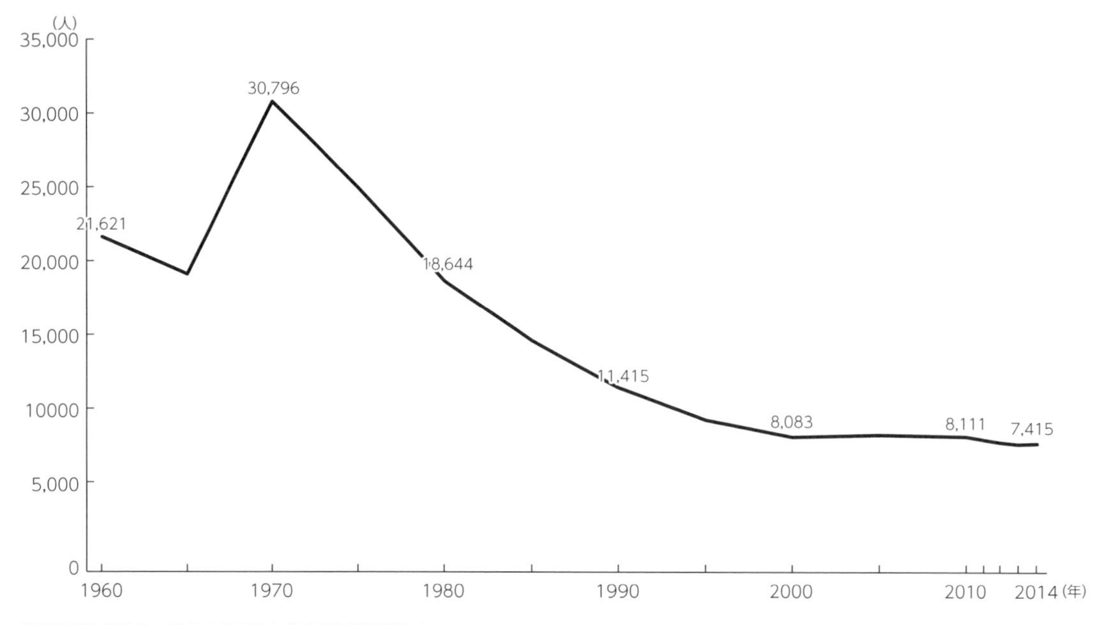

［資料］厚生労働省：平成26年業務上疾病発生状況等調査

注：休業4日以上のもの。

2.労働保健と労働災害

129

過労死等、精神障害の労災補償状況の推移

近年は過労死や精神疾患も労働災害と認められるようになってきたが、発生を防ぐ職場環境づくりが大事であり、産業分野の保健師の活動に期待される。

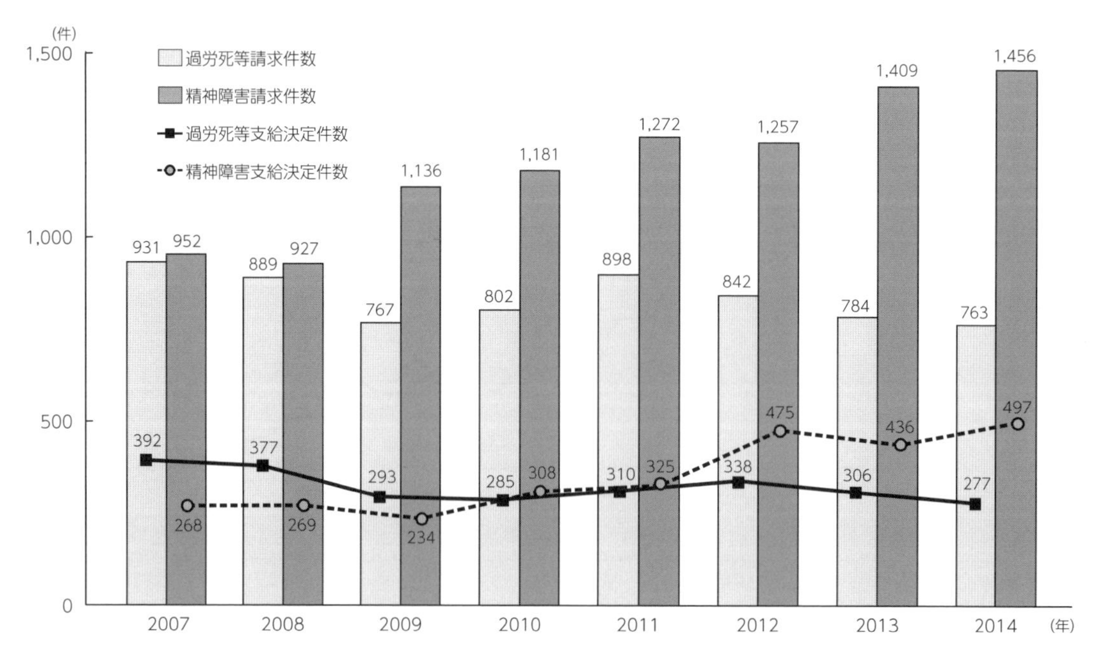

［資料］厚生労働省：労働基準局労災補償部(当時)調べ

Part
Ⅸ

国際看護

1　国際看護のために

世界の人口は70億人であり、その多くの人が発展途上国に住んでいる。それらの国では保健衛生水準は決して十分とは言えない。厳しい世界の状況の中で、看護はどのような役割を果たすことができるであろうか。世界は広い。人々のニーズは多様である。日本と同じように看護活動ができるわけではない。しかし、看護が活躍する場面は多く、若い人は国際看護という言葉に魅力を感じるであろう。

国際看護といってもさまざまである。世界の中に飛躍する看護もあれば、日本国内の国際、つまり日本にいる外国人や旅行者に対する看護もあるであろう。あるいは日本の看護の中に世界最先端の技術を導入することもある。日本の看護師が活躍することもあれば、外国の看護師が日本で活躍することもあろう。もっとも後者の場合は日本の看護師国家試験に合格すること、あるいは臨床修練制度を利用すること、看護行為を行わないで教育だけに従事することなど限定的であることに注意してほしい。

2　国際看護の基礎となる看護学

Column①でも述べたように、看護は看護学の社会適用である。学問自体は真理の探究であるから世界共通かもしれない。しかし社会に適用する看護になると、その国の文化、風土、習慣などとの調和を図らなければならない。異文化を理解することが国際の基本である。ただ、その前に自分の国が持つ文化の理解がないと、外国社会の理解はおぼつかないであろう。英語ができるから国際看護というのでは短絡に過ぎる。まず自分を知り、自分が置かれた社会を知るために勉強することが国際看護の基本である。日本の看護学をしっかり学修することである。最近の大学は学習でなく学修を使うようになった。焦らないことである。

3　国際看護の基本

国際看護で活動する場合は、多くが国際協力機構(Japan International Cooperation Agency：JICA)やJICAの中の青年海外協力隊の資格で行くであろう。そこには税金が使われている。また、日本政府は保健医療分野も含めて政府開発援助(Official Development Assistance：ODA)という大きな国際協力事業を実施しており、日本は世界でもトップクラスの貢献をしている。

看護が国際的に活躍する場面には保健衛生に加えて災害もある。日本では、戦前から終戦直後までは台風や大雨で多くの被害が出ていた。戦後も枕崎台風や伊勢湾台風で数千人もの人命が失われていた。その後、日本の復興と経済成長で河川改修や港湾整備などの国土の建設も進み、台風や大雨での死者数は格段に減少した。日本の国土は安全になったと安心していた矢先、その考え方を転換する出来事が起こった。阪神・淡路大震災であり東日本大震災である。まだまだ自然の猛威は人知では制御できない。いわんやまして世界レベルではもっと大変であろう。日本の貢献が必要であり看護の果たす役割は大きい。

看護師の免許も医師の免許も世界中で相互に通用するのではない。基本的に相手の国の試験に合格し免許を得なければならない。日本の免許だから世界中で通用するわけではない。なお、災害時には相手国の免許がなくとも救援に出かけた医師や看護師が持つ日本の免許が通用するが、あくまで緊急避難的な正当行為であり違法性が阻却されるだけである。

国際社会で活躍しようとする看護職への期待は大きい。

1.国際的な
看護の基礎

130

人口千人当たり看護師数の国際比較

日本は先進国OECDの平均よりは高い数値であるが、准看護師を含むなど統計上の割り切りもあり各国との単純比較はできない。スイスは日本の1.5倍であり人材確保策を習いたい。

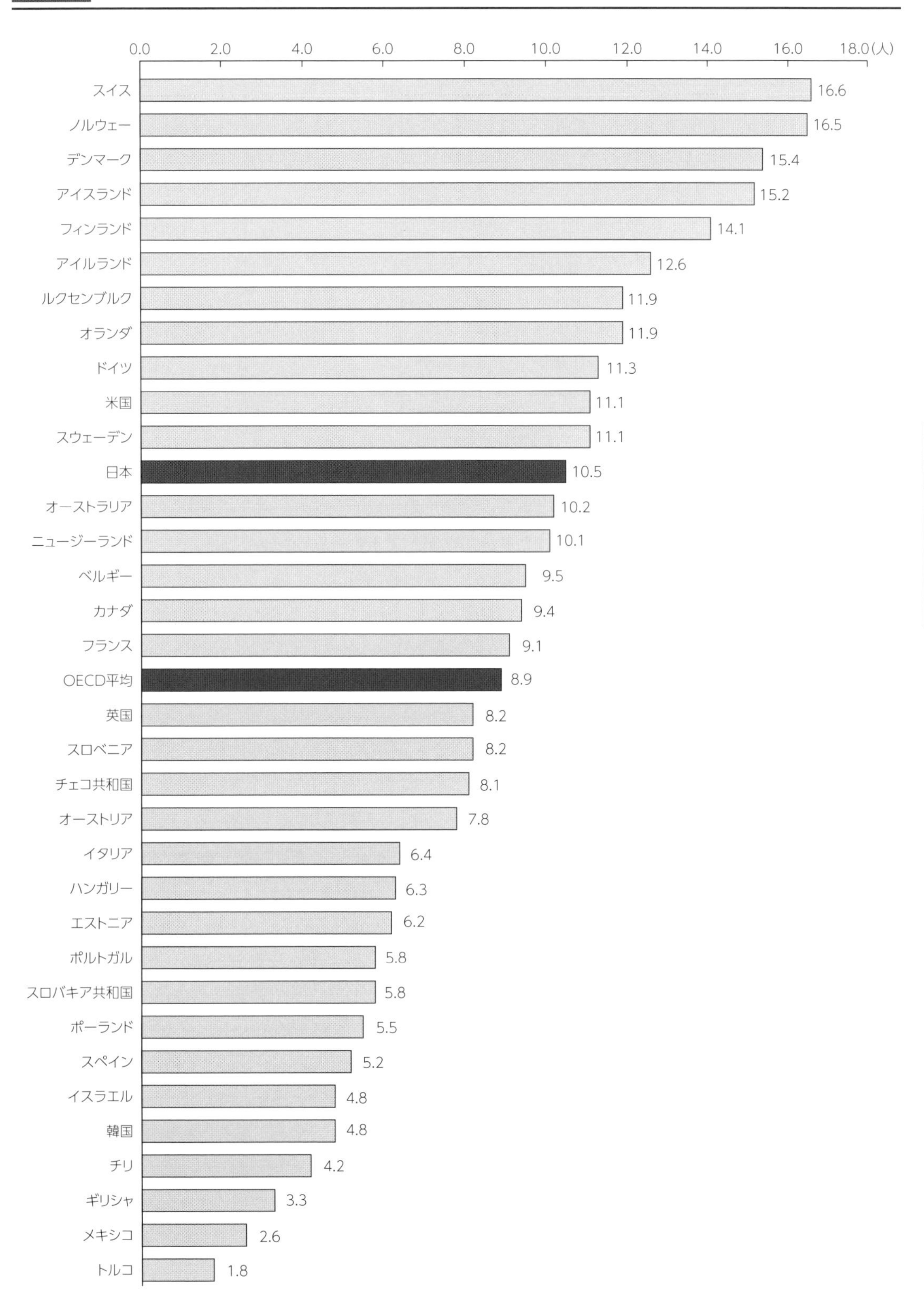

[資料]OECD(Organisation for Economic Co-operation and Development):OECD Health Data 2014
2012年またはそれ以前の直近年のデータ。日本のデータは2012年のもの。

2. 災害状況

131

世界の大規模災害の発生数

世界中至るところでいろいろな種類の災害が発生している。発生は防げなくとも被害は軽減できる。国土づくりも健康づくり同様に大事である。

国・地域等＼年	2004	2005	2006	2007	2008	2009	2010	2011	2012	2013
アフリカ	164	170	202	184	173	156	132	163	123	114
アメリカ	138	139	105	133	144	115	144	130	115	105
アジア	321	360	308	262	240	233	253	235	210	229
ヨーロッパ	98	125	98	104	58	75	99	49	91	69
オセアニア	23	16	18	11	13	19	18	15	14	12
HDI最高位国	120	139	119	114	102	95	108	90	112	120
HDI高位国	179	157	118	143	113	118	146	102	118	94
HDI中位国	273	284	272	235	244	212	216	217	167	187
HDI低位国	172	230	222	202	169	173	176	183	156	128
計	**744**	**810**	**731**	**694**	**628**	**598**	**646**	**592**	**553**	**529**

[資料]IFRC(International Federation of Red Cross and Red Crescent Societies)：World Disasters Report 2014、人間開発報告書2013

注：1)大規模災害：自然および/または科学技術に起因する災害のみ対象。戦争、紛争による飢饉、疾病や疫病は含まない。

2)HDI(human development index：人間開発指数)は、平均余命、識字率、就学率、国内総生産から算出した指標で、1に近いほど人間開発指数が高い国であることを示す。各国をHDIでランク付け、四分位で分類(4等分)し、上位グループから「最高位国」「高位国」「中位国」「低位国」となる。分類のしかたは年により異なり、絶対水準を用いる場合と相対水準を用いる場合とがある。

2. 災害状況

132

世界の大規模災害の被災者数

人口が多ければそれだけ被災者も多くなるのでアジアが多い。日本の身近なアジアでは国際協力のニーズが高く国際看護協力の需要増大の原因の一つである。

(千人)

国・地域等＼年	2004	2005	2006	2007	2008	2009	2010	2011	2012	2013
アフリカ	36,902	22,856	26,665	12,530	22,653	42,636	33,965	31,423	45,675	8,261
アメリカ	9,703	8,308	1,455	9,119	20,314	7,046	12,789	11,877	5,844	2,731
アジア	132,860	129,717	119,101	190,885	182,754	174,056	292,534	217,987	89,729	87,017
ヨーロッパ	538	525	260	1,651	268	141	834	79	581	1,750
オセアニア	119	28	38	172	105	77	549	484	263	78
HDI最高位国	5,593	1,210	284	1,337	13,730	2,555	3,884	1,426	350	4,212
HDI高位国	5,611	7,143	1,932	8,491	6,545	4,378	5,897	11,553	5,137	1,610
HDI中位国	109,677	116,233	115,728	165,829	178,781	169,708	271,431	209,103	75,251	81,740
HDI低位国	59,241	36,850	29,576	38,699	27,039	47,316	59,459	39,768	61,353	12,275
計	**180,122**	**161,435**	**147,519**	**214,356**	**226,094**	**223,956**	**340,671**	**261,850**	**142,092**	**99,837**

[資料]IFRC(International Federation of Red Cross and Red Crescent Societies)：World Disasters Report 2014

2. 災害状況

133

世界の大規模災害の種類別被災者数

人類は災害を克服できない。科学技術が発展してもこんなに多くの種類の災害が発生している。防災に限度があるので救助にあたる看護職の役割は大きい。

（千人）

年 / 国・地域等	2004	2005	2006	2007	2008	2009	2010	2011	2012	2013
干ばつ/食糧不足	35,272	30,643	44,371	8,278	37,481	109,666	132,525	75,604	43,837	11,224
地震/津波	3,147	6,187	3,859	1,382	47,580	3,221	6,937	1,748	2,860	7,031
異常高温	2,140	2	63	988	79,171	856	892	4,427	636	270
洪水	117,569	75,027	31,124	177,840	46,066	58,983	188,870	141,398	74,536	32,051
森林/低木林火災	21	7	3	1,785	59	12	30	15	6	9
昆虫大量発生	n.a.	n.d.r.	n.a.	n.d.r.	n.d.r.	500	n.d.r.	n.d.r.	n.d.r.	n.d.r.
地殻変動（山崩れ、落石、陥没など）	<1	n.d.r.	<1	n.d.r.	<1	3	n.d.r.	n.d.r.	n.a.	<1
地殻変動（地滑り、雪崩、地盤沈下など）	230	10	432	9	5	44	2,460	7	4	1
火山噴火	53	341	379	51	40	57	171	46	10	105
暴風	21,383	49,117	67,112	23,974	15,652	50,583	8,749	38,551	20,178	49,124
小計（気候、水力学、気象学上の災害）	176,615	154,806	143,106	212,875	178,435	220,642	333,527	260,001	139,197	92,679
小計（地球物理学的災害）	3,200	6,528	4,237	1,433	47,621	3,281	7,108	1,793	2,870	7,136
計（自然災害）	179,815	161,335	147,343	214,308	226,056	223,923	340,634	261,795	142,068	99,815
産業事故	157	16	137	3	14	6	27	<1	4	8
その他事故	102	77	35	41	21	23	7	48	17	7
航空機事故	48	6	4	4	4	5	3	6	3	6
計（科学技術災害）	307	100	175	48	39	33	37	55	24	22
合計	180,122	161,435	147,519	214,356	226,094	223,956	340,671	261,850	142,092	99,837

[資料]IFRC（International Federation of Red Cross and Red Crescent Societies）：World Disasters Report 2014

注：n.d.r（no disaster reported；被災報告なし）、n.a（no available；データ未入手）

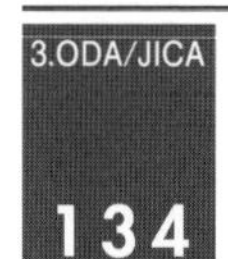

134 経済連携協定（EPA）に基づく外国人看護師候補者等の受入れ数と合格者数

日本はEPAに基づき、特例的にインドネシア、フィリピン、ベトナムから看護学生を受け入れ、卒業後、日本人と同じ国家試験を受けて合格すると看護師として働ける制度をつくっている。

（人）

国＼年		2008	2009	2010	2011	2012	2013	2014	合計
インドネシア	入国者数	104	173	39	47	29	48	41	**481**
	合格者数	24	39	13	8	3	0	0	**87**
フィリピン	入国者数	—	93	46	70	28	64	36	**337**
	合格者数	—	15	8	15	2	1	0	**41**
ベトナム	入国者数	—	—	—	—	—	—	21	**21**
	合格者数	—	—	—	—	—	—	0	**0**

2015年1月1日現在	入国者数累計：839人
	合格者数累計：128人

［資料］公益社団法人国際厚生事業団調べ。厚生労働省告示等に基づく受入れ機関からの雇用契約終了報告書・国家試験合否結果報告書、厚生労働省による。

3.ODA/JICA

135 日本のNGO連携無償資金協力とジャパン・プラットフォーム事業実績の推移

政府の公式援助が財政事情から伸びなくなっていることもあり、NGO、民間の援助がさらに重要性を増している。民間国際貢献は安全保障の一翼を担う。

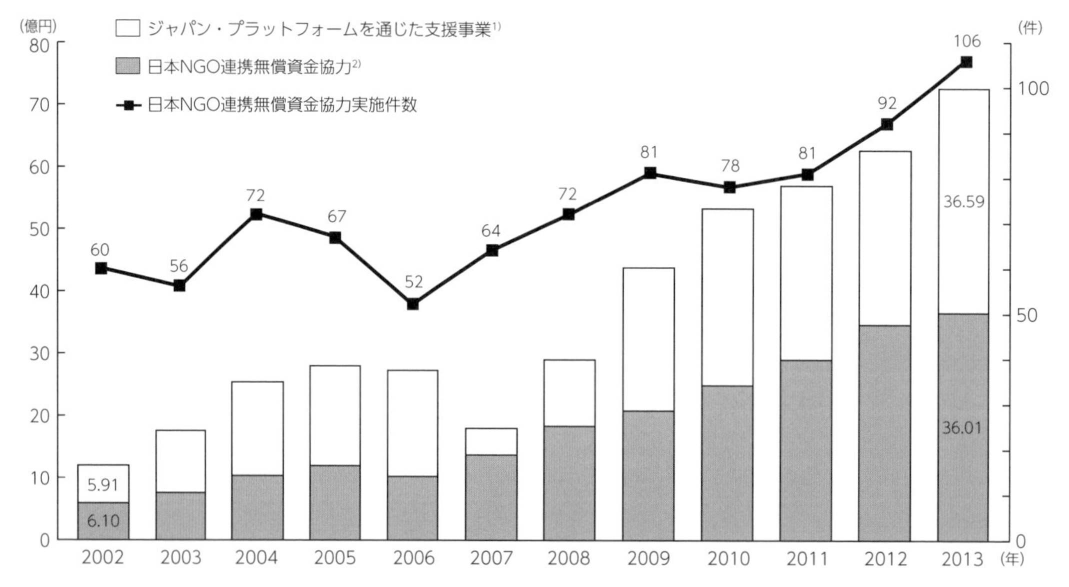

［資料］外務省：国際協力とNGO—平成25年度日本NGO連携無償資金協力及びジャパン・プラットフォーム事業実施件数・実績額の推移

注：1）海外で大災害・紛争等が起こった際の、日本のNGO（Non-Goverment Organization）による迅速で効果的な緊急人道支援活動を目的として、政府、NGO及び経済界が協力して設立した組織（2000年設立）。

2）日本の国際協力NGOが開発途上国・地域で実施する経済・社会開発事業に外務省が資金協力を行うもの。

3.ODA/JICA 136

日本NGO連携無償資金協力の国・分野別概要

民間の援助は東アジアに対して多く、南アジアを合わせると過半はアジアである。内容では医療・保健分野が多く、次いで教育・人づくりである。できるところから行っている。

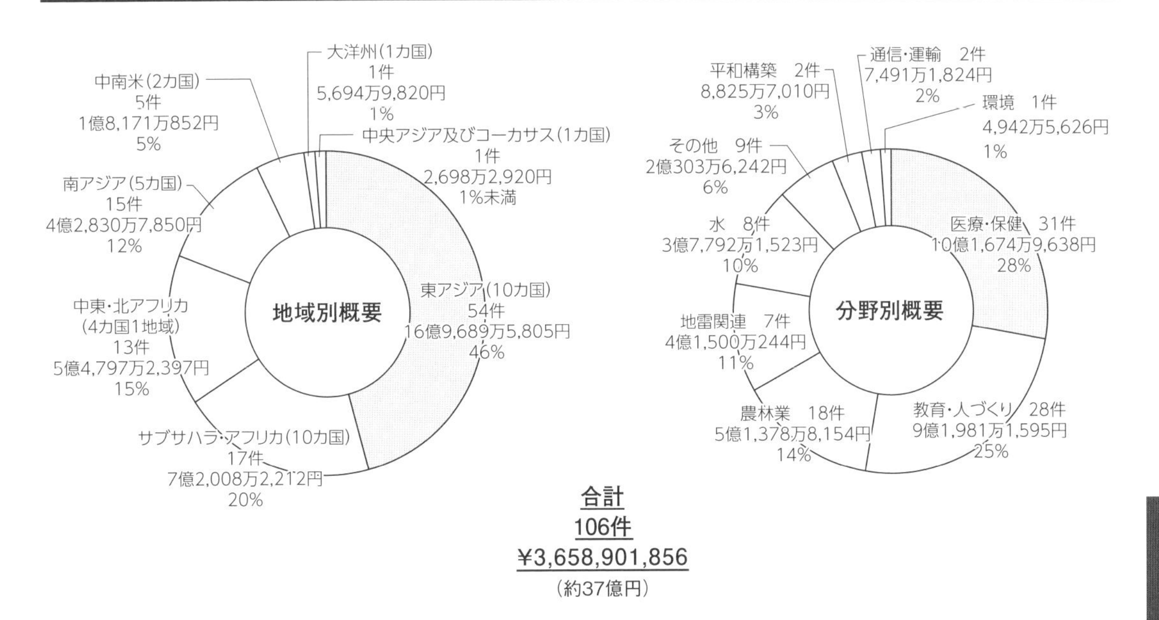

[資料]外務省：国際協力とNGO ― 平成25年度日本NGO連携無償資金協力及びジャパン・プラットフォーム事業実績
注：%は金額ベース

3.ODA/JICA 137

国際機関を通じたODA実績の推移

政府開発援助は二国間の直接援助が6割であるが、残り4割はグラフのように国連などの国際機関を通じた出資あるいは贈与という形で行う援助になっている。

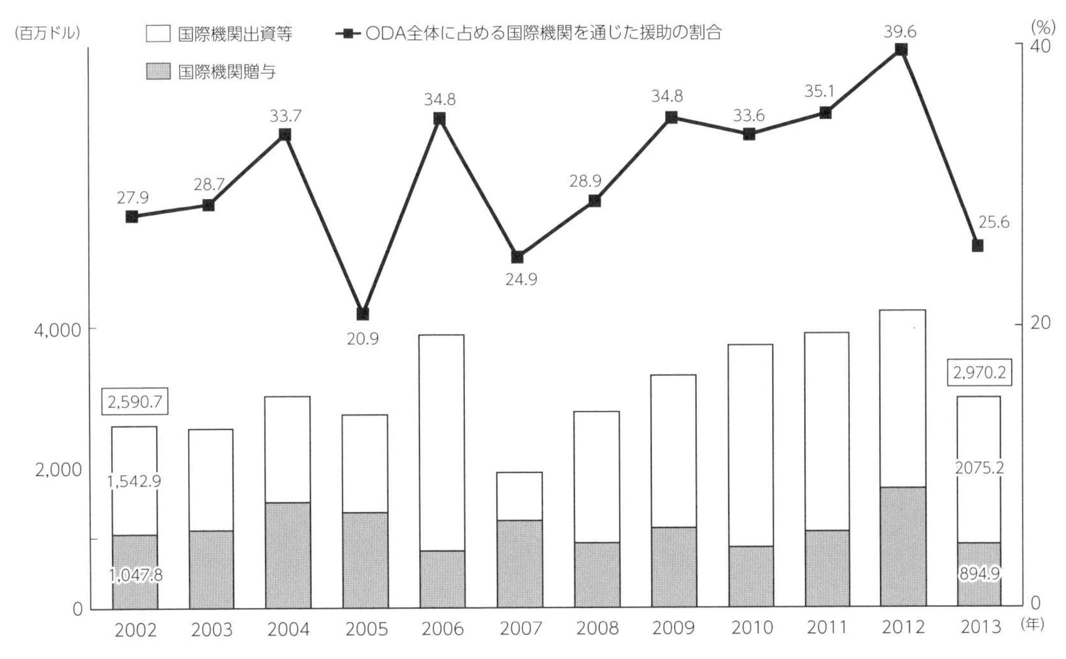

[資料]外務省：2014年版政府開発援助(ODA)白書

3.ODA/JICA 資料 138

主要国際機関に対する日本の拠出・出資実績

国際機関は各国が資金を供出しなければ運営できない。日本は国際機関の運営のために大きな貢献をしている。ただ最近は円安ドル高で日本の貢献度も低下している。

機関	順位・国名	分担率(%)	分担額(千ドル)
世界保健機関(WHO)	1 米国	22.0	109,880
	2 日本	**12.5**	**58,196**
	3 ドイツ	8.0	37,240
	4 フランス	6.1	30,921
	5 英国	6.6	30,673
	順位・国名	拠出率(%)	拠出額(千ドル)
国連人口基金(UNFPA)	1 ノルウェー	15.3	70,551
	2 スウェーデン	14.3	65,816
	3 オランダ	11.4	52,356
	4 フィンランド	10.2	46,776
	5 デンマーク	8.8	40,379
	8 日本	**5.4**	**24,910**
	順位・国名	拠出率(%)	拠出額(千ドル)
国連難民高等弁務官事務所(UNHCR)	1 米国	38.3	1,040,847
	2 日本	**9.3**	**252,939**
	3 EC	6.9	186,238
	4 英国	5.7	155,358
	5 スウェーデン	4.1	112,592
	順位・国名	分担率(%)	分担額(千ドル)
国連教育科学文化機関(UNESCO ユネスコ)	1 米国	22.0	※71830
	2 日本	**10.8**	**35,373**
	3 ドイツ	7.1	23,319
	4 フランス	5.6	18,264
	5 英国	5.2	16,909
	順位・国名	拠出率(%)	拠出額(千ドル)
国連児童基金(UNICEF ユニセフ)	1 英国	18.5	555,387
	2 EC	14.4	431,365
	3 米国	10.9	325,355
	4 日本	**8.8**	**263,019**
	5 ノルウェー	8.1	241,306
	順位・国名	拠出率(%)	拠出額(千ドル)
国連開発計画(UNDP)	1 ノルウェー	14.9	133,236
	2 カナダ	10.4	93,543
	3 英国	9.5	85,470
	4 スウェーデン	9.4	84,638
	5 日本	**9.0**	**80,472**

機関	順位・国名	分担率(%)	分担額(千ドル)
国連食糧農業機関(FAO)	1 米国	22.0	111,621
	2 日本	**12.6**	**63,878**
	3 ドイツ	8.1	40,874
	4 英国	6.6	33,669
	5 フランス	6.2	31,213
	順位・国名	拠出率(%)	拠出額(千ドル)
国連世界食糧計画(WFP)	1 米国	34.4	1,475,586
	2 英国	10.6	452,354
	3 カナダ	8.6	366,661
	4 EC	7.9	336,569
	5 日本	**5.6**	**238,434**
	順位・国名	分担率(%)	分担額(千ユーロ)
国連工業開発機関(UNIDO)	**1 日本**	**19.1**	**14,610**
	2 ドイツ	12.2	9,349
	3 フランス	9.3	7,140
	4 イタリア	7.6	5,829
	5 中国	4.9	3,719
	順位・国名	出資率(%)	出資額(百万ドル)
国際復興開発銀行(IBRD)	1 米国	16.7	46,384
	2 日本	**7.2**	**19,958**
	3 中国	4.6	12,859
	4 ドイツ	4.2	11,650
	5 フランス	3.9	10,906
	5 英国	3.9	10,906
	順位・国名	出資率(%)	出資額(百万SDR)
国際開発協会(IDA)	1 米国	12.1	904
	2 英国	12.0	899
	3 日本	**10.9**	**814**
	4 ドイツ	6.5	483
	5 フランス	5.0	376
	順位・国名	出資率(%)	出資額(百万SDR)
国際通貨基金(IMF)	1 米国	17.7	42,122
	2 日本	**6.6**	**15,629**
	3 ドイツ	6.1	14,566
	4 フランス	4.5	10,739
	4 英国	4.5	10,739
	順位・国名	出資率(%)	出資額(百万ドル)
アジア開発銀行(ADB)	**1 日本**	**15.6**	**25,512**
	1 米国	15.6	25,512
	3 中国	6.4	10,534
	4 インド	6.3	10,349
	5 オーストラリア	5.8	9,459

［資料］外務省：2014年版政府開発援助(ODA)白書

注1：2013年実績。上記の実績には国際機関を通じた事業に対する援助(二国間援助の一部)を含む場合がある。

注2：額の単位は多くが米ドルであるが、SDRもある。SDRとはIMF(国際通貨基金)が設けた特別引出権と言われる準通貨。1SDRは160円程度。

※：米国は方針の違いか、ユネスコに対する分担額の一部を未払い。

3.ODA/JICA

139

青年海外協力隊国別派遣実績

国家を背負っているわけではないが、民間の援助隊の活躍は敗戦後の日本の地位向上に大きな役割を果たした。これからも果たし続けるであろう。日本の若い看護職に期待。

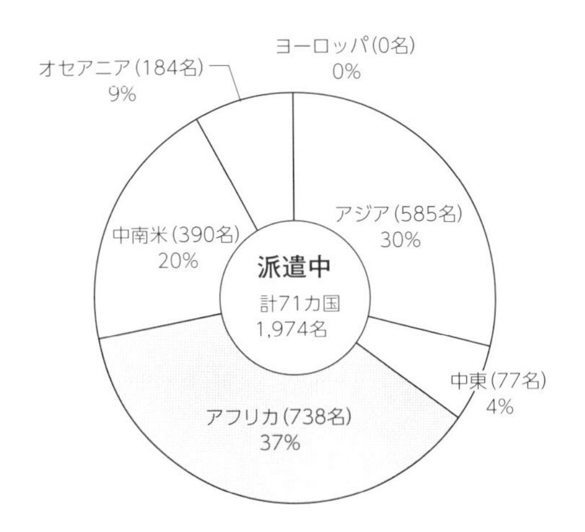

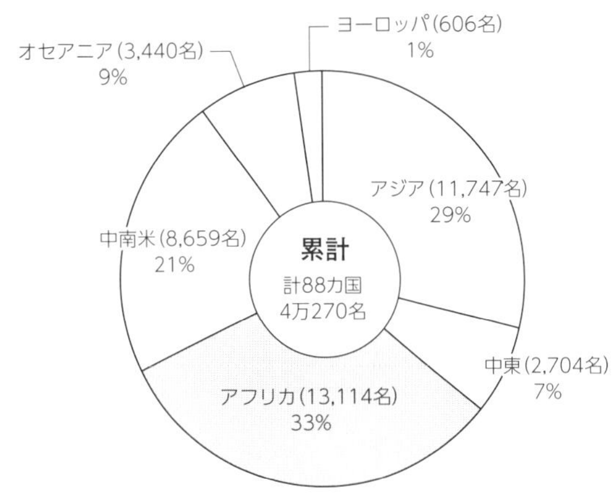

［資料］国際協力機構：JICA事業実績／派遣実績(2015年5月31日現在)

3.ODA/JICA

140

青年海外協力隊職種別派遣実績

保健・医療分野での比重が年々高まっている。この分野でも保健師、助産師、看護師の果たす役割は大きい。これからも大きな役割を果たし続けるであろう。

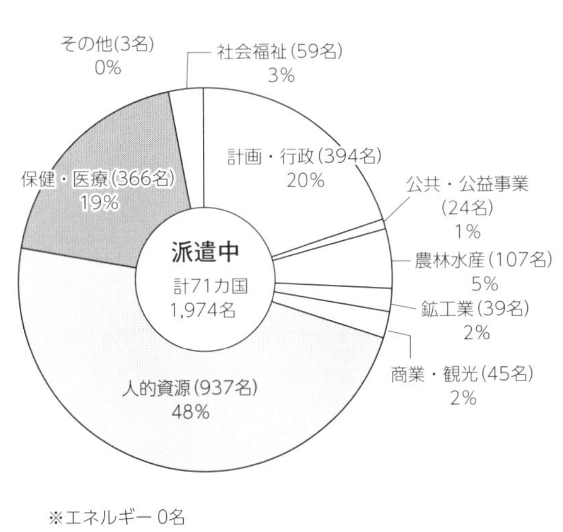

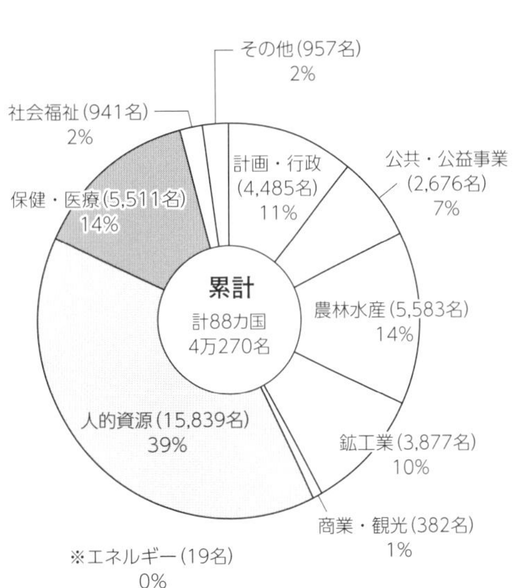

［資料］国際協力機構：JICA事業実績／派遣実績(2015年5月31日現在)

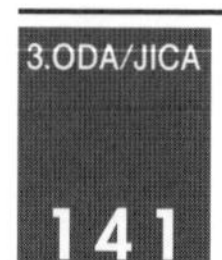

地域別医療・保健分野協力

実績はアジア、大洋州が多い。研修員としての受入形態が多く、対アジアではその傾向が強い。次いで多いのは専門家の派遣である。途上国では協力隊が多い。

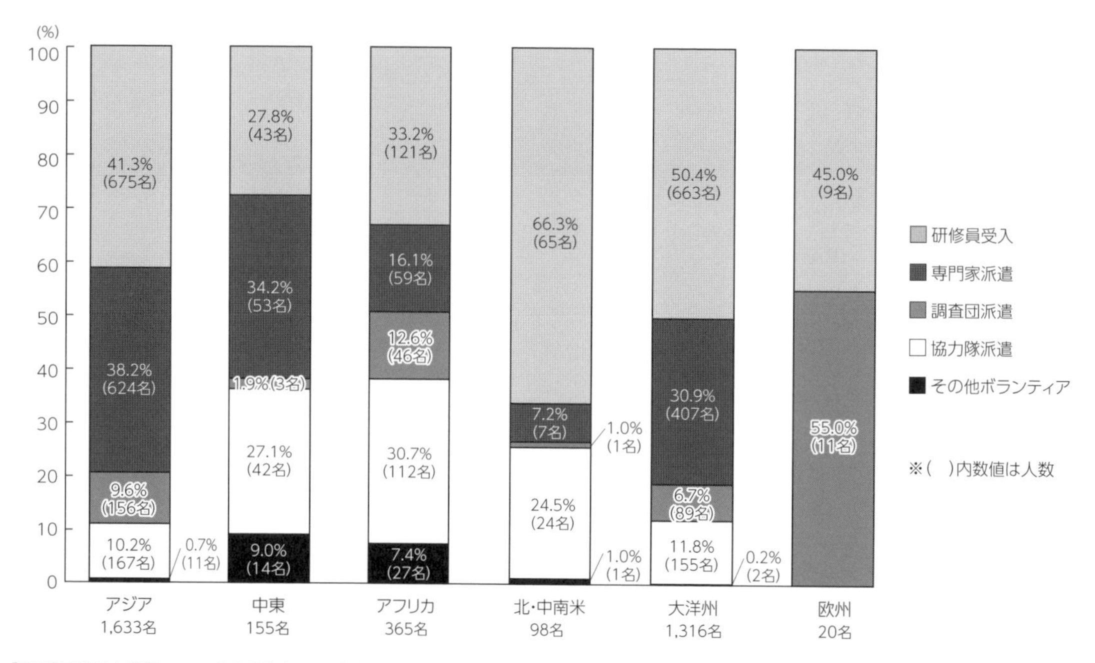

［資料］国際協力機構：JICA年次報告書2014別冊

4.国内在住の外国人

142

国内の外国人数の推移

日本に適法に長期滞在する外国人には社会保障制度が適用される。人数は200万人を超える。リーマンショック後、東日本大震災もあり一時帰国者が増加したが再び増加に転じた。

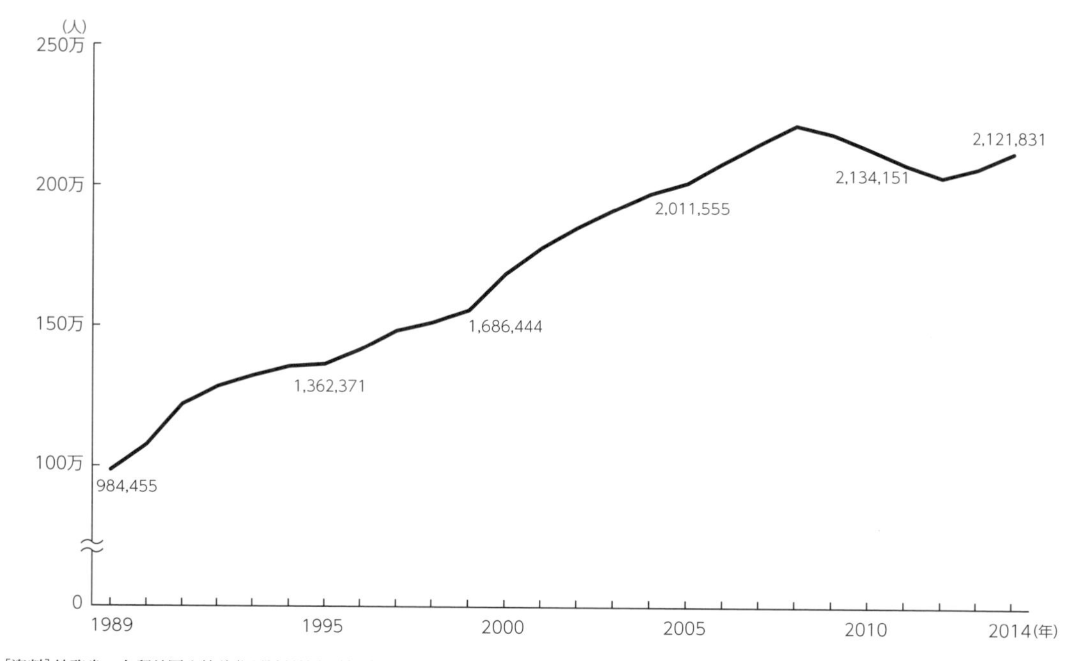

［資料］外務省：在留外国人統計(旧登録外国人統計)統計表(2014年12月末)

4.国内在住の外国人

143

国内の国籍別外国人数の推移

国別では、かつては韓国・朝鮮籍が多かったが、最近は中国籍が増えている。ブラジル籍は一時ほどではなくなった。日本と各々の国の関係を表している。

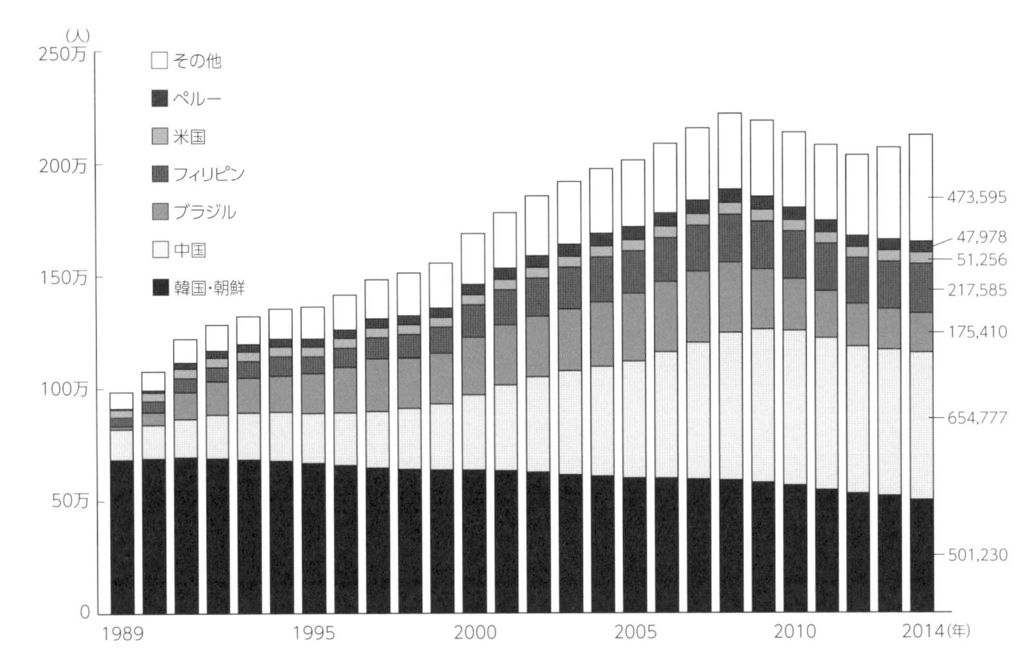

［資料］外務省：在留外国人統計（旧登録外国人統計）統計表（2014年12月末）

IX 国際看護

Column

ちょっと休憩⑨　世界の人口大国の推移

国連が推計している人口が多い上位20カ国の顔ぶれの推移である。中国とて永遠のトップではないことに注意してほしい。どこの地域の人口が増えているかをみてほしい。世界はこれだけの人口を養い、各国は自国の民を豊かにできるのか？人口政策が必要なのかもしれない。これからの地球や人類のあるべき姿はどうか、日本の貢献はいかになどなど思いは尽きない。

なお、人口が多ければよいものではない。大国がよいものでもない。そこに住む人々が充実した心豊かな暮らしをしているかどうかである。

1950年			2014年			2050年		
順位	国（一部地域）	総数	順位	国	総数	順位	国	総数
総人口　2,526			総人口　7,244			総人口　9,551		
1	中国	544	1	中国	1,394	1	インド	1,620
2	インド	376	2	インド	1,267	2	中国	1,385
3	アメリカ合衆国	158	3	アメリカ合衆国	323	3	ナイジェリア	440
4	ロシア	103	4	インドネシア	253	4	アメリカ合衆国	401
5	**日本**	**84**	5	ブラジル	202	5	インドネシア	321
6	インドネシア	73	6	パキスタン	185	6	パキスタン	271
7	ドイツ	70	7	ナイジェリア	179	7	ブラジル	231
8	ブラジル	54	8	バングラデシュ	159	8	バングラデシュ	202
9	イギリス	51	9	ロシア	142	9	エチオピア	188
10	イタリア	46	**10**	**日本**	**127**	10	フィリピン	157
11	フランス	42	11	メキシコ	124	11	メキシコ	156
12	バングラデシュ	38	12	フィリピン	100	12	コンゴ民主共和国	155
13	ナイジェリア	38	13	エチオピア	97	13	タンザニア	129
14	パキスタン	38	14	ベトナム	93	14	エジプト	122
15	ウクライナ	37	15	エジプト	83	15	ロシア	121
16	メキシコ	28	16	ドイツ	83	16	ウガンダ	104
17	スペイン	28	17	イラン	78	17	ベトナム	104
18	ベトナム	25	18	トルコ	76	18	イラン	101
19	ポーランド	25	19	コンゴ民主共和国	69	19	ケニア	97
20	エジプト	22	20	タイ	67	**20**	**日本**	**97**

（単位:100万人）

［資料］UN：World Population Prospects：The 2012 Revision

Part X

看護と医療の費用負担と年金の受給

1　医療費の構成

医療を支える人、モノ、金のうち「金」つまり費用の負担についてみてみたい。日本で医療に要する費用は医療保険の対象だけで約40兆円と推計されている。直接の医療だけでなく市販薬や健康づくりなど周辺を合わせると最大で55兆円にもなる大産業であると言われている。これを「誰がどのように分担して負担するか」が今日の医療の最大の関心事になっている。医療のうち保険や税が対象とする国民医療費は40兆円であるが、うち75歳以上の高齢者のために使われる部分は14兆円である。国民医療費の制度ごとの負担の内訳は、健康保険が23%、国民健康保険が24%、後期高齢者医療制度が32%、生活保護などの公費医療制度が7%、患者負担が13%である。国民医療費のうち、自己負担を除いた社会保障制度から給付される部分は34兆円。給付の内訳は、社会保険料が49%、国と地方の税金が39%を分担し、残りは制度自体が資産運用などを行って捻出するものである。この社会保障制度が給付する医療費は国民総所得の9%にも達する。国民生活に大きな影響を与えることがわかるであろう。20年後には11%にも達すると推計されている。

2　医療保険が守るもの

医療保険に加入している人は2014年5月では1億2,500万人であり、被用者保険に7,400万人、うち公務員など各種共済に900万人、船員保険に13万人、民間大企業などの健康保険組合に2,900万人で1,431組合、中小企業の従業員が加入する全国健康保険協会が3,500万人となっている。地域保険である国民健康保険は3,800万人で、そのうち市町村国保は1,717市町村、業種ごとの国保組合は164組合である。後期高齢者医療である長寿医療に1,500万人が加入している。また、公費負担医療として、生活保護や障害者自立支援医療、感染症医療などの諸法律に基づく制度が医療費を負担している。

医療費の内訳は、内容では、循環器疾患21%、新生物14%、筋骨格疾患8%、呼吸器疾患8%、腎尿路等7%などであり、形態別では、入院38%、入院外35%、調剤17%、歯科7%、訪問看護0.2%などである。訪問看護の割合は今でこそ小さいが、これからの活躍が期待される。

3　社会保障全体の費用構成

社会保障制度からの給付全体では、年金が54兆円、介護が8兆円など総計110兆円である。その一部を税金という形で主に厚生労働省が予算を担当している。国家予算は年間96兆円以上にも達するが、そのうち最大の支出費目は30兆円を超える社会保障費であり、もっぱら厚生労働省予算である。うち医療費が11兆円、年金の国庫負担が10兆円などとなっている。そのほか介護や福祉、労働にも税金が投入されている。言い換えれば、社会保障で給付される医療の費用は34兆円であるが、そのうち税金として負担するのは11兆円ということである。

さて、老後の生活を支える主な柱は国民年金や厚生年金などの公的年金である。日本の公的年金は、その年その年の保険料収入で年金支払いを賄(まかな)う賦課(ふか)方式であるが、長期的な人口構成のアンバランスを調整するため多くの積立金を持っている。公的年金には20歳以上60歳未満の全国民が加入することになっており、学生や自営業者は国民年金に、勤め人は厚生年金に加入し、両方を行き来することができる。厚生年金は職域年金とも言われ、勤務先が保険料の半額を負担している。看護に関するこのような金の流れを知ることも、看護を充実させる政策誘導のために必要である。

1. 医療費 144 国民医療費の推移

医療保険の対象となる国民医療費は高齢化と医学の向上により年々上昇している。2000年に下降したようにみえるのは一部が介護保険制度に移行したためである。

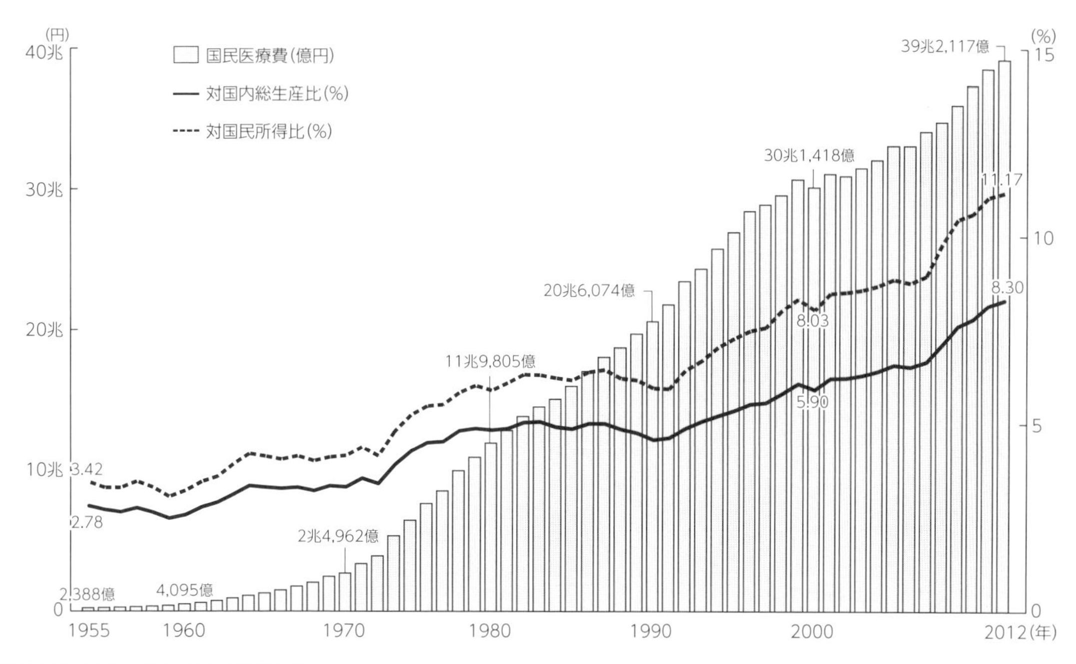

［資料］厚生労働省：平成24年度国民医療費

1. 医療費 145 年齢階級別にみた国民医療費の推移

ここ数年の医療費の伸びは著しい。中でも高齢者、特に後期高齢者の伸びが大きい。人口構造の高齢化の影響であるが、高齢化イコール医療費とならないよう保健対策の実施が必要。

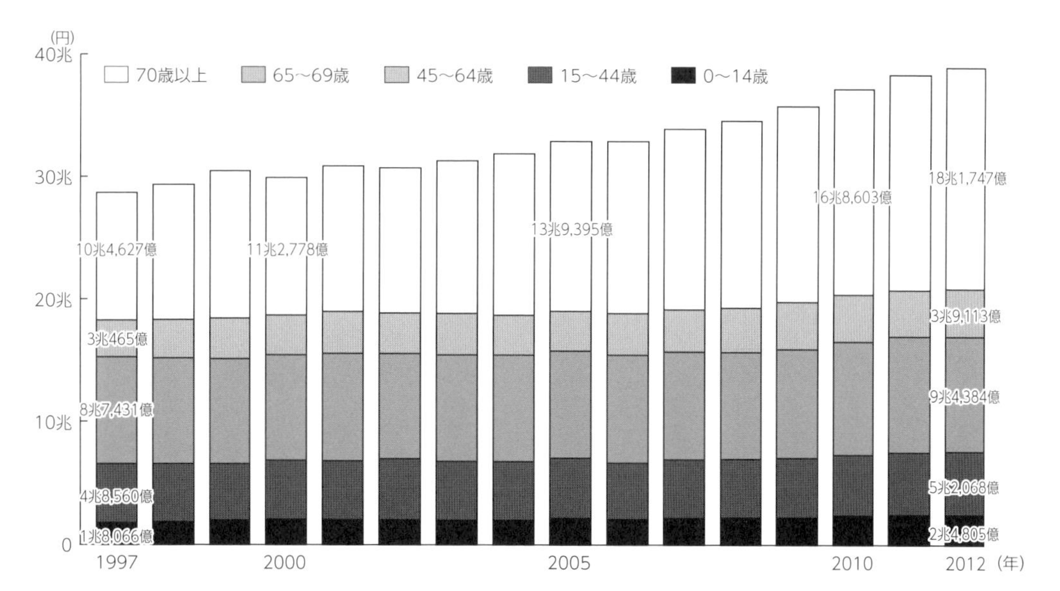

［資料］厚生労働省：平成24年度国民医療費

注：1）本表は1997年度から推計している。
2）2000年4月から介護保険制度が開始されたことに伴い、従来国民医療費の対象となっていた費用のうち、介護保険の費用に移行したものがあるが、これらは2000年度以降、国民医療費に含まれていない。そのため2000年は減少している。

1. 医療費

146

1人当たり国民医療費の推移

1人当たり医療費も年々増加している。2000年以降一時足踏みしているのは介護保険が医療の一部を分担したためであり、なだらかでないのは診療報酬改定があったためか。

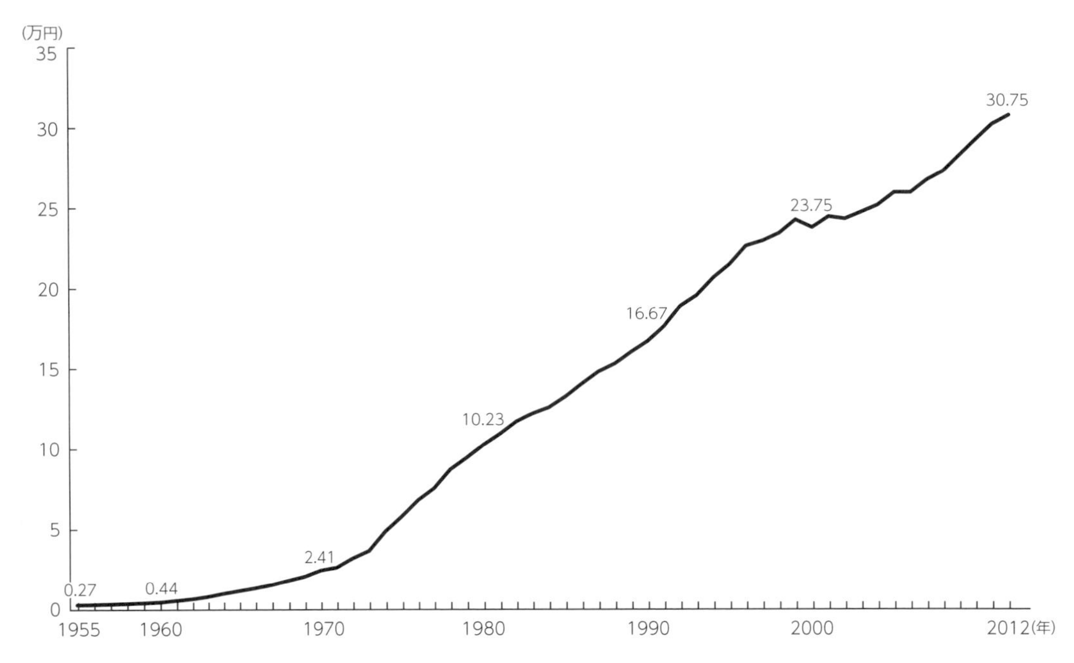

［資料］厚生労働省：平成24年度国民医療費

1. 医療費

147

制度区分別の国民医療費の推移

医療保険の中でも高齢者及び後期高齢者の医療費が増加しているために、このような形になっている。公費負担は生活保護が大きい。自己負担分は横ばいである。

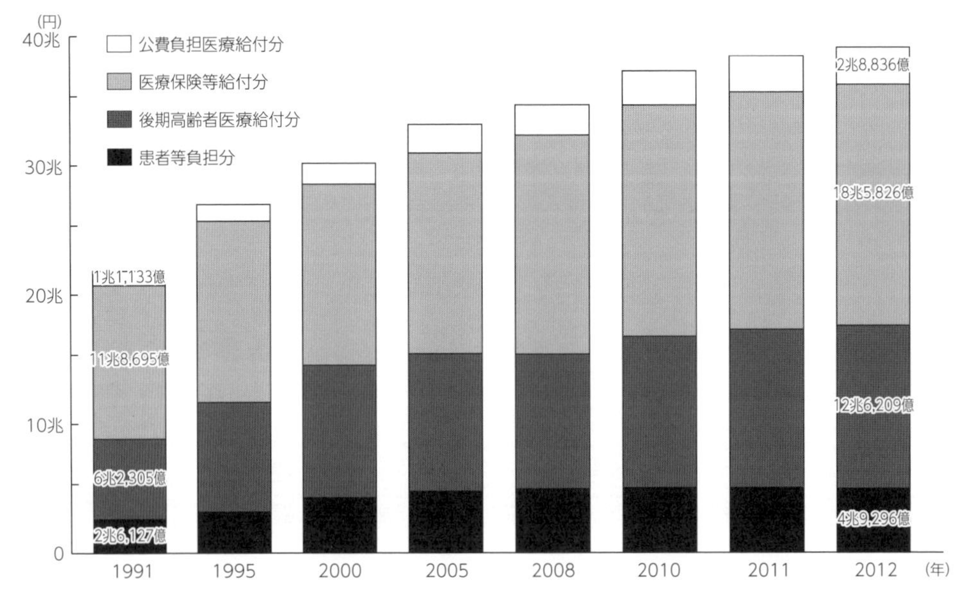

［資料］厚生労働省：平成7～24年度国民医療費

注：2008年3月に老人保健制度が廃止となり、同年4月から新たに後期高齢者医療制度が創設された。後期高齢者医療給付分には、老人保健制度の請求遅れ分を含む。

1. 医療費

148

診療種類別の国民医療費の推移

医療費が伸びているが、それは医科診療医療費の伸び、医薬分業による薬局調剤医療費の伸びが大きいことがわかる。訪問看護医療費はグラフでやっと読みとれるまでになった。

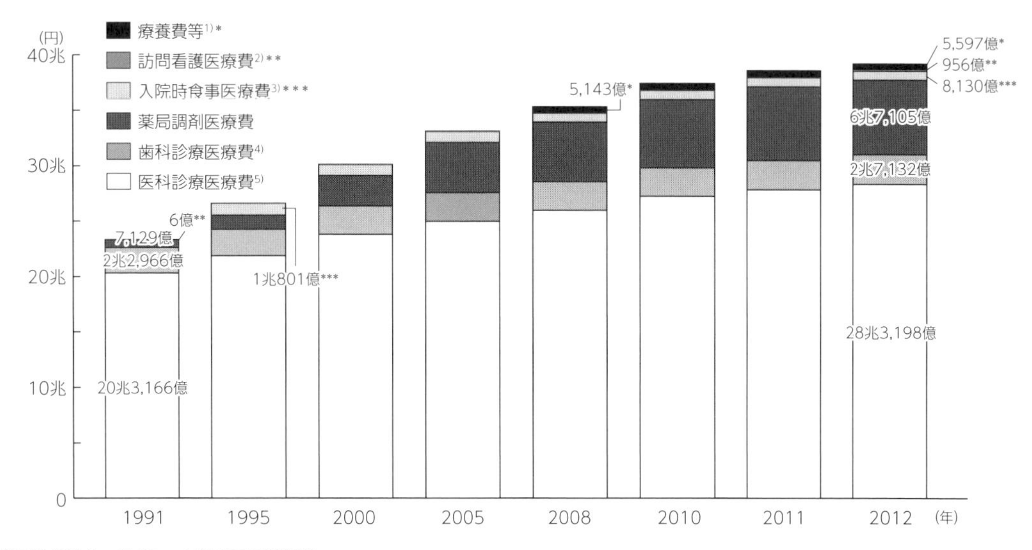

[資料]厚生労働省：平成7～24年度国民医療費

注：1)2008年度から項目を設けたもので、従来は一般診療医療費に含まれる。
2)1992～2000年度までは、老人訪問看護医療費を含む。
3)1994年度から項目が設けられた。2006年10月より標準負担額を患者が負担する制度になった。
4)病院歯科医療費を含む。
5)2007年度までは一般診療医療費。2008年度から医科診療医療費の項目が設けられた。

Column

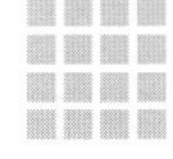

ちょっと休憩⑩　国債残高の推移

データ158のとおり国家予算収入の約40%は公債金すなわち国債という借金である。国の借金はそのほかにもいろいろあるが、とりあえず国債の残高だけをみても807兆円とGDPの1.6倍である。原因は何か。もちろん経済不況で税金が入ってこないこともあろうが、使うほうも増えたことが大きい。国の借金の原因は社会保障という人がいるがよくみてほしい。国債の原因のうち多くは道路や橋をつくってきた建設国債である、残りが赤字のためにやむを得ず発行している赤字国債である。この赤字国債531兆円は社会保障のせいなのか？ いえいえ社会保障費用は、国家予算の30%、昔は10数%、毎年1兆円しか増えていない。1年で赤字国債残高が22兆円増えても社会保障の責任は30%の7兆円だろう。原因を社会保障だけに求めるのは正しくない。

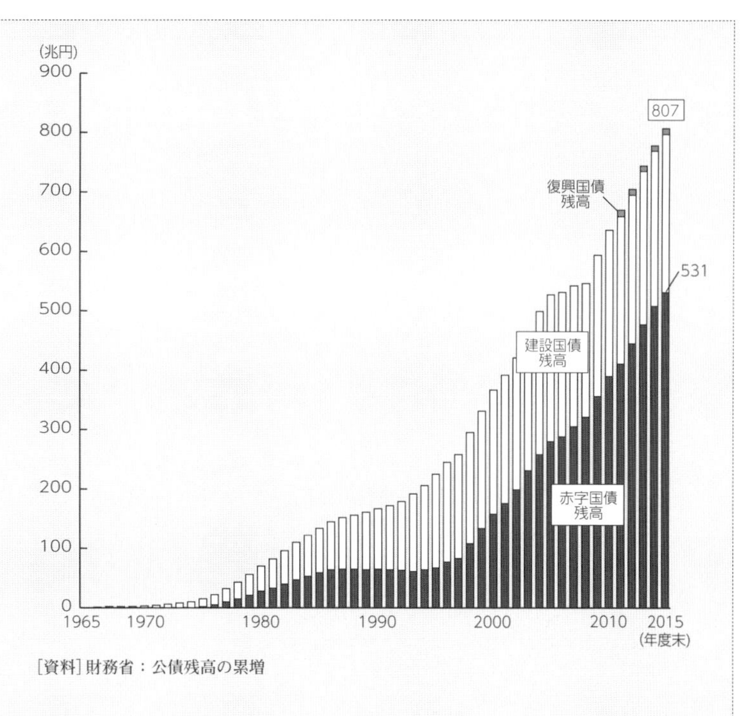

[資料]財務省：公債残高の累増

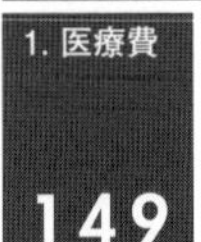

人口10万対病床数と1人当たり入院後期高齢者医療費の相関

病床数が多ければ1人当たり医療費が高いであろうとの仮説の下、人口10万対病床数と後期高齢者医療費の相関をみると、0.769の高い関係があった。

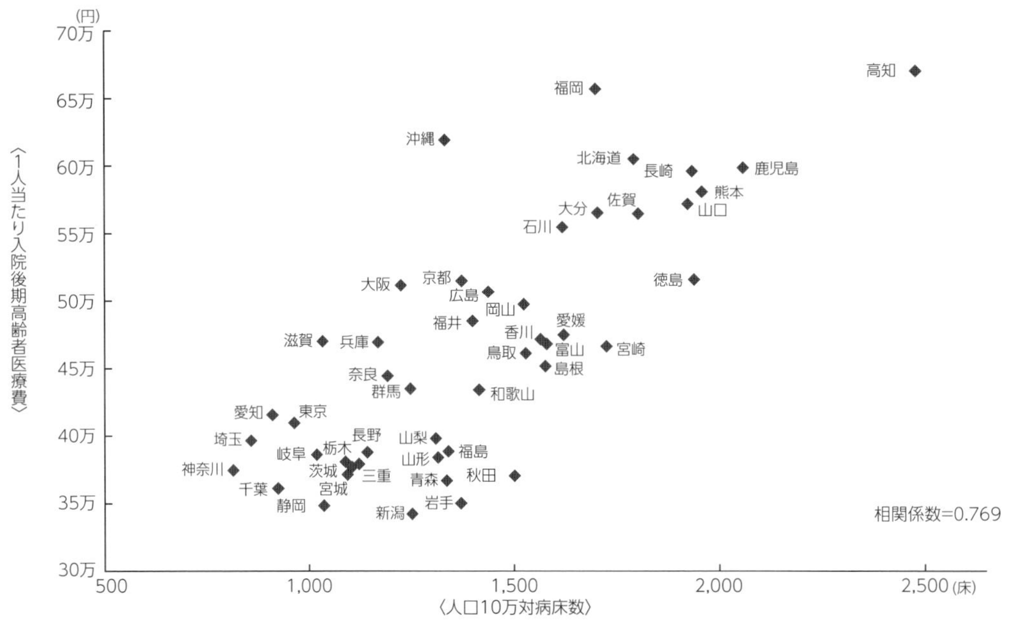

［資料］厚生労働省：平成25年医療施設調査、平成25年度後期高齢者医療事業状況報告、医療費の地域差分析
注：1人当たり入院医療費は1人当たり入院医療費および食事療養・生活療養（医科）費用を合算した額

1. 医療費
150

平均在院日数と1人当たり入院後期高齢者医療費の相関

在院日数が長ければ医療費も高くなるという仮説の下、全病床の平均在院日数と1人当たり後期高齢者医療費の相関をみると、係数0.685とかなり高い関係があった。

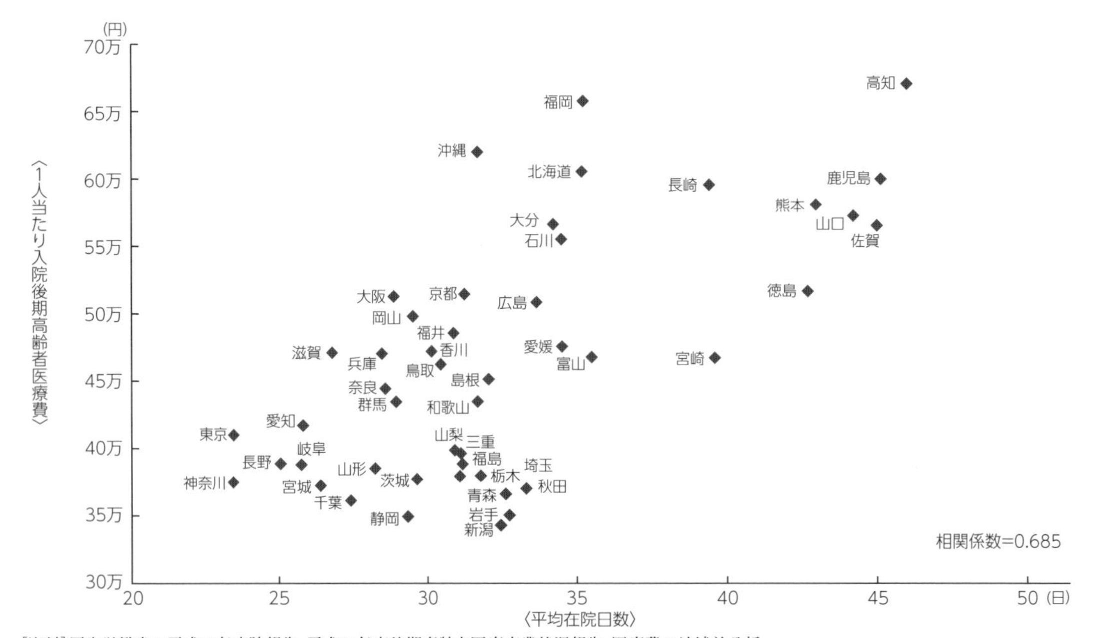

［資料］厚生労働省：平成25年病院報告、平成25年度後期高齢者医療事業状況報告、医療費の地域差分析
注：1人当たり入院医療費は1人当たり入院医療費および食事療養・生活療養（医科）費用を合算した額

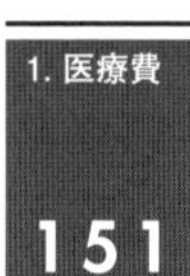

傷病分類別にみた医科診療医療費

循環器系、新生物、筋骨格系、呼吸器系などの順で医療費が使われている。傷病ごとに入院と通院の割合が異なることに注意してほしい。日本の医療の実態を反映している。

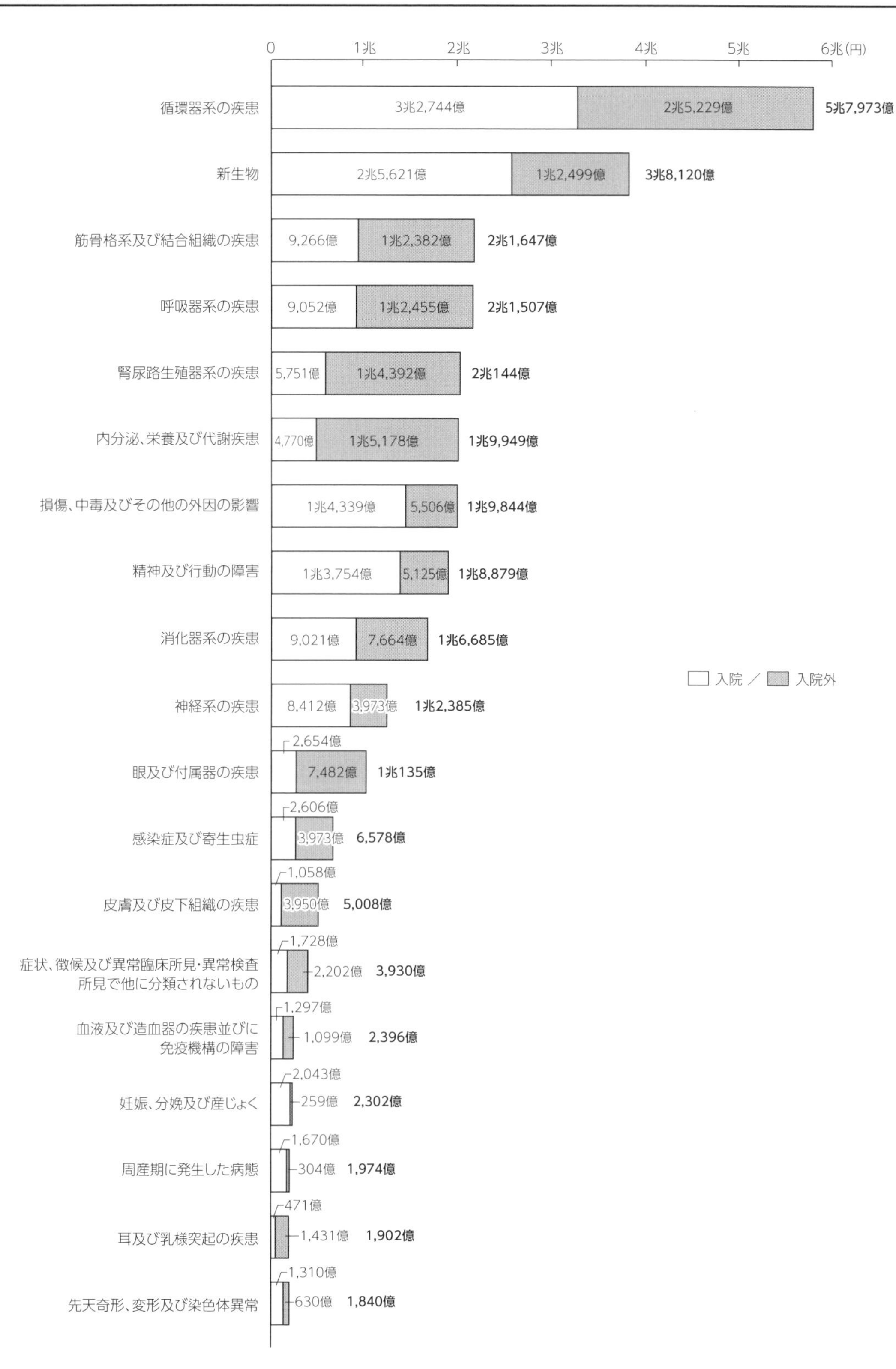

［資料］厚生労働省：平成24年度国民医療費

2. 医療保険

152

医療保険適用者数の推移

人口構造変化から、健康保険や共済組合などの被用者保険と地域保険である国民健康保険は微減、後期高齢者医療制度は高齢化のために増加している。

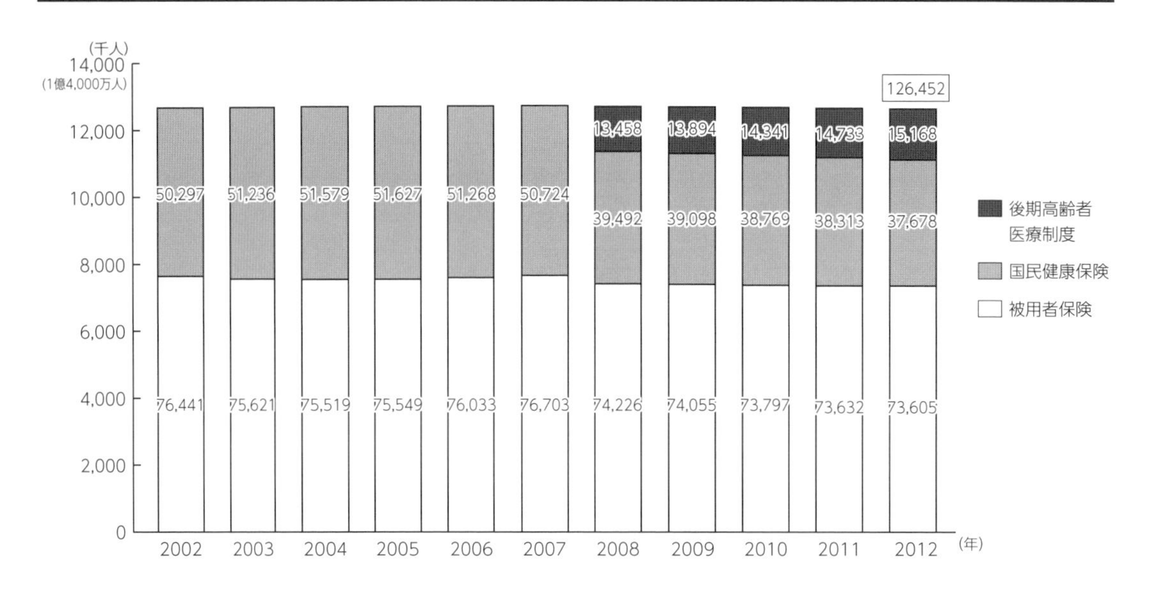

[資料]厚生労働省保険局：健康保険・船員保険事業年報、国民健康保険事業年報、後期高齢者医療事業年報
財務省主計局編：国家公務員共済組合事業統計年報
総務省自治行政局公務員部福利課：地方公務員共済組合等事業統計年報
日本私立学校振興・共済事業団：私学共済制度事業統計

3. 社会保障

153

社会保障給付費構成割合

社会保障制度から支給されたサービスであり自己負担は含まない。自己負担を含めると総計120兆円になる。大きいのは「高齢」であり、児童を含む「家族」が少ないのが問題。

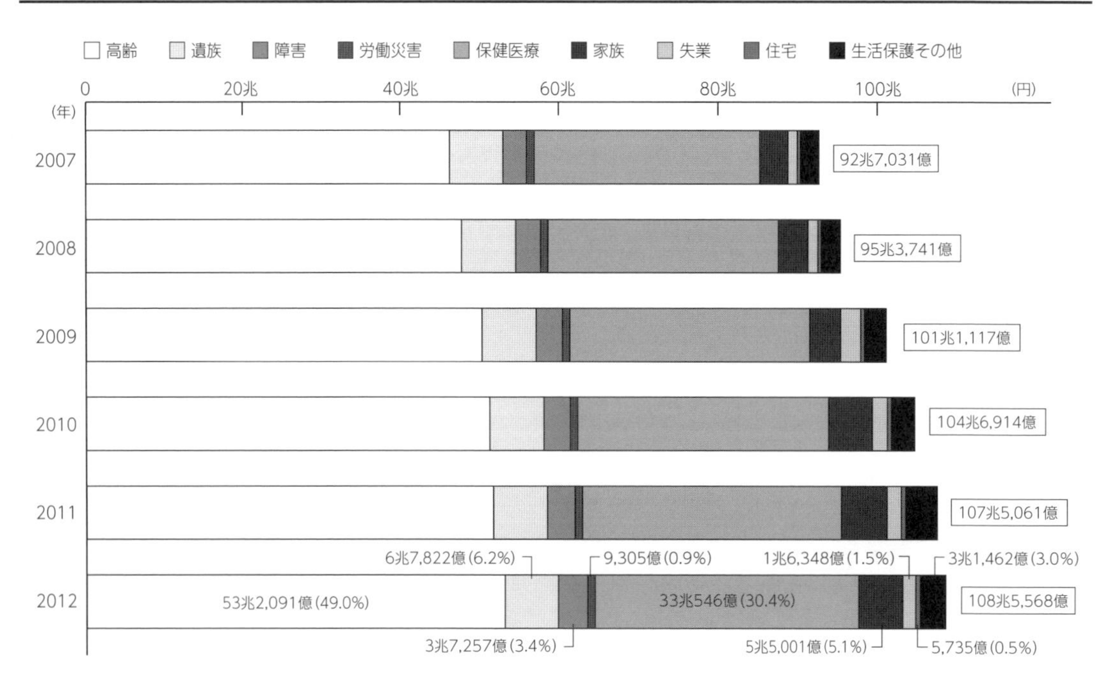

[資料]国立社会保障・人口問題研究所：平成24年度社会保障費用統計

3. 社会保障

154

社会保障制度から給付された費用と対国民所得比の推移

制度が支給する給付費総額は増加し、さらに国民総所得が増加しないため給付費の比率は上がる。言い換えればそれだけ国民所得と人々の暮らしの豊かさに貢献しているのである。

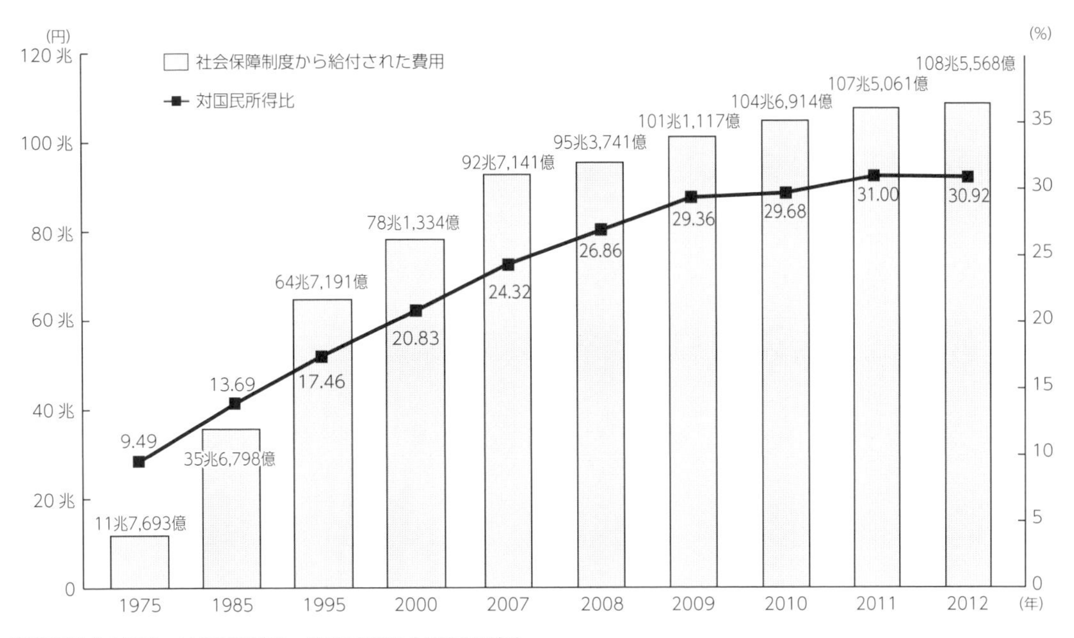

[資料]国立社会保障・人口問題研究所：平成24年度社会保障費用統計

注：国民所得出所は、内閣府「平成25年版国民経済計算年報」による。

3. 社会保障

155

社会保障制度が受け取った財源の構成割合

社会保障の財源内訳、つまり誰が負担しているかでは、被保険者、事業主、国庫負担が大所であり微増している。資産収入の増減は運用成績であり、景気に左右される。

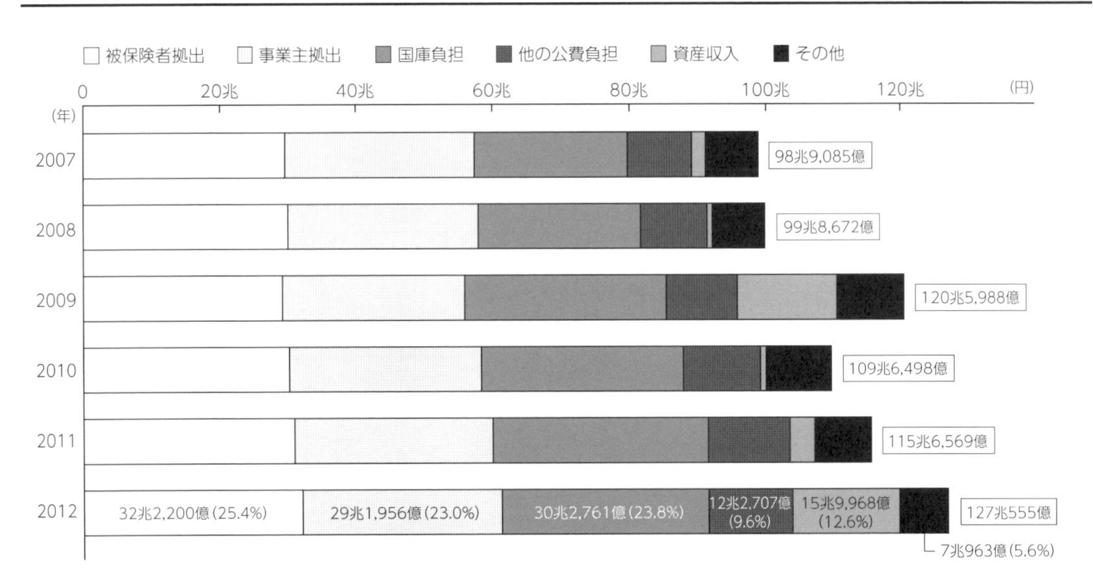

[資料]国立社会保障・人口問題研究所：平成24年度社会保障費用統計

注：1)「他の公費」とは地方自治体の負担を示す。但し、地方自治体の負担とは国の制度に基づいて地方自治体が負担しているものであり、地方自治体が独自に行っている事業に対する負担は、公費負担医療費給付分および公立保育所運営費のみを含み、それ以外は含まない。
2)「資産収入」については、公的年金制度等における運用実績により変動することに留意する必要がある。また、「その他」は積立金からの受入を含む。

3. 社会保障

156

社会保障や公共政策への支出の国際比較

社会保障や公共政策への支出は、スウェーデンやフランスでは国内総生産や国民所得に占める比率が高く、自助努力のアメリカでは小さい。日本はどちらを目指すのか考えなければ。

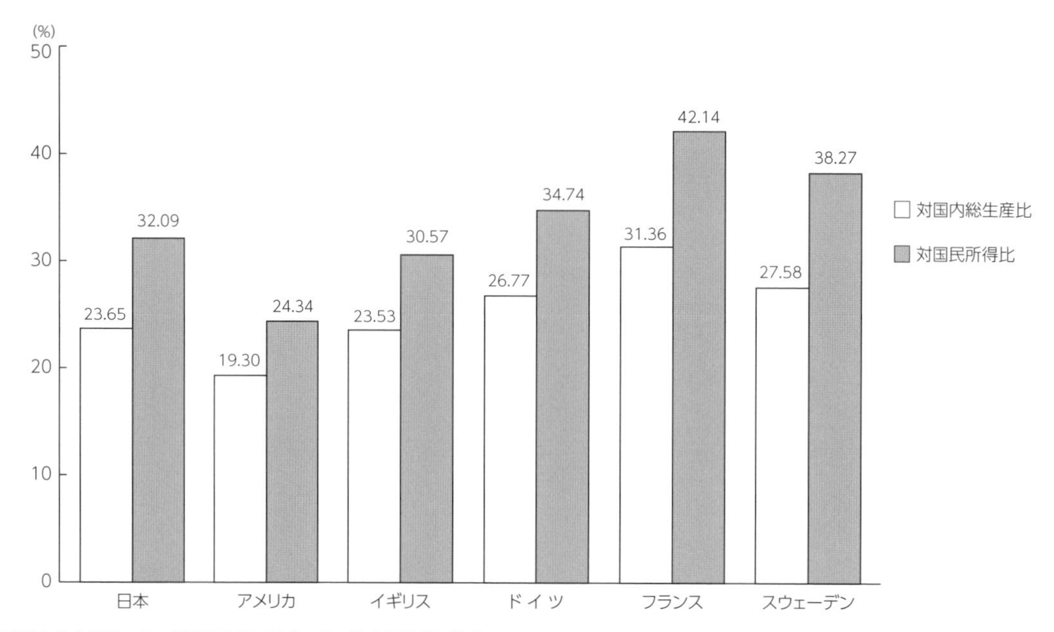

[資料]国立社会保障・人口問題研究所：平成24年度社会保障費用統計

注：国内総生産・国民所得については、日本は内閣府「平成25年版国民経済計算年報」、諸外国は、OECD National Accounts 2013による。

3. 社会保障

157

諸外国の人口1人当たりの国内総生産

国内総生産は人口が多いと統計的に1人当たりの値が低くなる傾向があり、さらに為替レートの影響などもある。生活実感とは違うので参考までに見ていただきたい。

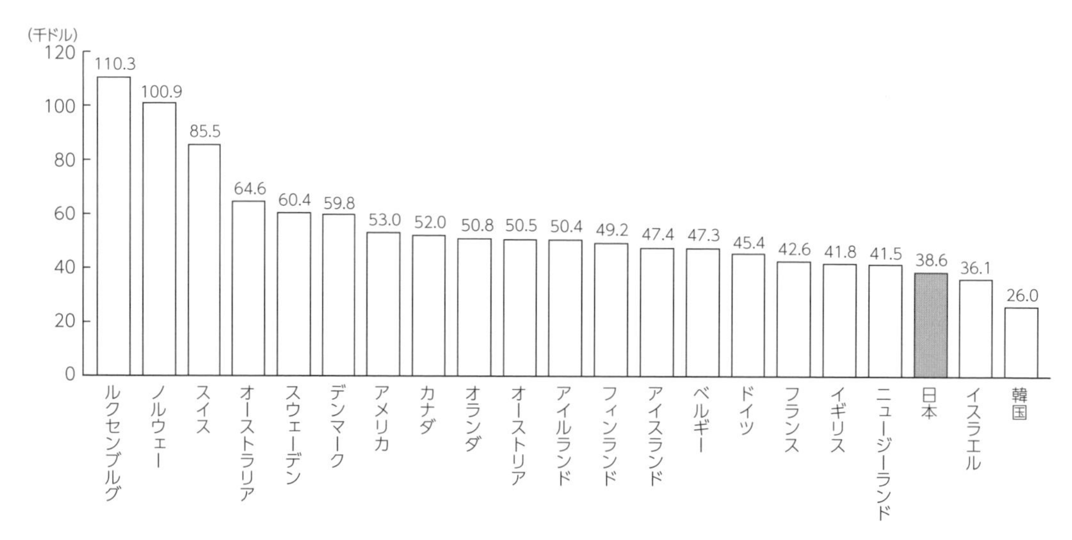

[資料]内閣府：平成25年度国民経済計算確報

注：1)日本以外の国はOECD Annual National Accounts Databese(2014年12月現在)。
2)日本は、経済社会総合研究所推計値(円の対ドルレートは、東京市場インターバンク直物中心相場の各月中平均値の四半期別単純平均値を利用。名目GDP(ドルベース)は、同四半期値の積上げ)。
3)オーストラリア、ニュージーランドは、年度の係数。
4)順位は2013年。

4.看護に関する予算

158

日本の政府一般会計（歳入・歳出）の概要

国の収入の半分近くは公債金という借金であり、支出の最大費目は社会保障費である。消費税増税は社会保障のために。図の黒枠部分を等しくすることをプライマリーバランスという。

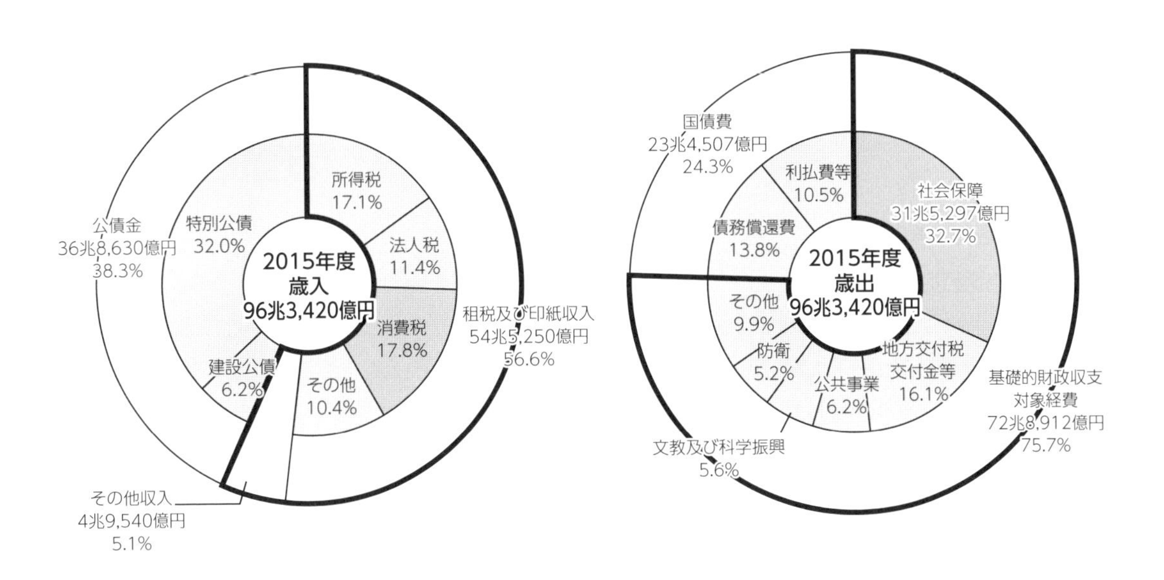

［資料］財務省：平成27年度予算

4.看護に関する予算

159

厚生労働省予算総括表

政府予算の最大費目は社会保障費であり、その大部分が厚生労働省の予算。医療、年金、介護、福祉でほとんど使われている。右から左に流れるので役所に裁量の余地なし。

	平成27年度予算	平成26年度予算	増減額	増減率（%）
社会保障関係費	29兆4,505億円	28兆5,274億円	9,231億円	3.2
医療	11兆4,891億円	11兆1,990億円	2,901億円	2.6
年金	11兆527億円	10兆7,166億円	3,361億円	3.1
介護	2兆7,592億円	2兆6,899億円	693億円	2.6
福祉等	3兆9,815億円	3兆7,397億円	2,418億円	6.5
雇用	1,679億円	1,822億円	△143億円	△7.9

〈平成27年度　社会保障関係費の内訳〉

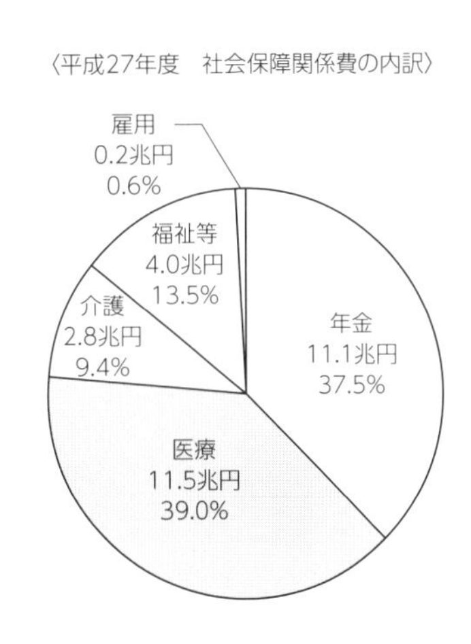

［資料］厚生労働省：平成27年度厚生労働省予算（一般会計）社会保障関係費の内訳

4.看護に関する予算

160

厚生労働省医政局看護課予算の概要

看護行政は多くの部局が担当しているが中心は厚生労働省医政局看護課である。内訳は資質の向上や離職の防止、養成力確保などである。

【平成 27 年度 看護職員関係予算の概要】

※医療提供体制推進事業費補助金　134 億円の内数
・都道府県が行う救急医療対策などの事業をメニュー化

1. 看護職員の資質向上

(1) 特定行為研修制度の推進

① 看護師の特定行為に係る研修機関支援事業費 [拡充・一部新規]　246 百万円

指定研修機関の確保や指定研修修了看護師の計画的な養成を図るため、指定研修機関の設置準備に必要な経費や運営に必要な経費に対する支援を行う。

② 看護師の特定行為に係る指導者育成事業 [新規]　15 百万円

指定研修機関や実習施設において効果的な指導ができるよう、指導者育成のための研修を行う。

③ 特定行為に係る看護師の研修制度普及促進費 [新規]　5 百万円

医療従事者や国民に対して特定行為研修制度を周知し、理解促進を図る。

(2) 看護職員の資質向上推進

① 看護職員専門分野研修事業　2 百万円

高度な技術を有する認定看護師の養成研修などに対する支援を行う。

② 看護教員教務主任養成講習会事業 [新規]　11 百万円

看護師等養成所の運営・管理及び教員に対する指導を行うために必要な専門的知識・技術を修得させることを目的とした、講習会の実施のための支援を行う。

③ 看護教員養成支援事業（通信制教育）改善経費　9 百万円

看護教員養成において通信制教育（e ラーニング）の実施のための支援を行う。

2. 看護職員の復職支援等

(1) ナースセンター機能の強化等による復職支援等

① 中央ナースセンター事業　233 百万円

求人・求職情報の提供などの潜在看護職員の再就業の促進を図るナースバンク事業や、看護師等免許保持者の届出制度創設に伴う、効果的な復職支援の実施のためのナースセンター機能の強化に対する支援等を行う。

② 看護職員就業相談員派遣面接相談モデル事業※

各都道府県ナースセンターに勤務する就労支援相談員が各都道府県ハローワークと協働して実施する、求職者の就労相談や求人医療機関との調整などに対する支援を行う。

(2) 看護職員確保対策の総合的推進

① 看護職員需給見通しに関する検討会　3 百万円

平成 28 ～ 29 年の看護職員の需給見通しを策定するとともに、総合的な看護職員確保対策などを検討。

② 看護職員確保対策特別事業　44 百万円

看護職員の離職防止対策をはじめとした総合的な看護職員確保対策に関する取組に対する支援を行う。

③ 助産師出向支援導入事業※ 新規

医療機関における助産師就業の偏在解消や実習施設確保、助産実践能力の向上等を図るため、助産師出向や助産師就業の偏在の実態把握等の実施に対する支援を行う。

3. その他

(1) 経済連携協定（EPA）に伴う外国人看護師受入関連事業

① 外国人看護師受入支援事業・外国人看護師候補者学習支援事業　165 百万円

② 外国人看護師候補者就労研修支援事業※

【平成 26 年度補正予算】

① 医療施設等耐震整備事業　15 億円

地震発生時において適切な医療提供体制の維持を図ることを目的として、災害拠点病院等の医療施設や、看護師等養成所の耐震整備に対する支援を行う。

4. 地域医療介護総合確保基金（医療分）による医療介護提供体制改革

(1) 地域医療介護総合確保基金（医療分）

公費 904 億円（国 602 億円、地方 301 億円）

平成 26 年 6 月に成立した医療介護総合確保推進法に基づき、各都道府県に設置した地域医療介護総合確保基金を活用し、病床の機能分化・連携に必要な基盤整備、在宅医療の推進、医療従事者等の確保・養成に必要な事業を支援する。

（参考）【対象事業】

① 地域医療構想の達成に向けた医療機関の施設又は設備の整備に関する事業

急性期病床から回復期病床への転換等、地域医療構想の達成に向けた病床の機能の分化及び連携等について実効性のあるものとするため、医療機関が実施する施設・設備整備に対する助成を行う事業。

②居宅等における医療の提供に関する事業

地域包括ケアシステムの構築を図るため、在宅医療の実施に係る拠点の整備や連携体制を確保するための支援等、在宅における医療を提供する体制の整備に対する助成を行う事業。

③医療従事者の確保に関する事業

医師等の偏在の解消、医療機関の勤務環境の改善、チーム医療の推進等の事業に助成することにより、医師、看護師等の地域に必要な質の高い医療従事者の確保・養成を推進する事業。

［資料］厚生労働省医政局看護課

5. 年金保険

161

公的年金の受給権者数の推移

寿命が長くなると年金受給者は確実に増加する。今年は団塊の世代が高齢者になり終え年金受給者の増加が一段落する。長寿になるのでさらに受給者は増えると想定される。

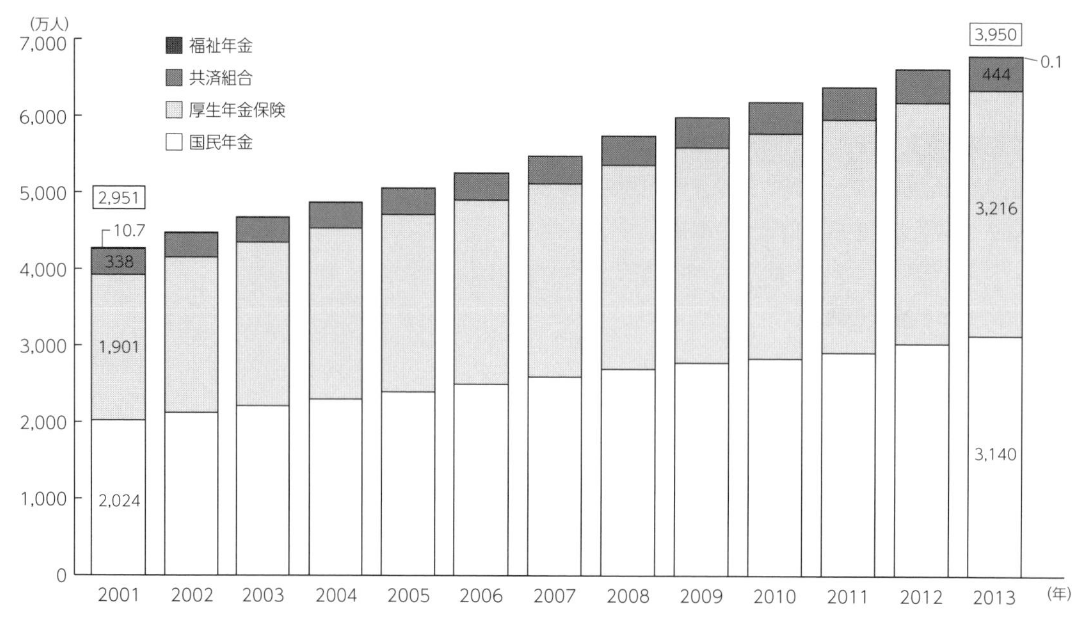

［資料］厚生労働省：平成25年度厚生年金保険・国民年金事業年報

注：各年度末現在。□内は重複のない実受給権者数である。

5. 年金保険

162

公的年金の支給総額の推移

受給者の増加により公的年金各制度の支給総額は漸増していく。しかしこれは想定内のことであり、制度にゆるぎはない。一方で無拠出の福祉年金は減少していく。

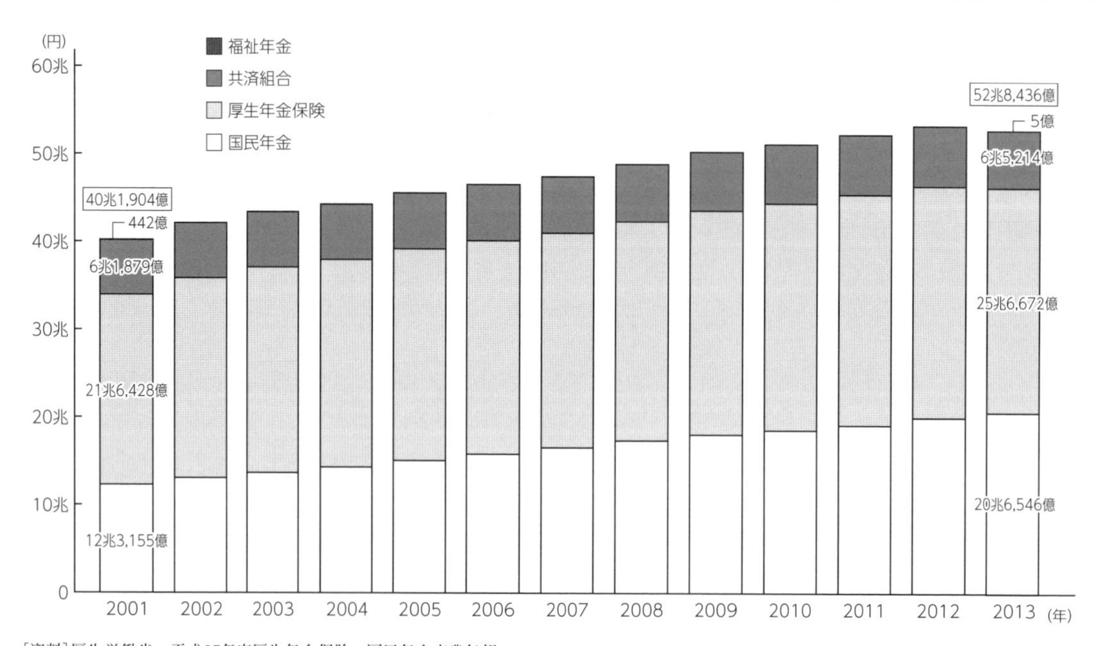

［資料］厚生労働省：平成25年度厚生年金保険・国民年金事業年報

注：各年度末現在。

5. 年金保険

163

厚生年金の受給権者数の推移

高齢化が進むにつれ受給権者数は確実に伸びている。厚生年金では老齢年金と通算老齢年金という高齢者に対応した年金が増えている。障害年金はあまり増えていない。

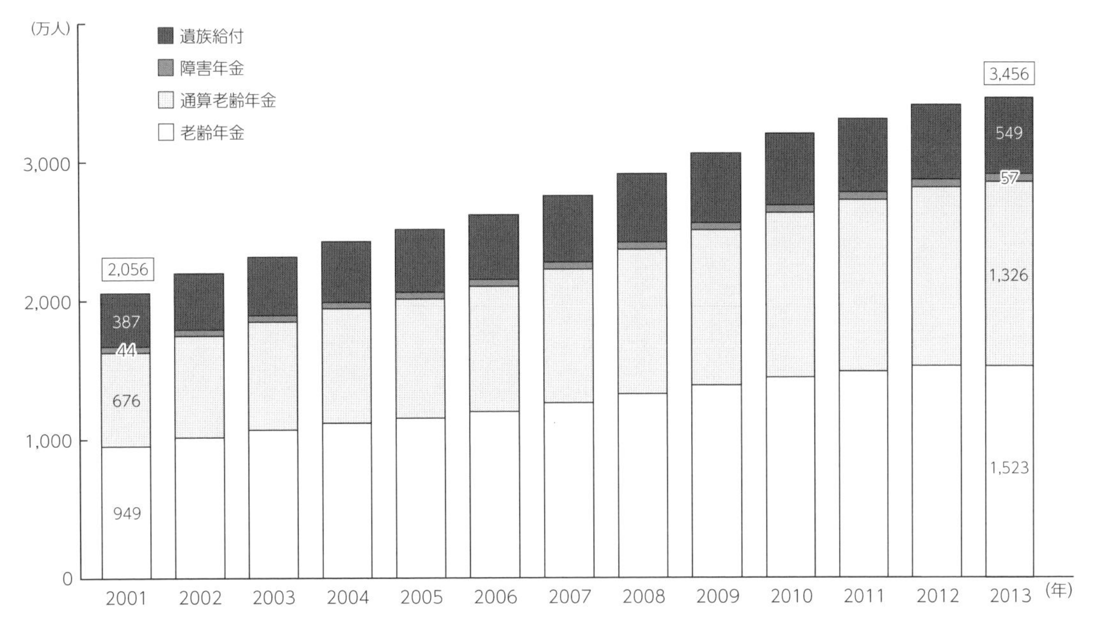

[資料]厚生労働省：平成25年度厚生年金保険・国民年金事業年報

注：各年度末現在。

5. 年金保険

164

厚生年金の年金支給総額の推移

受給権者数は163のとおり伸びているが、支給総額はそんなに伸びていない。物価が下がったためにスライドで減少した。したがって1人当たりの金額は減少している。

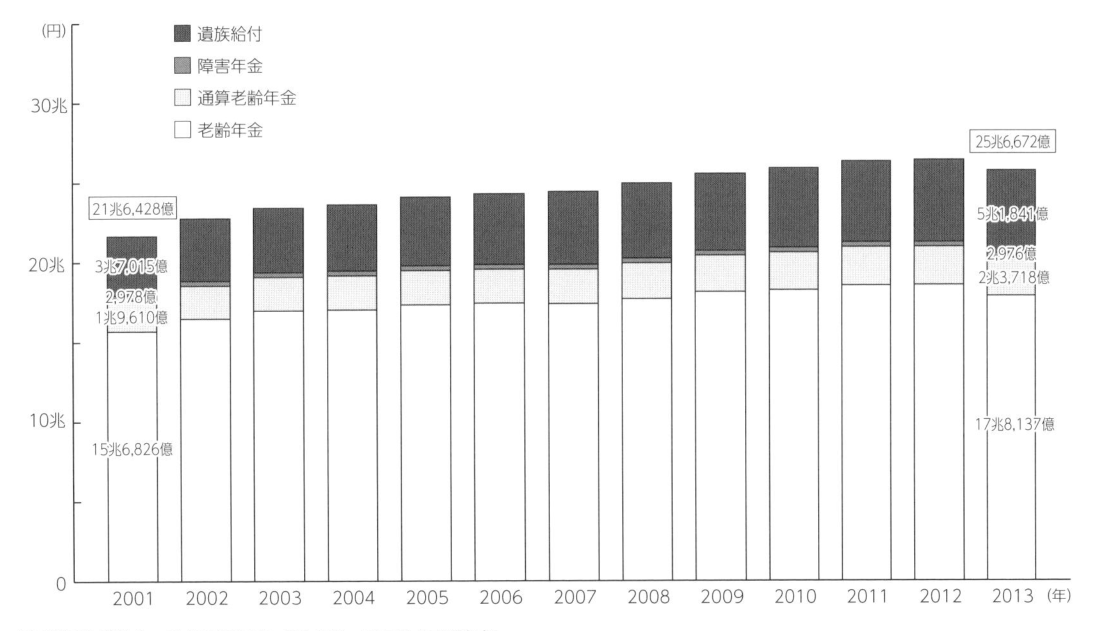

[資料]厚生労働省：平成25年度厚生年金保険・国民年金事業年報

注：各年度末現在。

5. 年金保険

165

国民年金の受給権者数の推移

高齢化の進展とともに受給権者数は老齢年金を柱に伸びているが、厚生年金と異なるのは障害年金の数が多いということである。これからも老後生活の主柱であり続ける。

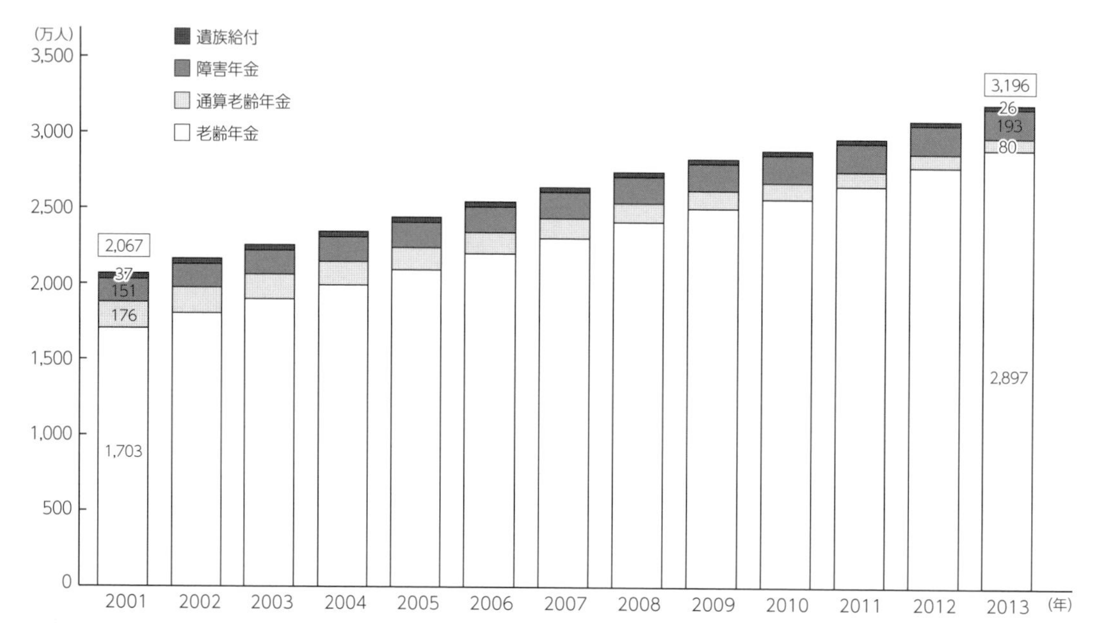

［資料］厚生労働省：平成25年度厚生年金保険・国民年金事業年報

注：各年度末現在。

5. 年金保険

166

国民年金の年金支給総額の推移

受給者数の伸びや年金成熟化により、年金支給総額は確実に伸びている。老後生活の主柱である。高齢化が進むと公的年金の役割は大きくなるであろう。

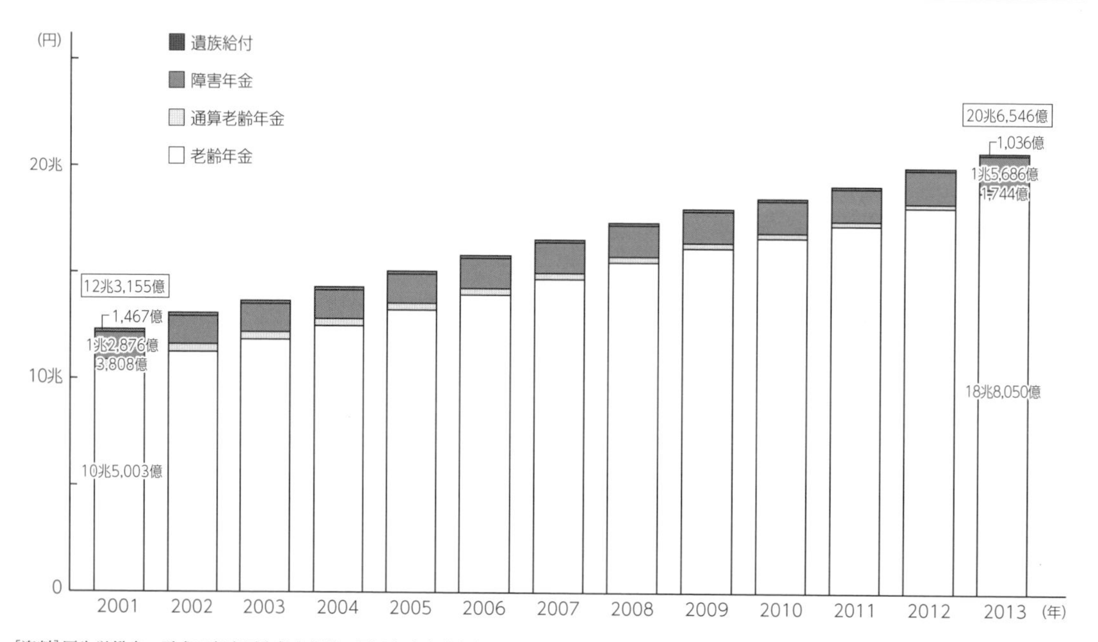

［資料］厚生労働省：平成25年度厚生年金保険・国民年金事業年報

注：各年度末現在。

森山幹夫（もりやま・みきお）　東京医科大学医学部看護学科教授

1976年厚生省（現厚生労働省）に入省。医務局、千葉県障害福祉課長、厚生省看護職員確保対策官、広報室長、内閣審議官、社会・援護局総務課長、四国厚生支局長などを歴任し、2004年から国立看護大学校研究課程部（大学院）教授として保健経済論、保健医療福祉システム論、政策医療看護論、医療経済の各講義を担当。2013年4月から現職で社会保障制度論、保健行政論などを担当している。著書に『看護学基礎テキスト第3巻』『看護データ2014年版』（ともに小社）、『看護関係法令（系統看護学講座専門基礎分野）』（医学書院）など（少数精鋭主義）。

地域包括ケア時代のニーズを読む！
看護管理のベースとなる統計データの読み方 入門

2015年11月20日　第1版第1刷発行　〈検印省略〉

編　集　森山幹夫
発　行　株式会社日本看護協会出版会
〒150-0001　東京都渋谷区神宮前5-8-2　日本看護協会ビル4階
〈注文・問合せ／書店窓口〉TEL/0436-23-3271　FAX/0436-23-3272
〈編集〉TEL/03-5319-7171
http://www.jnapc.co.jp
DTP・制作　株式会社自由工房
装　丁　Drip Design
本文イラスト　しおたまこ
印　刷　株式会社フクイン

ISBN978-4-8180-1930-0